全国医药类高职高专规划教材

供医疗美容技术、中医学等专业用

美容针灸推拿技术

主　编　吕美珍　彭红华

副主编　黄黎珊　周　典　刘美莲

编　委　（按姓氏笔画排序）

龙春丽　广西中医药大学

吕美珍　山东中医药高等专科学校

刘美莲　山西省中医医院

孙珊珊　山东中医药高等专科学校

杨　帆　天津中医药大学

员晓云　广西中医药大学

周　典　上海中医药大学

郝　燕　广州中医药大学

祝斌野　湖南医药学院

黄黎珊　福建中医药大学

彭红华　广西中医药大学

西安交通大学出版社
XI'AN JIAOTONG UNIVERSITY PRESS

图书在版编目(CIP)数据

美容针灸推拿技术/吕美珍,彭红华主编.—西安:
西安交通大学出版社,2016.1
ISBN 978-7-5605-8287-0

Ⅰ.①美… Ⅱ.①吕… ②彭… Ⅲ.①美容-针灸疗
法 ②美容-推拿 Ⅳ.①R246.9 ②R244.1

中国版本图书馆 CIP 数据核字(2016)第 029200 号

书　　名　美容针灸推拿技术
主　　编　吕美珍　彭红华
责任编辑　问媛媛　杨　花

出版发行　西安交通大学出版社
　　　　　(西安市兴庆南路 10 号　邮政编码 710049)
网　　址　http://www.xjtupress.com
电　　话　(029)82668805　82668502(医学分社)
　　　　　(029)82668315(总编办)
传　　真　(029)82668280
印　　刷　陕西宝石兰印务有限责任公司

开　　本　787mm×1092mm　1/16　印张 16.5　字数 399 千字
版次印次　2016 年 1 月第 1 版　2016 年 1 月第 1 次印刷
书　　号　ISBN 978-7-5605-8287-0/R·1125
定　　价　32.00 元

读者购书、书店填货、如发现印装质量问题,请与本社发行中心联系、调换。
订购热线:(029)82665248　(029)82665249
投稿热线:(029)82668803　(029)82668804
读者信箱:med_xjup@163.com

前　言

为全面贯彻《教育部关于全面提高高等职业教育教学质量的若干意见》文件精神，推动教学改革，提高教学质量，体现高职高专以就业为导向、能力为本位、学生为主体的培养目标，组织本专业专家编写了《美容针灸推拿技术》教材。本教材主要供全国高职高专院校医疗美容技术专业使用，与培养层次相适应，在编写过程中精简了理论内容，更注重能力的培养，中篇和下篇的教学内容安排也便于"理实一体化"教学。

《美容针灸推拿技术》是通过刺激特定经络腧穴，以达到疏通经络、调节气血、调整脏腑的功能，从而达到防治损美性疾病和美容保健目的的专业技能课程，是医疗美容技术专业的核心课程，也是针灸推拿、中医学、护理、康复治疗技术、中医骨伤、临床医学等相关专业的拓展课程。《美容针灸推拿技术》教材分上、中、下三篇。

"上篇"即基础篇，包括美容针灸推拿技术概述和经络腧穴的基本理论两部分。主要内容为美容针灸推拿技术的含义、美容针灸推拿技术发展简史、美容针灸推拿技术特点、美容针灸推拿技术理论基础、美容针灸推拿的原则、美容针灸推拿技术的内容及学习方法，以及经络腧穴的概念、经络系统的组成、腧穴的作用、腧穴的分类、腧穴的主治规律、腧穴的定位、特定穴、人体十四经的循行、主治以及常用腧穴的定位和主治作用等。

"中篇"即技能篇，主要讲述常用的美容针灸基本技术和美容推拿基本技术。包括毫针刺法、三棱针法、皮肤针法、电针法、火针法、水针法、皮内针法、耳针法、滚针法、灸法、埋线法、拔罐法、刮痧法以及常用的美容推拿手法。

"下篇"即保健与治疗技法篇，主要讲述常见损美性疾病诊治与美容保健技法，包括美容针灸推拿保健技法和常见损美性疾病的诊治。

为了便于学习，每章均在章前列"学习目标"，方便读者掌握学习目的和要求，章中列"知识链接"，方便读者了解桥梁知识，章后列"目标检测"，方便读者巩固学习重点以及自我检测。

《美容针灸推拿技术》计划总学时为90学时，其中理论课60学时，实训实习课30学时。

本教材在编写过程中，得到山东中医药高等专科学校、广西中医药大学、福建中医药大学、上海中医药大学、湖南医药学院、广州中医药大学、天津中医药大学等参编单位的大力支持和帮助。吕美珍、彭红华、黄黎珊、周典、刘美莲、龙春丽、祝斌野、郝燕、杨帆、员晓云、孙珊珊老师参加了编写，在此对各位专家的辛勤付出深表谢意！

尽管我们高度重视本教材的编写工作，对书稿进行了反复的核对和校正，但不足之处在所难免，敬请各位专家、读者提出宝贵意见和建议。

《美容针灸推拿技术》编委会

2015年10月

目 录

上篇（基础篇） 美容针灸推拿基础知识

中篇（技能篇）　美容针灸推拿基本技术

下篇(保健与治疗技法篇) 常见损美性疾病诊治与美容保健技法

上篇（基础篇）

美容针灸推拿基础知识

第一章 美容针灸推拿技术概述

学习目标

【学习目的】 通过学习美容针灸推拿技术的基本概念、特点、发展简史及美容针灸推拿技术理论基础及美容针灸推拿原则，为后续章节的学习奠定基础。

【知识要求】

1. 掌握美容针灸推拿技术的基本概念。
2. 熟悉美容针灸推拿技术的特点及理论基础。
3. 熟悉美容针灸推拿原则。
4. 了解美容针灸推拿发展简史。
5. 了解美容针灸推拿的学习方法。

【能力要求】 具有初步阐释美容针灸推拿技术在临床中运用原则的能力。

中医美容是中医学的重要分支。美容针灸推拿技术是中医美容技术的一部分，在美化容貌形体的同时，强调身心健康，注重生命活力的健康美、自然美和协调美。

第一节 美容针灸推拿技术的含义及其发展

一、美容针灸推拿技术的含义

美容针灸推拿技术是美容针灸技术和美容推拿技术的合称，二者均属于中医外治技术的范畴，是中医美容的重要手段之一，均可用于损美性疾病的治疗和美容保健。

针灸美容技术是以中医经络学说为理论基础，从中医学的整体观念出发，通过运用针刺和艾灸等方法，对穴位或体表局部进行刺激，以疏经活络、补益脏腑、消肿散结、调理气血，从而达到养护皮肤、强身健体、驻颜美体、延缓衰老，并治疗各种损美性疾病的目的。目前在治疗黄褐斑、痤疮、斑秃、酒渣鼻、面部皱纹、急性面瘫和脱敏、美白等方面均有较理想的效果。

推拿美容技术亦是以中医经络学说为理论依据，从中医学的整体观念出发，采用各种推拿按摩手法，以疏通经脉、调整阴阳、扶正祛邪，达到美颜润肤、美化形体、减少面部皱纹、促进头发再生等美容抗衰老和治疗损美性疾病的目的。一方面通过疏通局部气血来促进皮肤新陈代谢，增强皮肤的弹性和光泽，另一方面通过经络的调整功能，调节机体内部的功能状态，祛除病因，从而达到祛病、健身、延衰驻颜的目的。

美容针灸推拿技术，是以中医经络学说和美学理论为指导，在继承发扬古代针灸推拿学术思想和宝贵经验的基础上，运用传统与现代科学技术来研究经络腧穴、脏腑气血在中医美容方面的应用，不论借助针具、艾灸作用于人体的针灸美容，还是用各种手法作用于人体的推拿美容，其机理都是疏通经络气血、调节脏腑阴阳、促进新陈代谢，标本兼治，从根本上祛除损美性疾病或缺陷的原因，以强身健体、美化容颜形体、延衰驻颜防皱为目的的古老而新兴的学科，简称针推美容学。

针推美容已经成为中医美容的一大特色，因其外能美化容颜形体(治标)，内可调节脏腑功能(治本)，而且具有疗效确实、简便易行、经济安全、无毒无害、适应证广等特点，得到社会各界的认可和欢迎。由于针灸美容和推拿美容、拔罐美容都是以经络、腧穴为基础，且二者的作用机制均不外乎疏通经络、调节气血、协调阴阳，故有人将二者合称为“经络美容”。目前，越来越多的针灸推拿美容方法被挖掘、应用。

二、美容针灸推拿技术发展简史

针推美容是祖国传统医药学中的一颗明珠。运用针灸推拿进行美容驻颜，健身益寿，在我国已有悠久的历史，源远流长。历代文献中有关针灸推拿美容的论述很多。

早在2000多年前的春秋战国时期，《黄帝内经》已提出经络与面容、须发及形体美有密切关系：“十二经脉，三百六十五络，其血气皆上于面而走空窍，其气之津液，皆上熏于面”等，奠定了针灸推拿美容的理论基础。

在针灸美容方面，历代医家有许多详细论述。晋·皇甫谧的《针灸甲乙经》记载有针刺治疗颜面不华、颜面干燥等；唐·孙思邈的《千金一方》、王焘的《外台秘要》等书均专篇收载了面部苍黑、尘黑、赤热、赤肿等的针刺美容方法；宋代后，注重保健美容灸法，强调益气血为驻颜美容、荣润肌肤和美化面部的根本，反对只注重涂脂抹粉；明清时期，针灸驻颜美容技术甚为发达盛行，各种针灸美容方面的论述颇多，如足底穴位养生保健美容及穴位贴药治疗各种损美性疾病等。

在推拿美容方面，《外台秘要》《摄生要义·按摩篇》《古今医统大全》《东医宝鉴·面部按摩法》等医籍均有类似“面上常欲得两手摩拭之，使热则气常流行……令人面有光泽，皱斑不生……久行五年不辍，色如少女”等记载，真是不胜枚举。

近年来，随着社会的发展，人们的生活水平不断提高，对美的追求已从本能逐渐上升为社会礼仪上的需求，从单纯追求外表美，发展到追求“由内而外”的健康美、科学美和自然美，美容美形的手段也随之日趋丰富与发展。针推美容强调整体观念，重在调理内因、平衡阴阳、标本兼治、内外兼备，从根本上进行美形美容，达到整体的、健康的美容效果，这与当今人们追求自然健康美的审美取向正好不谋而合，因而备受青睐，日益受到国内外医学美容界的重视与关注，已成为安全有效的美容方法之一。

第二节　美容针灸推拿技术特点

美容，狭义上是指美化颜面五官容貌，广义上是指身心健康、形体优美、精力充沛、朝气蓬勃的健康美、自然美和协调美。针灸推拿美容主要是通过刺激相应的经络腧穴，激发经络对人体的良性调节作用，使其既能调整人体内在的机能状态，同时又能改善局部血液循环，驱邪固本，从而达到形神俱美、既健又美的目的。

一、注重整体，标本兼治

针灸推拿美容从整体观念出发，以针灸推拿的方法疏通经络，具有标本兼治的作用，可针对每个求美者寒热虚实的体质情况，调节脏腑气血以补虚泻实、祛除损美性疾病或缺陷的内在原因。如唐·孙思邈在《千金方》中记载有针灸行间、太冲调理肝经气血来祛除面部黑斑的美容法，就充分体现了传统针推美容的整体思想。

针灸推拿美容美形在内调经络气血的同时，还注重选择适当方法祛除局部损美性病灶，因而可取得明显的美容美形效果。如目前美容临床常用火针治疗扁平疣、化脓性粉刺等局部损美性病变。损美性改变如面容憔悴、皮肤暗淡无光泽、皱纹深陷、瘦削等，大多是由于脏腑气血虚损，体弱多病造成的，同时大多数损美性疾病如痤疮、黄褐斑、脱发等，也是由于脏腑功能失常，经络阴阳气血失和造成的，所以针推美容着眼于调节整体的经络脏腑气血，可使脏腑气血功能恢复正常，则身强体健，驻颜延年，青春常驻。

针推美容以中医基础理论为指导，强调整体观念，认为人体是一个有机的整体，颜面五官、皮肤须发和爪甲是整体中的一部分，其荣枯是脏腑经络、气血盛衰的外在表现，因此形体容貌的美与人体五脏六腑、气血经络密切相关，只有脏腑功能正常、经络通畅、气血旺盛、身体健康，才能永葆青春美丽，达到人体健与美的和谐统一。整体观是中医学的精髓之一，也是针灸推拿美容的指导思想，整体美容是针灸推拿美容的一大特色。

针推美容注重局部容貌形体的美化，更注重整体健康与美容的协调统一，而从根本上调理了内部脏腑经络气血，达到强身健体美容的目的，保证了针推美容效果的持久稳定性。这是仅注重局部美化的其他美容方法所不能做到的。针灸推拿美容较之仅注重局部皮肤营养的现代美容方法，效果更为稳定持久，这也是针推美容具有强大生命力的一个重要原因。

二、简单易行，经济安全

针灸推拿美容历史悠久，其安全可靠性已经过2000多年实践的考验。针灸推拿美容属于非破坏性保健和治疗方法，目的都在于刺激、加强经络的调整作用。现代研究表明：针灸推拿对人体经络的调整既有序又有度，能根据人体的机能状况向良性方面调整，不会破坏人体功能。

针灸推拿美容所需设施及用具不多，使用的工具简单，成本低廉，操作方便，只需不同规格的针具、火罐和艾条等，经严格消毒后，既可在医院美容诊室又可在专业正规美容院等场所中随时进行操作，甚至可在家中自我应用。只要掌握要领，其方法并不难。当然，较复杂的技术要在专业人员指导下进行。

就针灸推拿具体操作方法而言，大部分针推方法不破坏人体正常的组织结构，少部分针灸方法破坏的只是局部病灶，副作用少且不遗留创痛等后遗症，较之复杂的外科手术在安全性、可靠性方面具有明显的优势。而美容针具纤细，只要术者手法娴熟，不会产生痛苦，一些患者针后反而有舒适感，即使在面部针刺，因其对皮肤刺激性和创伤极微，也不会影响美容的效果。另外，针灸推拿美容不易产生皮肤过敏及接触性皮炎等副作用，是任何化学合成的美容化妆品、护肤品都不可比拟的。

当然，在针灸美容过程中，由于术者操作的失误，可能会出现诸如施灸时的烫伤，针刺时的晕针、出血、瘀血等意外，但一般也不会影响健康，而且症状会在短时间内消失；若由训练有素的医师谨慎操作，则完全可以避免。近年来，随着科学技术的发展，美容针灸器具不断改进，治疗手段趋于多样化，如激光针、穴位磁疗、耳穴贴压等，这些无痛无创的美容针灸仪器及治法，更显示出针灸美容的优越性。

三、美健结合，防治并重

随着时代的发展，美容的范围和对象不断增多，人们对美容的要求也越来越高。人们需要的是既能美容、美形、美体，又安全有效，且能强身健体的具有多种作用、多种用途的综合美容方法，而针灸推拿美容正具备了这个特点。如针法、灸法、推拿法既可使面部皮肤红润白嫩，又能减少、消除皱纹，还可增强人体的免疫功能，防病治病，强身健体，驻颜延年；穴位磁疗既可润肤减皱，又对面部损美性疾病有一定治疗作用，是一种以预防保健为主，治疗面部损美性疾病的美容方法；又如刺血法、火针法、穴位敷贴、拔罐法等可祛风散寒、清热解毒、活血化瘀、消肿散结等，不仅有保健美容的作用，而且还能治疗和预防损美性疾病。

近年来，大量医务人员对美容业的介入，针灸美容又得到了新的发展，已作为一个学科从针灸疗法中独立出来，同时针灸保健美容的手法也逐渐被发掘和运用，如针灸用于面部去皱、消眼袋、单纯性肥胖的减肥等。目前，美国、英国、法国、意大利、日本和中国的一些大城市，已建立起一些针灸美容所，针灸美容作为中医美容的一个重要手段，以其操作简便、疗效确切、经济安全，已越来越受到社会的认可和欢迎，它外能美化容颜，内可调节脏腑功能，从根本上祛除引起损容性疾病和损容生理缺陷的原因，通过经络的调节功能治疗损容性疾病或改善皮肤状态，延缓衰老，以它神奇的魅力而成为中医美容的一大特色。

第三节　美容针灸推拿技术理论基础

针推美容是在中医基础理论的指导下，以调整脏腑经络的生理功能和改善病理变化，来达到强身健体、美化容貌形体之目的，集健康与美容于一体，使健康与美容相辅相成。

一、脏腑气血，整体观念

中医学理论十分重视人体本身的统一性、完整性及其与自然界的相互关系，认为人体以五脏为中心，通过经络系统，把脏腑五体、五官九窍、四肢百骸等全身组织器官联成有机的整体，并通过精、气、血、津液的作用，来完成机体统一的机能活动。因此人体外在的容貌形体美有赖于气、血、津液的输布、温煦和濡养滋润，而气、血、津液的正常生理作用又依赖于经络脏腑组织器官的统一协调平衡；当脏腑功能失调，经脉不通，气血津液失常时，难免容颜憔悴，皮肤弹性减弱，面色萎黄或苍白或晦暗，皱纹满布，毛发干枯早白、稀疏脱落，形体枯槁，或导致黄褐斑、雀斑、痤疮、酒糟鼻、扁平疣、老年斑、脱发、肥胖等损美性疾病，甚则百病丛生，危及生命，更谈不上美容了。因而要美化容颜形体，使青春常驻，必先强身健体以固本，打好美容的基础，应从整体上疏通经络、调理补益脏腑气血，以调节各脏腑经络生理功能；只有脏腑气血充盛，功能正常，经络调和通畅，才能保持心理和身体的健康，只有身心健康才能赋予健美的容颜形体，人体才能表现为健康的美。

针灸推拿美容就是从这种整体观念出发，强调健康与美容相辅相成，通过针灸及推拿等手段，刺激经穴或一定的部位，激发经络之气，以平衡阴阳、疏通经络、调节补养脏腑气血，令气血津液通达四肢百骸、五官九窍，改善和提高脏腑生理功能，加速机体的新陈代谢，从而强身健体，达到延衰驻颜、保健美容和防治损美性疾病的目的。这种真正从根本上美容的方法，效果更加稳定持久。

二、全身贯通，经络学说

针灸推拿美容离不开经络理论的指导。经络联系全身脏腑器官，沟通表里内外上下，具有运行全身气血，濡养脏腑躯体、四肢百骸和皮毛爪甲的作用。经络之间相互关联，并与脏腑相互络属，关系密切；气血借助经气推动运行全身，源源不断地输送和散布阳气、阴血、津液到外表，以滋润皮肤，营养毛发。正常情况下，气血充足，面部得以濡养，则红润光泽、细腻滑润、富有弹性；气血通达周身，充养形体皮肤则形体健美、皮肤光滑润泽有弹性，毛发得滋养则健康茂盛、浓密光亮、乌黑柔顺。经络还能抵御外邪的侵袭，将有害机体的邪气拒之于体外，也可以将不利于机体的代谢产物及时排出。而当人体发生损美性疾病时，经络又可反映其病理变化，经络既是外邪由表入里或疾病在脏腑之间传播的途径，又是体内脏腑气血等病变反映于体表的路径；如某一脏腑发生病变或某一经络功能障碍，导致气血不足或失调，则必然会通过经络反映到体表，即所谓“有诸内必形诸外”。在外感六淫、内伤七情、饮食劳逸所伤等致病因素作用下，影响到机体的阴阳相对平衡，会导致脏腑经络气血功能失调、经气运行不畅而表现为体表损美性疾病或缺陷。如肺胃热甚，可通过经络上行影响头面而发生粉刺、酒渣鼻等；经气运行不畅，皮肤营养受阻，则表现为皮肤苍白无华，面容憔悴，肌肤松弛，皱纹满布，皮肤苍老晦暗、弹性减弱，早衰等。

经络系统以气血为载体，构成人体巨大的信息传导网络，可以感受来自机体内外环境中的各种信息，并按其性质和特点等传递至相应的脏腑组织、五官九窍、四肢百骸，进而反映或调节其功能状态。由于经络系统具有感应传导信息、调节机能平衡的功能，一方面为损美性疾病的诊断提供了重要的依据，另一方面也为机体能够接受、感觉和传递针刺或其他方式的刺激而防治损美性疾病提供了可能。当人体患损美性疾病时，可运用针灸推拿等手段，对适当的腧穴或其他特定部位给予适量的刺激，以激发经络的调节作用，调动机体的抗病能力，促使机体恢复到正常的健美状态，从而达到治疗损美性疾病的目的。

可见，当人的容貌形体出现损美性疾病或缺陷时，往往说明某些相应的经络所络属的脏腑发生内在疾病。同时据此选择相应的经络循行路线上的腧穴进行针推美容治疗，往往会收到较好的效果。因此，在针推美容临床上，非常注重经络与脏腑的联系、经络在体表的循行路线以及各经的症候，经常应用经络理论指导损美性疾病的辨证归经和治疗。

大部分损美性疾病有明确的病位，熟知经络循行及其与脏腑、器官之间的联系，对于准确审证求因、辨证取穴及选择正确的针灸推拿美容治疗方法有非常重要的意义。如胃经病变之脾虚胃弱，可致面色萎黄、消瘦矮小、乳房扁平或下垂、早衰脱发等，胃火炽盛可见痤疮、酒渣鼻、面部皮肤粗糙、毛孔粗大、毛细血管扩张、口臭等，脾胃湿热又可见头面皮肤油腻、脱发、躯干大腿脂肪堆积；与胃经循行有关的损美性疾病还有口眼㖞斜、眼袋、面部色素斑等等。根据发病部位判断本病所涉及的经络，进而运用循经取穴、表里经取穴、远端取穴、前后配穴、上下左右配穴等方法，则更加体现标本同治的原则。

三、局部取穴,调整全身

经络将人体各部分联结成一个统一的整体,在生理上有联系内外上下、运行气血津液、调节全身功能活动、增强机体防御能力的作用。腧穴是体表与经络脏腑相连和气血输注的部位。腧穴通过经络这个特殊传导系统,对人体整体机能的相对平衡状态起着重要的调节作用。分布在十二经脉及奇经八脉上的穴位有360多个,其中100多个具有保健美容、减轻或消除损美性疾病的作用。因此,针推美容还注重局部取穴、对症取穴。如颜面部保健美容或祛斑除痘多用面部腧穴,减肥增重美体常用能调整脏腑经络的躯干、四肢腧穴。

面部是美容的核心与重点。大多数经脉及奇经八脉均起或止于头部,并相互交会联络,与全身各经络相通,五脏与面部五官各有特定的外应联系,五脏六腑之精、气、血、津液皆通过经脉而上荣面部五官,"十二经脉,三百六十五络,其血气皆上注于面而走空窍"(《灵枢》)。因此,头面部与脏腑经络的关系非常密切,运用头面部各种针推美容方法,可刺激头面部局部穴位,直接调整全身各经络脏腑功能,以调和阴阳平衡,疏通经络气血,补益脏气,使面部皮肤得到濡养滋润,减轻或消除眼袋及细小皱纹,令口唇红润、牙坚齿固,从根本上达到润肤消斑除皱、防衰驻颜的美容目的。

此外,局部腧穴采用不同的针灸方法还可产生不同的美容效应。如临床常用的面部腧穴挂针美容疗法,能更好地激发淋巴系统免疫吞噬功能,起到活血化瘀、抗炎消肿作用,加速痤疮的痊愈和面部色素斑的消退,达到美容悦颜效果;利用超细磁针多次针刺刺激局部"阿是穴"皮下组织,使之充血水肿,激活增生肉芽,再以针代刀分离表皮与表情肌,使因肌肉收紧而凹陷的细小皱纹松解舒展,可达到针灸祛皱的目的。

四、补虚泻实,双向调节

针灸推拿对机体的补虚泻实,是针灸推拿的最大特点,其实质是都具有良性的双向调节作用,可以使病态亢进的脏腑机能降低,也可以使病态抑制的脏腑机能增强,总之,能适时地兴奋或抑制机体,促使过分抑制或亢进的机体状态趋向平衡,使机体机能由紊乱状态恢复到平衡和稳定。

现代研究认为:在针灸推拿过程中应用补法,能抑制中枢神经系统的兴奋性,增强副交感神经的活动,加速机体内脏器官的新陈代谢,提高组织对营养物质的吸收、利用和排除代谢产物,促进机体的合成代谢及组织修复;而应用泻法,能提高中枢神经系统的兴奋性,增加骨骼肌等器官的血液量,促进运动系统内部物质的分解代谢。在中医美容临床中,如能有机地配合运用针推补泻方法,可使中枢神经系统的兴奋与抑制处于良性的双向调节状态,交感神经和副交感神经的活动优势交替出现,更有利于促进机体机能的提高,获保健延衰、驻颜美容之实效。

针推美容的良性双向调节作用更明显,如对神经系统、内分泌系统功能的双向良性调节,既能抑制皮脂溢出和痤疮患者的皮脂分泌,减少皮肤油腻,又能促进早衰皱纹患者的皮脂分泌,防治皮肤干燥,增加皮肤的弹性及光泽,从根本上改善皮肤存在的很多问题,对预防早衰,治疗痤疮、黄褐斑、皱纹等确有良效。又如针推双向良性调整消化系统的消化液分泌、胃肠蠕动功能以及食欲与饮食中枢,既可改善易胖体质,减肥消肿,又能改善瘦形体质,增加体重,从而达到减肥或增重等效果。针推的双向良性调节性腺与生殖系统功能、免疫系统功能,可影响机体防御反应,进而消除损美性疾病的病因,从根本上祛病保健、养颜美容。针推还可调整因情绪不舒而降低的机能活动，消除疲劳，治疗皮肤粗糙、皮肤过敏症、痤疮及皮疹等，有益身心健康。

全身经络推拿按摩，还可加强血液循环、刺激脑下垂体、改善大脑和内脏生理功能、清除表皮衰老的角化细胞、排除机体代谢废物、增加组织耗氧量，从而消除疲劳，减少油脂堆积达到减肥目的。如经常推拿按摩头面部经络腧穴，可舒缓局部皮肤肌肉、神经血管紧张度，促进血液与淋巴循环，改善皮肤的营养供给状态，增加肌肤组织营养，促进皮肤的新陈代谢，以去除衰老萎缩的上皮细胞，同时还可增强面部皮下骨胶原蛋白活力，促进细胞再生能力和皮脂腺、汗腺的分泌功能，刺激表皮末梢神经，提高人体电位能（人体衰老是电位能相应减低），从而改善面部肤色晦暗或色素沉着、皮肤松弛、皱纹、眼袋下垂、黑眼圈、毛孔粗大、皮肤粗糙等，使面部皮肤红润光泽、弹性增强，延缓皮肤的衰老，起到养颜美容的作用。

第四节　美容针灸推拿的原则

一、美容针灸的原则

（一）整体调整，局部治疗

针灸推拿美容的一大法则是整体观，强调损美性疾病往往是全身整体性疾病的一部分，这一思想贯穿在针灸推拿美容整个过程中。如脾虚湿盛之人，一般面色淡黄晦暗；久病肾虚之人，多面色青黑无华；而黄褐斑、酒渣鼻等也是机体阴阳平衡失调引起的。面容的荣衰与人体脏腑气血经络密切相关，只有脏腑功能正常，经络通畅，气血旺盛，才能青春永驻。宋代的《圣济总录》对此论述颇为精辟，指出："驻颜，当以益气血为主，倘不知此，徒区区于膏面染揽之术，去道远矣。"这就是说，面容的美化是以气血为根本的，故美容首先从补益调理气血着手，这才是真正的美容方法。如肺经郁热型的酒渣鼻取太渊，面部痤疮取膈俞、血海等，目的都是从整体上调整经络气血，使面部的损美性病症得以消除。

局部治疗是指针对局部症状，取病变局部周围的腧穴进行治疗而言，如面瘫的口眼㖞斜取地仓、颊车，睑腺炎取承泣、四白等。在针灸美容过程中，整体调整与局部治疗，两者之间又是相辅相成的。即针刺局部的腧穴，除了可作用于局部的病症外，还可以通过经络达到调整机体的目的。如医学研究中已证实，针刺头维、百会、风池治疗脱发时，除了具有增加头部气血运行、养血生发作用外，对全身系统如内分泌、免疫、神经等均有一定的影响。所以，针刺除可改善局部症状外，也可治疗全身性疾病。反之，对全身性疾病的治疗，更有利于局部病变的恢复，如肝气郁结之人，多面色青黑，可取太冲、行间治疗，这既是对肝气郁结、气滞血瘀的病因进行治疗，又可补肝养血、活血化瘀，促使面部气血通畅，面色转为正常。所以，在针灸美容治疗过程中，必须注重整体与局部的关系，将两者有机地结合起来，才能提高疗效。针刺治疗肝郁气滞的面黑，在取肝经太冲、行间的同时，配合局部的颊车、下关、印堂等穴调理局部的气血，才能彻底达到美容的效果。针灸美容要善于掌握局部与整体的关系，以辨证论治的整体观出发，选经配穴，进行治疗，才能取得更好的效果。

（二）补虚泻实，平衡阴阳

补虚就是扶助正气，正气是指机体的抗病能力；泻实就是祛除邪气，邪气是指各种致病因素。在疾病的发展过程中，正气不足表现为虚证，治宜补法；邪气亢盛则表现为实证，治宜用泻法。故《灵枢·经脉》篇说："盛则泻之，虚则补之……陷下则灸之，不盛不虚以经取之。"这也是针灸美容应当遵循的原则。如违反了这个原则，犯了虚虚实实之戒，就会造成不良后果。要正确地运用这一原则，除掌握针灸补泻的操作方法外，还要认真研究经穴配伍，才能使机体的阴阳达到平衡。

1. 虚则补之

"虚则补之""虚则实之"，指虚证的治疗原则是使用补法。在针灸美容过程中，该法适用于各种慢性虚弱性病症引起的某些损美性疾病以及保健美容方面，如脱发、手足皲裂、早衰皱纹等。从针灸美容方面看，五脏是面部形体美容的根本，气血是面部形体美容的物质基础，所以，针灸美容往往重视滋补五脏气血，以增强体质，提高机体的抗病能力。如常灸关元、足三里，可使五脏强盛，气血充盈，使面部形体肌肤有充足的气血滋养，而起到益面驻颜、健体美形和防治损美性疾病的作用。在针灸方法上，偏于阳虚、气虚则针用补法，加灸；偏于阴虚、血虚则针用补法或平补平泻，血虚也可施灸。若阴阳俱虚，则以灸法为主，常用关元、气海、足三里、膏肓和有关脏腑经脉的背俞穴、原穴，针灸并用，从而达到振奋脏腑机能、促进气血生化、养气益血、美容保健的目的。

2. 实则泻之

《内经》中有"盛则泻之""满则泄之""邪盛则虚之"等记载，都是泻损邪气的意思，可统称为"实则泻之"。实证的治疗原则是用泻法或点刺放血。许多损美性疾病大都与风、寒、湿、热等邪气侵袭人体有关。例如，针灸治疗外感风热引起的痤疮、风热之邪客于肌肤引起的扁平疣，应采用泻法，以祛邪除湿或疏风清热。再如，风热外邪客于睑腺之间发生的睑腺炎，则可采用三棱针放血以泻其实。这些都属于"实则泻之"在针灸美容方面的应用。

3. 莞陈则除之

"莞"同"瘀"，有瘀结、瘀滞之意。"陈"即陈旧，引申为时间长久。"苑陈"泛指络脉瘀阻之类的病证；"除"即"清除"，指清除瘀血的刺血疗法；就是说络脉瘀阻、结滞之类的病证，应用清除瘀血的刺血疗法，以活血化瘀，达到美容的目的。某些损美性疾病，如黄褐斑、痤疮、酒渣鼻等，部分与气血停滞有关，在针灸治疗上可采用三棱针点刺出血或点刺出血后加拔火罐，使瘀血消散，经脉通畅，可消除由此而产生的损美性疾病，使面部恢复平滑、光泽。

4. 不盛不虚以经取之

"不盛不虚"并非病症本身无虚实可言，而是脏腑、经络的虚实表现不甚明显，主要是由于脏腑本身的病变未涉及其他脏腑、经脉，属本经自病。治疗应循本经取穴。在针刺手法上以平补平泻为主，平衡阴阳，协调脏腑，从整体上调节人体使之趋于平衡状态，从而达到美容美体的目的。本法适用于虚实不明显或虚实兼并的损美性疾病。如亚健康状态、面部祛皱及某些循经皮肤病等。

此外，由于人们的个体差异，针刺的角度、深浅以及刺激的强度不同，所选用的针灸方法和穴位也不同，故补法和泻法的作用也不同。所以，补虚、泻实的运用，必须根据具体情况作具体分析，不能拘泥于一法一穴而机械地套用。只有正确地应用补虚泻实的原则，才能使机体的阴阳平衡，达到祛病美容的目的。

(三)清热温寒，注重表里

清热是指热证用"清"法，温寒是指寒证用"温"法。这与治寒以热、治热以寒的意义是一致的。许多损美性疾病均伴有寒热的变化，如酒渣鼻、痤疮均为热邪所致，面色㿠白或黧黑多与寒邪有关。所以，清热与温寒也是针灸美容的一个重要原则。《灵枢·经脉》篇说："热则疾之，寒则留之。"《灵枢·九针十二原》说："刺热者，如以手探汤；刺寒者，如人不欲行。""疾之"和"如以手探汤"，是指治热病宜浅刺而疾出针；"留之"和"如人不欲行"，是指治寒证宜深刺而留针。

1. 热则疾之

"热则疾之"即热性病证的治疗用针刺泻法，或浅刺疾出针或点刺放血，手法宜轻而快，可以不留针，以清热解毒。例如：荨麻疹、皮肤瘙痒等风热性皮肤病，在针刺时可浅刺疾出针，即可达到疏风清热解表的目的。颜面疔疮，除针刺合谷、曲池、委中、灵台等穴外，尚可在委中穴点刺放血，以加强泄热、消肿止痛的作用。

2. 寒则留之

"寒则留之"即寒性病证的治疗用深刺久留针，以达温经散寒的目的。因寒性凝滞而主收引，针刺不易得气，故应留针候气；加艾灸更能温经助阳散寒，使阳气得复，寒邪乃散。如面瘫经 1 周治疗后，可采用深刺久留针的方法，同时配合灸法则效果更佳。

此外，辨别寒热的表里深浅也是针灸美容的一个常用原则。凡热邪在表者，可用三棱针放血，如睑腺炎可用三棱针在耳尖部放血治疗，以清其热；又如急性充血性结膜炎，即中医所谓之"红眼病"，可用三棱针在大椎穴放血治疗，以疏散风热之邪。若热邪在里，即"阴有阳疾"，则采用深刺久留的方法，直到热退为止，如酒渣鼻，可以针刺内庭、三阴交，深刺留针，以清泄脾胃郁热。假使寒邪在表，可以浅刺疾出，如因风寒而致面色苍白，唇无血色，可以针刺关元、百会，以散其表寒；如寒邪在里，则可酌加艾灸以扶正壮阳；如因寒而致面色黧黑，则温灸肾俞、关元、气海等，以温通肾经，祛除虚寒。

总之，清热与温寒是针灸美容的常用原则之一，在具体运用时，需分清表热、里热、表寒、里寒之不同而采用不同的方法和穴位。

（四）标本兼治，分清缓急

"标"指疾病的外在表现，"本"指疾病的本质。一般来说，"标"和"本"是一个相对的概念：内为本，外为标；正气为本，邪气为标；病因为本，症状为标；先病为本，后病为标。在针灸美容过程中，要把握标本，以分清缓急。

《素问·标本病传论》说："知标本者，万举万当，不知标本，是谓妄行。"这里指出了标本在辨证施治中的重要性。应用治标与治本的治疗原则，首先要明确标本的含义，在具体运用时，要缓则治其本，急则治其标或标本兼治。

1. 缓则治本

一般情况下，病在内者治其内，病在外者治其外；正气虚者扶正，邪气盛者祛邪。治其病因，症状自解；治其先病，后病可除。这与"治病必求其本"的道理是一致的。例如：脾胃虚弱的贫血患者，面色苍白，面容憔悴，治疗当以治本调理脾胃为主，脾胃功能健旺，则容颜自然恢复正常。

2. 急则治标

特殊情况下，标与本在病机上往往是相互夹杂的，因此，施治时必须随机应变，根据本证候的缓急来决定施治的先后步骤。当标病急于本病时，则可先治标病后治本病。例如：平素肝气郁结、肝火亢盛，又复感风热之邪而致目赤肿痛，则应先治目赤肿痛之标病，因这时标病急于本病，正所谓“急则治其标”。

3. 标本兼治

当标病与本病处于俱急俱缓的状态时，可采用标本兼治。例如：素体内有郁热，又复生颜面疔疮，应清热以治本，解毒以治标，以清热解毒之法标本兼治，取太冲、行间、疔疮局部穴配合治疗，达到标本兼治的目的。

二、美容推拿的原则

(一)治病求本

人体是一个完整的有机体，各脏腑组织之间、人体与外界环境之间，既对立又统一，它们在不断地产生矛盾而又解决矛盾的过程中维持着相对的动态平衡，从而保持人体正常的生理活动。只有脏腑阴阳平衡，气血通畅，身体健康，才能容颜不衰、形体健美。反之由于各种原因引起机体的动态平衡遭到破坏，使人体发生疾病，必然反映到面部形体，严重影响体态及容颜的美观。因此，损美性疾病的发生，“必先受之于内，然后发于外”，虽然多属于面部、五官、体表为患，但与整体有着密切关系。在推拿美容过程中要了解损美性疾病产生的根本原因，即其本质之所在，针对其根本的病因病机进行治疗。

上已述及，标本是一个相对的概念，可用以说明某些影响美容病症的病变过程中各种矛盾的主次关系。如从正邪双方来说，正气是本，邪气是标；从病因与症状来说，病因是本，症状是标；从病变部位来说，内脏是本，体表是标；从疾病先后来说，旧病是本，新病是标，原发病是本，继发病是标等等。

任何损美性疾病的发生、发展，总是通过若干体表症状显示出来的，但这些症状只是外在的现象，其本质多是相应脏腑经络功能失调。只有通过综合分析，透过现象看本质，找出原因，确定相应的治疗方法，才能取得好的美容效果。如：肾为先天之本，是藏五脏六腑之精气的场所，在损美性疾病的病因病机中占有重要位置。肾主骨、生髓、养齿，其体在发；临床中若发生牙齿过早松动、脱落，头发早白、斑秃或脱发等损美性病变，采用推拿时就不能只着眼于局部，更应注重补益肾气，可揉按肾俞、太溪等穴以补肾。再如：中医认为面部皱纹是由于气血不足，致使面部皮肤失去濡养而产生的，因此，去皱养颜，除了在面部施以相应的按摩手法外，还应注重气血的调理，加脾俞、胃俞、膈俞、关元等穴揉按，从根本入手，疏通经络气血，达到荣润肌肤、抗衰祛皱的目的。这就是“治病必求其本”的意义所在。

在临床上还应注意到，有些损美性疾病在其发展过程中会出现真实假虚、真虚假实与虚实兼证的情况。如有的慢性荨麻疹患者，皮损反复发生红色风团，剧痒难当，似由实邪所致，但往往可见有脾虚之腹胀，食少便溏，舌质淡或胖淡，脉沉细无力等虚证。有的黄褐斑患者，面色淡褐晦暗，久治不愈，月经稀少，似有虚证，但患者往往有急躁易怒，口苦胁痛，月经提前，经血紫暗，舌淡紫红，脉弦细等肝郁气滞之实证。虚实兼证临床上更是多见，如有实证之一皮疹发红、肿胀、疼痛、结节红斑、溃疡等症状，又有久治不愈，反复发作，肢体厥冷，舌淡红或淡胖，脉沉细无力等虚证症状。故在推拿按摩中要掌握治病必求其本的原则进行美容治疗。

(二)扶正祛邪

扶正祛邪也是推拿美容的一条基本原理。许多损美性疾病的发生，可以说是正气与邪气矛盾双方互相斗争的过程，邪胜则病进，正胜则病退。如六淫外邪，只有在机体正气不足、抗病力下降时，才会侵袭人体而导致疾病。从美容角度看，风邪侵于肌肤可发生皮肤粗糙、皲裂，风湿郁于肌肤可引起湿疹、各种癣疾等；治疗时常用祛风除湿的方法，按摩时取合谷、曲池、风池等穴以祛风，同时揉按关元、足三里等穴补益正气以祛邪。此外，由于后天失调或久病，可致人体颜面色泽发暗，出现“面黑”“面焦”等，可以说是“正气不足”之故，只有采用“扶正”的方法，才能达到内实而外美的目的。所以在按摩保健、美容养颜的过程中，多采用在脾经、胃经进行循经按摩的方法，以助气血的生化，并按揉关元、气海、足三里等穴以鼓舞人体的正气。

因而按摩治疗损美性疾病或保健美容，就是要扶助正气，祛除邪气，改变正邪双方的力量对比，使之向有利于健康的方向转化。

“邪气盛则实，精气夺则虚”，邪正盛衰决定病变的虚实，补虚泻实是扶正祛邪原则的具体应用。在推拿美容中，也应遵循“虚则补之，实则泻之”的原则，视其具体病症而采用相应的补泻推拿手法。祛邪与扶正，虽然是两种不同的治疗方法，但它们是相互为用、相辅相成的。扶正，使正气加强，有助于抗衰保健和驱除损美性疾病的病邪；而祛邪则阻止了病邪的侵犯、干扰和对正气的损伤，有利于保存和恢复正气。

在推拿美容过程中运用扶正祛邪的原则时，要认真观察和分析正邪互相消长盛衰的情况，根据正邪在矛盾中所占的主次地位，决定或以扶正为主，或以祛邪为主，或是扶正与祛邪并举，或是先扶正后祛邪，或是先祛邪后扶正。在扶正祛邪同时并用时，应以扶正而不留邪、祛邪而不伤正为原则。

(三)调理阴阳

损美性疾病的发生，从根本上说是阴阳相对平衡遭到破坏，即阴阳的偏盛偏衰代替了正常的阴阳消长，所以调整阴阳是推拿美容的基本原则之一。

阴阳偏盛，即阴邪或阳邪的过盛有余。阳盛则阴病，阴盛则阳病，一些损美性皮肤病，如颜面疖肿、痤疮、睑腺炎等，多为阳邪过盛，郁滞于肌肤而成；阴邪过盛可导致肥胖、湿疹等。治疗时应采用“损其有余”的方法。

阴阳偏衰，即机体阴或阳的虚损不足，或为阴虚，或为阳虚。阴虚不能制阳，常表现为阴虚阳亢的虚热证，如肾阴不足，而致虚火内扰，出现脑髓、骨骼失养和阴虚内热的证候，表现为头晕目眩，咽干唇燥，面烘耳鸣，骨蒸潮热，颧红盗汗，五心烦热，失眠健忘，腰膝酸软，形体消瘦，经少或经闭，尿黄便干，舌红少苔少津，脉细数，皮肤表现为面色黧黑，如黄褐斑等；亦可见颧部红斑，指端瘀点，形瘦干黑等。阳虚则不能制阴，多表现为阳虚阴盛的虚寒证，如肾阳不足，而致温煦、气化失权，出现全身功能衰减的虚寒证候，常表现为精神萎靡，面色萎黄、㿠白或黧黑，形寒肢冷，以腰膝以下为甚，耳鸣耳聋，腰膝酸软而痛，宫寒不孕，性欲低下，大便溏薄，小便清长，或尿少而浮肿，舌淡胖，或边有齿痕，苔白滑，脉弱；皮肤色泽灰黑或棕褐，皮损境界不清，或见于慢性瘙痒性皮疹等。

推拿治疗时，阴虚阳亢者，应滋阴以制阳；阳虚致阴寒者，应温阳以制阴。若阴阳两虚，则应阴阳双补。由于阴阳是互相依存的，故在治疗阴阳偏衰的病证时，还应注意“阴中求阳”“阳中求阴”，也就是在补阴时应佐以温阳，温阳时适当配以滋阴，从而使“阳得阴助而生化无穷，阴得阳升而泉源不竭”。

阴阳是辨证的总纲，疾病的各种病机变化均可用阴阳失调加以概括。表里出入，上下升降，寒热进退，邪正虚实以及营卫气血不和等，无不属于阴阳失调的具体表现，因此，从广义来讲，解表攻里，越上引下，升清降浊，寒热温清，虚实补泻，也皆属于调整阴阳的范畴。

(四)三因制宜

三因制宜就是因时、因人、因地制宜，是指推拿治疗损美性疾病要根据季节、地区以及人的体质、年龄等不同，而制定相应的治疗方法。

由于损美性疾病的发生、发展是受多方面因素影响的，如时令、气候、地理环境等，尤其是患者个人的体质因素，对损美性病症的影响更大，因此，在推拿美容过程中，必须把各方面的因素考虑进去，具体情况具体分析，区别对待，酌情施治，才能获得最佳的美容效果。

1. 因时制宜

“因时制宜”是指施行推拿按摩美容手法操作时要考虑到时间和季节因素。如亚健康引起的失眠，多属阴不足以制阳，阳亢有余，推拿时如选在夜间或午后(阴时)进行补阴制阳的手法治疗，则较白天或午前(阳时)用同样的手法治疗效果要好。又如夏季天气炎热，患者皮肤多汗而涩滞，手法直接操作容易使皮肤破损，因此治疗时可在患者皮肤表面涂一些保护介质，并注意少用摩擦类手法等。

2. 因地制宜

“因地制宜”是指根据地理情况灵活运用推拿美容手法进行治疗。如东南沿海地区多热多湿，应多用清热祛湿手法，而西北地区多风多寒，应多用疏风散寒手法。即治病应考虑地理差异而实施不同的手法。

3. 因人制宜

“因人制宜”是指根据患者年龄、性别、体质等不同，而选择不同的推拿美容治疗方法。如体质强壮者，手法刺激量可以相对大一些；而体质虚弱者，手法刺激量应小一些。

第五节　美容针灸推拿技术的内容及学习方法

一、美容针灸推拿技术的内容

《美容针灸推拿技术》有上中下三篇内容：上篇，基础篇(美容针灸推拿基础知识)；中篇，技能篇(美容针灸推拿基本技术)；下篇，保健与治疗技法篇(常见损美性疾病诊治与美容保健技法)。

上篇为基础篇，主要介绍美容针灸推拿基础知识，例如，美容针灸推拿技术的含义、美容针灸推拿技术发展简史、美容针灸推拿技术特点、美容针灸推拿技术理论基础、针灸推拿美容的原则、美容针灸推拿技术的内容及学习方法、经络腧穴的基本理论等。中篇为技能篇，讲解美容针灸推拿基本技术，详细阐述了美容针灸基本技术和美容推拿基本技术。下篇为保健与治疗技法篇，举例说明常见损美性疾病诊治与美容保健技法。美容针灸推拿保健技法包括颜面部美容保健技法和形体美容保健技法。颜面部美容保健技法可以悦颜、祛皱、祛眼袋、祛睑魇、提睑、瘦脸等功效。形体美容保健技法则针对美发、美体、美胸。常见损美性疾病诊治部分包括了黧黑斑、雀斑（附：老人斑）、白驳风、粉刺、酒渣鼻、面游风、面红、扁瘊（附：疣目）、发蛀脱发、油风、肥胖症、消瘦症、慢性疲劳综合征的针灸推拿诊治技术。

二、美容针灸推拿技术的学习方法

两千多年前孔子说过："知之者不如好之者，好之者不如乐之者。"意思说，干一件事，知道它，了解它不如爱好它，爱好它不如乐在其中。"好"和"乐"就是愿意学，喜欢学，这就是兴趣。兴趣是最好的老师，有兴趣才能产生爱好，爱好它就要去实践它，达到乐在其中，有兴趣才会形成学习的主动性和积极性，所以说：兴趣是学习的不竭的动力源泉。只要在平日的学习中做到课前预习找出重难疑问；积极参与课堂活动，认真思考问题注意归纳，主动发言收集激励因子，那么学习的兴趣就会更浓厚，一定会更加喜欢学习本门课程。

习惯是经过重复练习而巩固下来的稳重持久的条件反射和自然需要。建立良好的学习习惯，就会使自己学习感到有序而轻松。良好的学习习惯应是：耳、眼、脑、口、手并用，勤练习、多质疑、勤思考、重归纳、多应用，要注意总结规律性的东西，在学习过程中，要把教师所传授的知识翻译成为自己的特殊语言，并永久记忆在脑海中。另外还要保证每天有一定的自学时间，以便加宽知识面和培养自己再学习能力。

1. 课前预习

课前预习是提高听课效果的一个重要策略。课前预习就是每节课前把本次课将要讲授的内容进行预习，初步熟悉课程内容，找到听课和理解的重点、难点、疑点，记下自己的困惑之处、薄弱环节，带着问题进课堂，以期在课堂学习中得以解决。

2. 课堂学习

在课堂上要尽最大可能地跟着老师的思路走，尽可能使自己保持积极的听课状态，对于老师所讲的重点、难点、疑点要认真思考，通过听讲来解决预习时提出的问题，深化对问题的理解；通过听课检查和锻炼自己的思维。并且不要满足于老师的思路，应多思考一下有没有其他的方法或可能。课堂的学习是一个双向交流的过程：一方面老师讲学生听，另一方面通过把学生的反应反馈给老师，使老师知道自己所讲的内容是否被学生理解。因此要积极地思考，认真思考和回答老师提出的问题。要认真做好听课笔记，记下课文的要点、重点、难点，老师的解释、提示和见解，自己的疑问和理解。俗话说"好记性不如烂笔头"，再灵敏的脑袋也无法抗拒时间的消磨。做笔记是一种很好的辅助学习法，它可以帮助学生克服大脑记忆的限制，提示回忆课堂教学内容。但是做笔记不能成为对教师内容的机械复制，它同时是一个思考的过程。做笔记一定要取舍得当，详略适中，重点是老师提示的重点和自己不会的难点。记笔记的过程必须科学分配自己的注意力，针对科目的难易有所侧重：对于较难的科目，可以50%的时间听讲，50%的时间记笔记；对更注重灵活性和创造性的科目，90%的时间听讲，10%的时间记下提纲就足够了。笔记必须要做到层次分明，一目了然，才更有价值。

3. 课后复习

及时对听课内容进行复习，进行积极的回忆和必要的重新学习，以加深对学习内容的总体理解，减少遗忘。

目标检测

一、选择题

(一)单项选择题

1.(　)提出经络与面容、须发及形体美有密切关系:“十二经脉,三百六十五络,其血气皆上于面而走空窍,其气之津液,皆上熏于面”等,奠定了针灸推拿美容的理论基础。

A.《黄帝内经》　B.《伤寒论》　C.《神农本草经》　D.《难经》

2. 唐·孙思邈在《千金方》中记载有针灸行间、太冲调理肝经气血来祛除面部黑斑的美容法,就充分体现了传统针推美容(　)的特点。

A. 整体思想　B. 双向调节　C. 标本兼治　D. 善治急症

3. 热性病证的治疗用针刺泻法,或浅刺疾出针或点刺放血,手法宜轻而快,可以不留针,以清热解毒,体现了针灸美容(　)的治疗原则。

A. 热则疾之　B. 寒则留之　C. 缓则治本　D. 急则治标

(二)多项选择题

1. 三因制宜就是(　)制宜,是指推拿治疗损美性疾病要根据季节、地区以及人的体质、年龄等不同,而制定相应的治疗方法。

A. 因时　B. 因人　C. 因地　D. 因病　E. 因症

2. 论述到推拿美容方面的医籍有(　)

A.《外台秘要》　B.《摄生要义·按摩篇》

C.《古今医统大全》　D.《东医宝鉴·面部按摩法》

E.《中国方剂大全》

二、简答题

1. 美容针灸推拿技术的主要研究内容是什么?

2. 美容针灸推拿技术的治疗原则是什么?

第二章　经络腧穴的基本理论

学习目标

【学习目的】 通过对经络总论、腧穴总论、常用经络腧穴的学习，了解奇经八脉、十五络脉、十二经别、十二经筋、十二皮部的特点；熟悉经络系统的组成、十二经脉的循行；掌握经络和腧穴的概念、十二经的走向、流注次序、衔接规律、腧穴的分类、主治作用、特定穴的组成、腧穴的定位方法、常用腧穴的定位、主治和操作方法；并能熟练地进行划经点穴操作，为在实践中熟练应用奠定基础。

【知识要求】

1. 掌握经络和腧穴的概念、十二经的走向、流注次序、衔接规律、腧穴的分类、主治作用、特定穴的组成、腧穴的定位方法、常用腧穴的定位、主治和操作方法。

2. 熟悉经络系统的组成、十二经脉的循行。

3. 了解奇经八脉、十五络脉、十二经别、十二经筋、十二皮部的特点。

【能力要求】

1. 通过练习，能在人体上划出经脉循行路线。

2. 熟练地指出美容常用腧穴的定位。

【素质要求】

1. 以严格认真的态度划经、点穴。

2. 能与患者进行沟通，安排适合的操作环境，为针灸、推拿等工作奠定基础。

第一节　经络总论

一、经络的概念

经络由经脉和络脉组成。经，有“路径”的含义，是经络中大的直行的主干，多循行于人体的深部；络，有“网络”的含义，是经络中细小的分支，纵横交错，犹如网格，分布于人体的浅表部位。

经络是人体运行气血、联络脏腑、沟通内外、贯穿上下的径路，它将人体各部的组织器官联系成一个有机的整体，运行气血，营养全身，使人体各部的功能活动得以保持协调和相对平衡。

二、经络系统的组成

经络系统由经脉和络脉两大部分组成。经脉包括十二经脉、奇经八脉以及附属于十二经脉的十二经别、十二经筋、十二皮部；络脉包括十五络脉及不计其数的孙络、浮络等(表1－2－1)。

表1-2-1　经络系统的组成

经络	经脉	十二经脉	意义：十二脏腑所属的经脉，又称正经 作用：运行气血的主要干道 特点：分手足三阴三阳四组，与脏腑连属，有表里相配，其循环自肺经开始至肝经止，周而复始循环不息，各经均有专定的腧穴
		奇经八脉	意义：是督脉、任脉、冲脉、带脉、阴维脉、阳维脉、阴跷脉、阳跷脉的总称，不直接连属脏腑，无表里配合关系，“别道奇行”，故称奇经 作用：沟通十二经脉之间的联系，以调节十二经气血 特点：任督两脉随十二经组成循环的通路，并有专定的腧穴，其他六脉不随十二经循环，腧穴都依附于十二经脉与任督二脉
		十二经别	意义：正经旁出的支脉 作用：加强表里经脉深部的联系，以补正经在循环的不足 特点：循行路线均由四肢别出走入深部（胸、腹），复出浅部（头、颈）
		十二经筋	意义：十二经脉所属的筋肉体系 作用：联结肢体骨肉，维络周身，主司关节运动 特点：自四肢末稍走向躯干，终于头身，不入脏腑，多结聚于四肢关节和肌肉丰满之处
		十二皮部	意义：十二经脉所属的皮肤体系 作用：是十二经脉在体表一定皮肤部位的反应区 特点：分区基本上和十二经脉在体表的循行部位一致
	络脉	十五络脉	意义：本经别走邻经而分出的支络 作用：十二经别络加强表里阴阳两经的联系；任脉别络沟通了腹部经气；督脉别络沟通了背部经气；脾之大络沟通了侧胸部经气 特点：十二经脉和任督二脉各有一个别络加上脾之大络，共为十五别络
		孙络浮络	络脉最细小、表浅的分支，遍布全身

（一）十二经脉

十二经脉的名称，是根据手足、阴阳、脏腑而定的。由于它们隶属于十二脏腑，为经络系统的主体，故又称为“正经”。循行于人体前内侧的经脉为阴经，循行于人体后外侧的经脉为阳经，阴经属脏，阳经属腑；经脉循行经过上肢的称为手经，经过下肢的称为足经，又根据经脉在上下肢内外侧和前中后的不同及阴阳衍化的道理分为三阴三阳。三阴为太阴、厥阴、少阴；三阳为阳明、少阳、太阳。按此命名原则，十二经脉的名称分别为手太阴肺经、手阳明大肠经、足阳明胃经、足太阴脾经、手少阴心经、手太阳小肠经、足太阳膀胱经、足少阴肾经、手厥阴心包经、手少阳三焦经、足少阳胆经、足厥阴肝经。十二经脉的作用主要是联络脏腑、肢体和运行气血，濡养全身。

十二经脉的循行走向特点："手之三阴从胸走手，手之三阳从手走头，足之三阳从头走足，足之三阴从足走腹"(《灵枢・逆顺肥瘦》)。

十二经脉的交接规律：①阴经与阳经交接在四指部；②阳经与阳经交接在头面部(同名经)；③阴经与阴经交接在胸部。

十二经脉在头身四肢的分布规律：阴经多循行于四肢内侧及胸腹部，上肢内侧者为手三阴经，下肢内侧者为足三阴经；手足三阴经在四肢的排列顺序为"太阴"在前，"厥阴"在中，"少阴"在后。阳经多循行四肢外侧面及头面，躯干部，上肢外侧者为手三阳经，下肢外侧者为足三阳经；手足三阳经在四肢的排列顺序为"阳明"在前，"少阳"在中(侧)，"太阳"在后(表1-2-2)。

表1-2-2　十二经脉名称及循行分布规律表

	阴经(属脏)	阳经(属腑)	循行部位 (阴经行于内侧，阳经行于外侧)	
手	太阴肺经	阳明大肠经	上肢	前
	厥阴心包经	少阳三焦经		中
	少阴心经	太阳小肠经		后
足	太阴脾经	阳明胃经	下肢	前
	厥阴肝经	少阳胆经		中
	少阴肾经	太阳膀胱经		后

十二经脉通过支脉和络脉的沟通衔接，形成六组"络属"关系。即在阴阳经之间形成六组"表里关系"。阴经属脏络腑，阳经属腑络脏(表1-2-3)。

表1-2-3　十二经脉表里关系表

手	阴经	太阴肺经	厥阴心包经	少阴心经	表里相对
	阳经	阳明大肠经	少阳三焦经	太阳小肠经	
足	阳经	阳明胃经	少阳胆经	太阳膀胱经	表里相对
	阴经	太阴脾经	厥阴肝经	少阴肾经	

十二经脉的流注次序为：起于肺经→大肠经→胃经→脾经→心经→小肠经→膀胱经→肾经→心包经→三焦经→胆经→肝经，最后又回到肺经。周而复始，环流不息(表1-2-4)。

表 1-2-4　十二经脉的流注次序

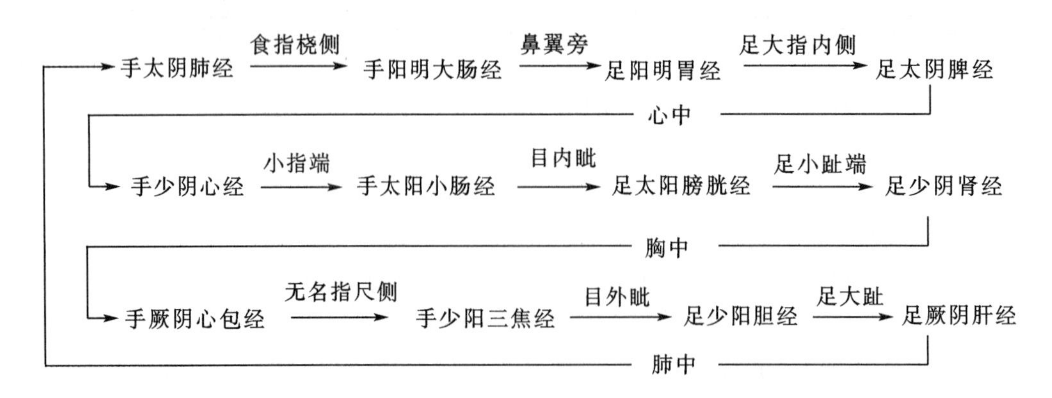

(二)奇经八脉

奇经八脉是任、督、冲、带、阴维、阳维、阴跷、阳跷脉的总称。它们与十二正经不同，既不直接内属脏腑，又无表里配合关系，故称“奇经”。其生理功能，主要是对十二经脉的气血运行，起溢蓄、调节作用。

任脉为诸阴经交会之脉，具有调节全身阴经经气的作用，故称“阴脉之海”；督脉为诸阳经交会之脉，具有调节全身阳经经气的作用，故称“阳脉之海”；冲脉为十二经脉交会之脉，具有溢蓄十二经气血的作用，故称“十二经之海”“血海”；带脉环腰一周，具有约束诸经的作用；阴维脉、阳维脉分别调节六阴经和六阳经的经气，以维持阴阳协调和平衡；阴跷、阳跷脉共同调节肢体运动和眼睑的开合。

奇经八脉中，冲、带、跷、维六脉腧穴，大多寄附于十二经脉与任、督脉之中，而任、督二脉，各有其专属的腧穴，故与十二经相提并论，合称为“十四经穴”。

(三)十五络脉

十二经脉和任、督二脉各自别出一络，加上脾之大络，总计 15 条，称为十五络脉。分别以其发出处的腧穴命名，如手太阴经的络脉称为“列缺”(表 1-2-5)。

表 1-2-5　十五络脉名称表

十五络脉	名称	十五络脉	名称
手太阴肺经络脉	列缺	手厥阴心包经络脉	内关
手阳明大肠经络脉	偏历	手少阳三焦经络脉	外关
足阳明胃经络脉	丰隆	足少阳胆经络脉	光明
足太阴脾经络脉	公孙	足厥阴肝经络脉	蠡沟
手少阴心经络脉	通里	任脉络	鸠尾
手太阳小肠经络脉	支正	督脉络	长强
足太阳膀胱经络脉	飞扬	脾之大络	大包
足少阴肾经络脉	大钟		

十二经脉的别络均从本经四肢肘膝关节以下的络穴分出，走向其相表里的经脉，即阴经别

络于阳经，阳经别络于阴经。任脉的别络从鸠尾分出后散布于腹部；督脉的别络从长强分出后散布于头，左右别走足太阳经；脾之大络从大包分出后散布于胸胁。

四肢部的十二经别络，加强了十二经中表里两经在四肢部的联系；任脉别络、督脉别络和脾之大络，主要加强躯干部前、后、侧面的沟通联系。十五络脉及其分出的浮络和孙络，如同网络，遍布全身，其主要作用是输布气血以濡养全身组织。

（四）十二经别

十二经别是十二正经离、入、出、合的别行部分，是正经别行深入体腔的支脉。十二经别多从四肢肘膝关节以上的正经别出（离），经过躯干深入体腔与相关的脏腑联系（入），再浅出于体表上行头项部（出），在头项部，阳经经别合于本经的经脉，阴经经别合于其相表里的阳经经脉（合）。十二经别按阴阳表里关系汇合成六组，在头项部合于六阳经脉，故有"六合"之称。十二经别不仅加强了十二经脉的内外联系，更加强了经脉所属络的脏腑在体腔深部的联系，补充了十二经脉在体内外循行的不足。由于十二经别通过表里相合的"六合"作用，使得十二经脉中的阴经与头部发生了联系，从而扩大了手足三阴经穴位的主治范围。

（五）十二经筋

十二经筋是十二经脉之气输布于筋肉骨节的体系，是附属于十二经脉的筋肉系统。其循行分布均起始于四肢末端，结聚于关节骨骼部，走向躯干头面。十二经筋行于体表，不入内脏。手足阳经经筋（刚筋）分布于项背和四肢外侧；手足阴经经筋（柔筋）分布于胸腹和四肢内侧。足三阳经筋起于足趾，循股外上行结于面；足三阴经筋起于足趾，循股内上行结于阴器（腹）；手三阳经筋起于手指，循臑外上行结于角（头）；手三阴经筋起于手指，循臑内上行结于贲（胸）。

经筋具有约束骨骼，屈伸关节，维持人体正常运动功能的作用。

（六）十二皮部

十二皮部是十二经脉功能活动反映于体表的部位，也是络脉之气散布之所在。十二皮部的分布区域是以十二经脉在体表的分布范围，即十二经脉在皮肤上的分属部分为依据而划分的。

由于十二皮部居于人体最外层，又与经络气血相通，故是体机的卫外屏障，起着保卫机体、抗御外邪和反映病证的作用。近现代临床常用的皮肤针、穴位敷贴法等，均以皮部理论为指导。

三、经络的功能及应用

（一）经络的功能

1. 联络脏腑，沟通内外

人体的五脏六腑、四肢百骸、五官九窍、皮肉筋骨等组织器官，通过经络系统的联络、沟通实现全身内外、上下、前后的协调统一，构成一个有机的整体。十二经脉和十二经别加强了人体的脏腑与体表以及脏腑与各组织器官之间的联系；奇经八脉加强了经脉之间的联系；经筋和十五络脉加强了体表与体表以及体表与脏腑之间的联系；经筋、皮部联结了肢体筋肉皮肤。经络系统将人体各部紧密地联系起来，使机体各部保持着完整性和统一性。

2. 运行气血，营养全身

经络具有运行气血，营养全身，协调阴阳的功能。气血是构成人体和维持人体生命活动的基本物质之一。血液在脉中周流不息，运行全身，为人体提供丰富的营养，以维持正常的生理活动。因此，经脉具有运行血液，阻遏血液溢出脉外的功能。

3. 抗御外邪，保卫机体

孙络的分布遍及全身各部，卫气通过孙络散布全身，进而发挥“温分肉，充肌肤，肥腠理，司开阖”的功能。当外邪侵犯人体时，卫气由孙络快速密布于体表，孙络和卫气最先接触到外邪，而与外邪抗争，在体表部位出现异常现象，若正胜邪退，则外邪迅速出表，机体得以安宁；如果邪胜正衰，则气由表入里，通过孙络、络脉、经脉逐步深入，疾病发展，出现相应的证候。

4. 传导感应，调整虚实

经络可以传导来自机体内外的各种刺激，在致病因素的作用下，机体出现气血不和、阴阳偏盛偏衰的虚实证候，这时运用针灸推拿等治疗方法，以“泻其有余，补其不足”，激发和调动经络的调整、防御能力，达到调整气血，扶正祛邪，协调阴阳，治愈疾病的目的。

（二）经络的临床应用

1. 说明病理变化

（1）传注病邪。《素问·缪刺论》：“夫邪之客于形也，必先舍于皮毛，留而不去，入舍于孙络，留而不去，入舍于络脉，留而不去，入舍于经脉，内连五脏，散于肠胃。”说明在正虚邪盛的情况下，经络是病邪传注的途径。一是外邪可经皮部、孙络、络脉、经脉的传注，由表及里，由浅入深，从皮毛腠理内传于脏腑；二是经络也是脏腑之间、脏腑与体表组织器官之间病变相互影响的渠道。

（2）反映病候。经络气血阻滞不通，会出现相关部位的疼痛或肿胀，如果气血运行不足，就会出现筋脉失养的表现，而见病变部位麻木不仁、肌肤失荣及功能减退等局部症状。如伤寒的“六经传变”规律，疾病的发展由表及里，可从太阳经传至阳明或少阳，而见太阳或阳明的病候。

2. 指导辨证归经

经络是沟通人体各个组织器官的通路，与脏腑有相应的属络关系，其循行又有一定的部位和起止点。根据疾病所出现的症状，结合经络循行的部位及所联系的脏腑，作为辨证的依据。如肠痈患者有时在足阳明胃经的上巨虚出现压痛，咳嗽的患者可在肺俞穴见到异常变化。

3. 指导针灸推拿治疗

（1）指导选取腧穴。针灸推拿治病是通过刺激腧穴，以疏通经气，恢复、调整人体脏腑气血的功能，从而达到治病的目的。针灸推拿选穴，是在明确辨证的基础上，选用局部腧穴，如某一经络或脏腑有病，选用该经或该脏腑所属经脉的远部腧穴来治疗。

（2）指导刺激方法。历代医家在经络学说的指导下，根据“虚则补之，实则泻之”的原则，创立了许多针刺推拿补泻手法。通过不同的手法刺激腧穴，激发经络的功能而起作用，达到调整组织器官功能失调的目的。

4. 指导药物归经

药物归经是运用经络学说对药物性能进行分析、归类，将药物按其主治性能归入某经或某几经，也即是某些药物对脏腑、经络的选择性作用。药物归经把药物的功效与病机和脏腑、经络密切结合，阐明了某药物对某经络的病变起主要的作用，并对该经所属络的脏腑病变起着主要的作用，从而使药物的应用更为灵活多变，开阔了药物的适用范围。

知识拓展

经络感传

二十世纪五十年代，人们在针刺中发现了一种奇怪的现象：有些人接受针刺治疗时，会产生一种沿经脉路线移动的感觉。后来正式命名这一现象为循经感传现象，能产生这一现象的人称为“经络敏感人”，但这类人只占人群中的很小一部分。循经感传现象的发现，扭转了人们认为经络就是血管的观点，因为血管显然无法形成这种感觉循经移动的现象。另外，人们还发现循经脉路线的皮肤电阻较低，这些现象为验证经络的客观存在奠定了一定的基础。到了七十年代，人们对循经感传现象进行了更为深入的研究，发现了循经感传的一些奇异特性：①速度较慢，为每秒厘米量级；②可被机械压迫和注射生理盐水及冷冻降温所阻断；③可出现回流和乏感传；④可绕过疤痕组织及通过局部麻醉区，可趋向病灶；⑤发现部分截肢病人在截肢部位出现幻经络感传。

第二节　腧穴总论

一、腧穴的概念

腧穴是人体脏腑经络之气输注于体表的部位。既是疾病的反应点，又是针灸、推拿等方法的施术部位。

《黄帝内经》中腧穴又称作“节”“会”“气穴”“气府”“骨空”等；后世医家还将其称之为“孔穴”“穴道”“穴位”；宋代的《铜人腧穴针灸图经》则通称“腧穴”。虽然“腧”“输”“俞”三者均指腧穴，但在具体应用时却各有所指。腧穴，是对穴位的统称；输穴，是对五输穴中的第三个穴位的专称；俞穴，专指特定穴中的背俞穴。

人体的腧穴与经络、脏腑、气血密切相关。《灵枢·九针十二原》载：“欲以微针通其经脉，调其血气，营其逆顺出入之会。”说明针灸是通过经脉、气血、腧穴三者的共同作用，达到治疗目的的。经穴均分别归属于各经脉，经脉又隶属于一定的脏腑，故腧穴—经脉—脏腑间形成了不可分割的联系。

二、腧穴的作用

（一）近治作用

近治作用是一切腧穴主治作用所具有的共同特点，所有腧穴均能治疗该穴所在部位及邻近组织、器官的局部病证。如耳周的耳门、听宫、听会等穴均能治疗耳疾。

（二）远治作用

远治作用是十四经腧穴主治作用的基本规律。在十四经穴中，尤其是十二经脉在四肢肘膝关节以下的腧穴，不仅能治疗局部病证，还可治疗本经循行所及的远隔部位的组织器官脏腑的病证，有的甚至可影响全身的功能。如“合谷穴”不仅可治上肢病，还可治颈部及头面部疾患，同时还可治疗外感发热病；“足三里”不但治疗下肢病，而且对调整消化系统功能，甚至人体防卫、免疫反应等方面都具有一定的作用。

（三）特殊作用

特殊作用指某些腧穴所具有的双向良性调整作用和治疗作用具有相对特异性而言。如“天枢”在泄泻时使用可以止泻，便秘时使用又可以通便；“内关”在心动过速时可减慢心率，心动过缓时，又可提高心率。治疗作用特异性如大椎退热，至阴矫正胎位、少泽通乳、四缝治疗小儿疳积、丰隆祛痰等。

总之，十四经穴的主治作用，归纳起来大体是：本经腧穴可治本经病，表里经腧穴能互相治疗表里两经病，邻近经穴能配合治疗局部病。

三、腧穴的分类

人体的腧穴大体上可归纳为十四经穴、经外奇穴、阿是穴三类。

（一）十四经穴

十四经穴是指具有固定的位置和具体的名称，且归属于十二经脉和任脉、督脉的腧穴。这类腧穴具有主治本经和所属脏腑病证的作用，简称“经穴”。十四经穴共有 361 个，是腧穴的主要组成部分。

（二）经外奇穴

经外奇穴是指具有具体的名称和明确的位置，但尚未归入十四经系统的腧穴。这类腧穴的主治作用具有一定的针对性，并对某些病证有特殊的疗效，因未归入十四经系统，故又称“奇穴”。历代对奇穴记载不一。目前，国家技术监督局批准发布的《经穴部位》，对 48 个奇穴的部位确定了统一的定位标准。

（三）阿是穴

阿是穴是指既无固定位置，又无具体名称，而是以压痛点或反应点作为针灸推拿施术部位的一类腧穴，又称“天应穴”“不定穴”“压痛点”等。

四、腧穴的主治规律

人体各部腧穴的主治病证较为复杂，但主要决定于腧穴所属经络、所在部位和属何类别（特定穴）。无论是腧穴的近治作用，还是远治作用，都是以经络学说为依据的，即“经脉所过，主治所及”，并有一定的规律可循。一般可分为分经主治和分部主治两个方面。

（一）分经主治

十四经腧穴的分经主治，是以任脉、督脉、手足三阴、手足三阳经来区分的，每组经穴既有主治本经病证为重点的特点，又有主治两经或三经相同病证的共性（表 1－2－6）。

（二）分部主治

十四经腧穴因所在部位不同，主治各异，一般规律是：躯干、头面、颈项部腧穴，多数治局部病证；肘膝关节以下的腧穴不但可治疗局部病证，而且还可以治疗头面、五官、颈项、脏腑及发热、神志等全身疾病。如睛明治疗眼病；昆仑既可治疗脚跟肿痛、腰腿痛，又可治疗头痛、项强、肩背痛、难产等。

表 1-2-6　十四经穴分经主治规律

任、督二脉

<table>
<tr><th>经脉名称</th><th>本经病</th><th>两经病</th></tr>
<tr><td>任脉</td><td>具有固脱、回阳、强壮作用</td><td rowspan="2">神志病、脏腑病、妇科病</td></tr>
<tr><td>督脉</td><td>中风、昏迷、热病、头面病</td></tr>
</table>

手三阴经、手三阳经

<table>
<tr><th>经脉名称</th><th>本经病</th><th>两经病</th><th>三经病</th></tr>
<tr><td>手太阴经</td><td>肺、喉病</td><td></td><td rowspan="3">胸部病</td></tr>
<tr><td>手厥阴经</td><td>胃、心病</td><td rowspan="2">神志病</td></tr>
<tr><td>手少阴经</td><td>心病</td></tr>
<tr><td>手阳明经</td><td>前额、鼻、口齿病</td><td></td><td rowspan="3">咽喉病、热病</td></tr>
<tr><td>手少阳经</td><td>侧头、胁、肋病</td><td rowspan="2">耳病、眼病</td></tr>
<tr><td>手太阳经</td><td>后头、肩胛、神志病</td></tr>
</table>

足三阴经、足三阳经

<table>
<tr><th>经脉名称</th><th>本经病</th><th>两经病</th></tr>
<tr><td>足太阴经</td><td>脾胃病</td><td rowspan="3">前阴病、妇科病</td></tr>
<tr><td>足厥阴经</td><td>肝胆病</td></tr>
<tr><td>足少阴经</td><td>肾、肺、咽喉病</td></tr>
<tr><td>足阳明经</td><td>前额、口齿、咽喉、胃肠病</td><td rowspan="3">神志病、热病</td></tr>
<tr><td>足少阳经</td><td>侧头、耳病、胁肋病、胆腑病</td></tr>
<tr><td>足太阳经</td><td>后头、目、项、背、腰、脏腑病</td></tr>
</table>

五、腧穴的定位方法

腧穴定位正确与否直接影响到临床治疗效果，历代医家都非常重视腧穴的定位。腧穴的定位方法一般分为解剖标志定位法、骨度分寸定位法、手指同身寸定位法和简便取穴法四种。

（一）解剖标志定位法

1. 固定标志

固定标志指不受人体活动影响而固定不移的标志。如五官、毛发、指（趾）甲、乳头、肚脐及各种骨节突起和凹陷部。这些自然标志固定不移，有利于腧穴的定位，如两眉之间取“印堂”；两乳之间取“膻中”等。

2. 活动标志

活动标志指需要采取相应的动作姿势才能出现的标志。如张口于耳屏前方凹陷处取“听宫”;握拳于手掌尺侧横纹头取“后溪”等。

(二)骨度分寸定位法

骨度分寸定位法是以体表骨节间的距离折量为一定长度等份,每一等份为一寸,以此确定腧穴位置的方法(图 1-2-1),又称为骨度法,本法始见于《灵枢·骨度》篇。临床常用骨度分寸见表 1-2-7。

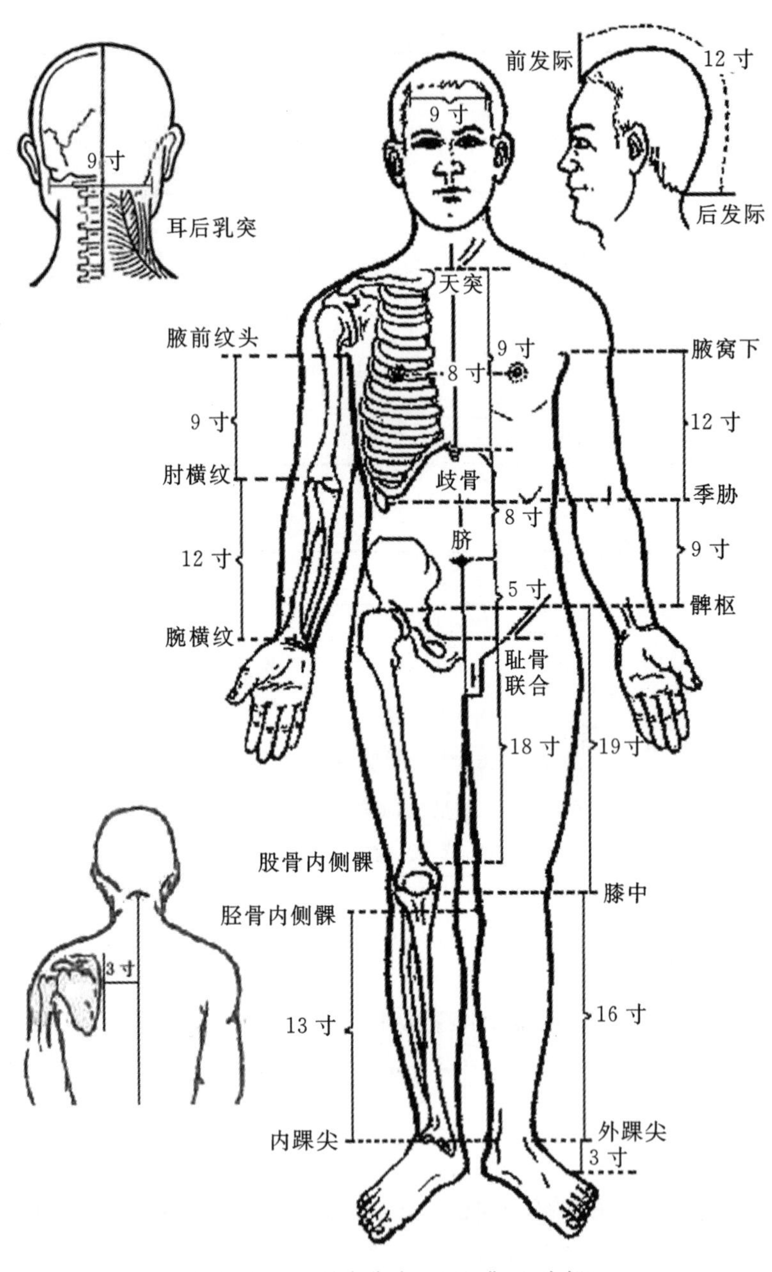

图 1-2-1 骨度分寸(正面、背面、头部)

表 1-2-7　常用骨度分寸表

分部	起止点	常用骨度	度量法	说明
头部	前、后发际中点	12 寸	直寸	如前后发际不明，从眉心量至大椎穴作 18 寸。眉心至前发际中点 3 寸，大椎至后发际中点 3 寸
	前额两发角之间	9 寸	横寸	用于量头部的横寸
	耳后两完骨(乳突)之间	9 寸		
胸腹部	胸剑联合至脐中	8 寸	直寸	胸部与胁肋部取穴直寸，一般根据肋骨计算，每一肋两穴间作 1 寸 6 分
	脐中至耻骨联合上缘	5 寸		
	两乳头之间	8 寸	横寸	女性可用锁骨中线代替
背腰部	大椎以下至尾骨	21 椎	直寸	背部直寸根据脊椎定穴，肩胛下角相当第 7 胸椎，髂嵴最高点相当第 4 腰椎棘突。
	两肩胛骨脊柱缘之间	6 寸	横寸	
上肢部	腋前纹头至肘横纹	9 寸	直寸	用于手三阴、手三阳经
	肘横纹至腕横纹	12 寸		
	耻骨联合上缘至股骨内侧髁上缘	18 寸	直寸	用于足三阴经
	胫骨内侧髁下缘至内踝尖	13 寸		
下肢部	股骨大转子至膝中	19 寸	直寸	用于足三阳经；"膝中"前面相当犊鼻穴，后面相当委中穴
	膝中至外踝尖	16 寸		
	臀横纹至膝中	14 寸		
	内外踝尖到足底	3 寸		

(三)手指同身寸定位法

手指同身寸定位法是以患者手指为标准，进行测量和确定腧穴位置的方法。

1. 拇指同身寸

拇指同身寸是以患者拇指指间关节的横度作为 1 寸，适用于四肢部的直寸取穴(图 1-2-2)。

2. 中指同身寸

中指同身寸是以患者的中指中节屈曲时内侧两端横纹头之间作为 1 寸，可用于四肢部取穴的直寸和背部取穴的横寸(图 1-2-3)。

3. 横指同身寸

横指同身寸又名"一夫法"，是令患者将食指、中指、无名指和小指并拢，以中指中节横纹处为准，四指测量为 3 寸(图 1-2-4)。

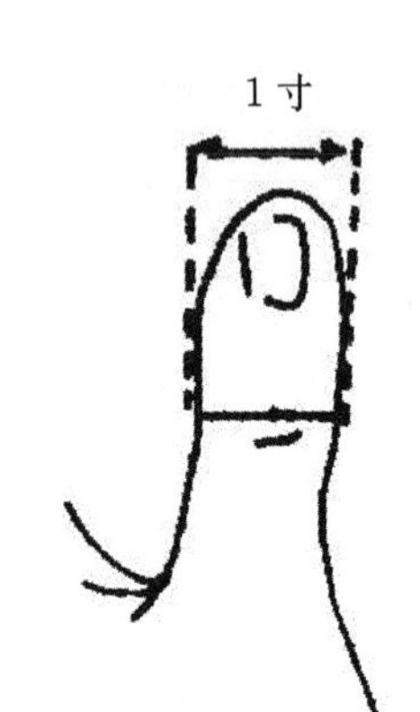

图1-2-2　拇指同身寸

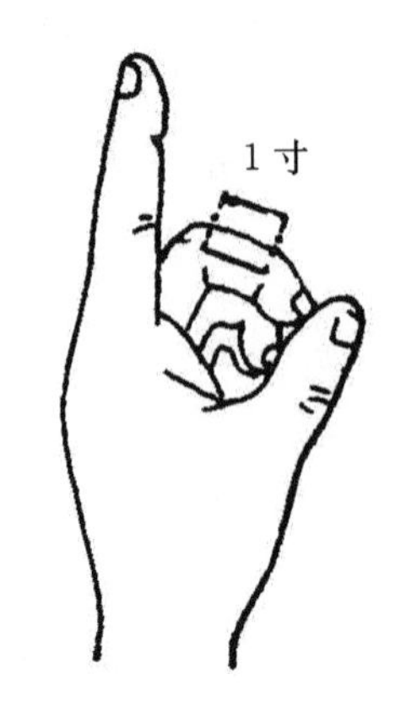

图1-2-3　中指同身寸

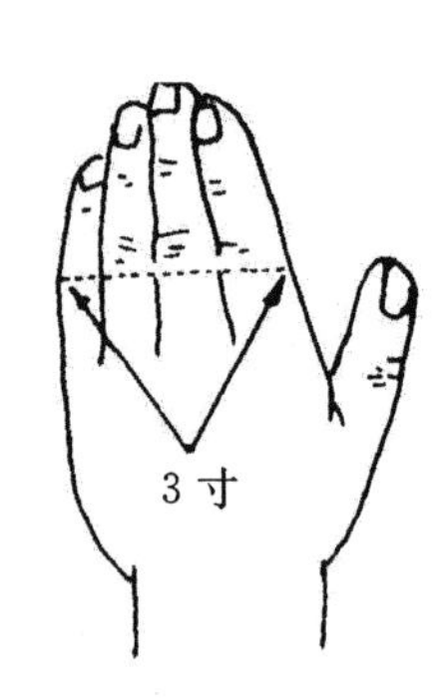

图1-2-4　横指同身寸(一夫法)

(四)简便取穴法

临床上常用一种简便易行的取穴方法,如两耳尖直上取“百会”,两手虎口交叉取“列缺”,垂手中指端取“风市”等。

六、特定穴

特定穴是指十四经穴中具有特殊治疗作用和特定名称的一些腧穴。根据不同的名称、分布特点和治疗作用,可分为十大类,具体包括五输穴、原穴、络穴、八脉交会穴、下合穴、郄穴、背俞穴、募穴、八会穴、交会穴。

特定穴是临床最常用的腧穴,掌握特定穴对于理解腧穴的主治、临床的选穴和配穴等均有重要的指导意义。

(一)五输穴

1. 概念

五输穴是指十二经脉分布在肘膝关节以下的井、荥、输、经、合五个特定腧穴。古代医家以自然界的水流比拟经气在经脉中的运行情况,以此说明经气的出入和经过部位的深浅及其不同作用,正如《灵枢·九针十二原》所说:“所出为井,所溜为荥,所注为输,所行为经,所人为合。”

2. 分布特点

五输穴均位于四肢肘、膝关节以下,按井、荥、输、经、合的顺序,依次从四肢末端向肘、膝方向向心性排列。其中井穴多位于四肢末端;荥穴多位于掌指或跖趾关节之前;输穴多位于掌指或跖趾关节之后;经穴在前臂或小腿部;合穴多位于肘或膝关节附近。

3. 内容

每条经脉有5个五输穴,十二经脉总共60个穴位。按照“阴井木”“阳井金”的规律,可将各经脉“井、荥、输、经、合”按五行相生的顺序依次配属(表1-2-8,表1-2-9)。

表 1-2-8　阴经五输穴表

经脉名称	井(木)	荥(火)	输(土)	经(金)	合(水)
手太阴肺经	少商	鱼际	太渊	经渠	尺泽
手厥阴心包经	中冲	劳宫	大陵	间使	曲泽
手少阴心经	少冲	少府	神门	灵道	少海
足太阴脾经	隐白	大都	太白	商丘	阴陵泉
足厥阴肝经	大敦	行间	太冲	中封	曲泉
足少阴肾经	涌泉	然谷	太溪	复溜	阴谷

表 1-2-9　阳经五输穴表

经脉名称	井(金)	荥(水)	输(木)	经(火)	合(土)
手阳明大肠经	商阳	二间	三间	阳溪	曲池
手少阳三焦经	关冲	液门	中渚	支沟	天井
手太阳小肠经	少泽	前谷	后溪	阳谷	小海
足阳明胃经	厉兑	内庭	陷谷	解溪	足三里
足少阳胆经	足窍阴	侠溪	足临泣	阳辅	阳陵泉
足太阳膀胱经	至阴	足通谷	束骨	昆仑	委中

[附]五输穴歌

肺经少商与鱼际,太渊经渠尺泽连。大肠商阳与二间,三间阳溪曲池牵。

胃经厉兑内庭随,陷谷解溪足三里。脾经隐白大都连,太白商丘阴陵泉。

心经少冲少府邻,神门灵道少海寻。小肠少泽前谷(后)溪,阳谷为经小海依。

膀胱至阴通谷从,束骨昆仑与委中。肾经涌泉然谷宜,太溪复溜阴谷毕。

心包中冲劳宫乐,大陵间使连曲泽。三焦关冲与液门,中渚支沟天井匀。

胆经窍阴侠溪行,临泣阳辅与阳陵(泉)。肝经大敦与行间,太冲中封与曲泉。

4. 临床应用

(1)按五输穴主病特点应用。《难经·六十八难》说:“井主心下满,荥主身热,输主体重节痛,经主喘咳寒热,合主逆气而泄。”即井穴用于急救;荥穴主治热证;输穴治肢体关节酸痛沉重病证;经穴治咽喉及咳喘证;合穴治五脏六腑病等。

(2)按五行生克关系应用。根据“虚则补其母,实则泻其子”的原则,虚证用母穴,实证用子穴,即子母补泻法。本法分为本经子母补泻和异经子母补泻。如肺经实证泻其子,取尺泽;肺经虚证补其母,取太渊,为本经子母补泻;同时泻阴谷,补太白为异经子母补泻。

(3)按时应用。一是按季节应用,《难经·七十四难》载“春刺井,夏刺荥,季夏刺输,秋刺经,冬刺合。”二是以一日之中十二经脉气血盛衰开合的时间,选用不同的五输穴,即子午流注针法。

(二)原穴

1. 概念

原穴是脏腑原气输注、经过和留止的部位,又称“十二原穴”。

2. 分布特点

十二经原穴多分布于腕、踝关节附近。

3. 内容

六阴经原穴就是其五输穴中的输穴,即“阴经以输代原”;阳经原穴则是在其五输穴中的输穴、经穴之间独置的一穴(表1-2-10)。

表1-2-10　十二经原穴表

经脉(阴经)	原穴(以输代原)	经脉(阳经)	原穴
手太阴肺经	太渊	手阳明大肠经	合谷
手少阴心经	神门	手太阳小肠经	腕骨
手厥阴心包经	大陵	手少阳三焦经	阳池
足太阴脾经	太白	足阳明胃经	冲阳
足少阴肾经	太溪	足太阳膀胱经	京骨
足厥阴肝经	太冲	足少阳胆经	丘墟

4. 临床应用

原穴在临床上主要用于诊断和治疗五脏六腑疾病,即“五脏六腑之有疾者,取之十二原”。脏腑发生病变时,会在相应的原穴上出现异常反应,如压痛、敏感、电阻改变、温度改变等,通过诊察原穴的反应变化,并结合临床,可推断脏腑的病情并有效地治疗。

除此之外,原穴和络穴配伍,用以治疗表里经之间的经脉和脏腑病。

(三)络穴

1. 概念

络脉从经脉分出的部位各有一个腧穴,称为络穴。

2. 分布特点

十二经脉的络穴皆位于肘、膝关节以下;任脉络穴位于腹部,督脉络穴位于骶尾部,脾之大络穴位于胁部。

3. 内容

十二经脉各有一个络穴,加上任脉络穴、督脉络穴和脾之大络,共计十五络穴(表1-2-11)。

表 1-2-11　　十五络穴表

分类	经脉	络穴
手三阴经	手太阴肺经	列缺
	手少阴心经	通里
	手厥阴心包经	内关
手三阳经	手阳明大肠经	偏历
	手太阳小肠经	支正
	手少阳三焦经	外关
足三阴经	足太阴脾经	公孙
	足少阴肾经	大钟
	足厥阴肝经	蠡沟
足三阳经	足阳明胃经	丰隆
	足太阳膀胱经	飞扬
	足少阳胆经	光明
其他	任脉	鸠尾
	督脉	长强
	脾大络	大包

[附]十五络穴歌

人身络穴一十五，我今逐一从头举。手太阴络为列缺，手少阴络即通里。
手厥阴络为内关，手太阳络支正是。手阳明络偏历当，手少阳络外关位。
足太阳络号飞扬，足阳明络丰隆记。足少阳络为光明，足太阴络公孙寄。
足少阴络名大钟，足厥阴络蠡沟配。阳督之络号长强，阴任之络号尾翳。
脾之大络为大包，十五络脉君须记。

4. 临床应用

络穴在临床上用于治疗表里两经循行所过部位及其归属脏腑的疾病，还可以治疗络穴所在局部的病证。如手阳明大肠经的络穴为偏历，以主治本经脉病变，“实则龋、聋，虚则齿寒、痹隔”，同时还可主治肩臂肘腕疼痛、鼻衄、口眼㖞斜、喉痛、目疾等。络穴可单独应用，也可原络配穴应用。

(四)背俞穴

1. 概念

背俞穴是指脏腑之气输注于背腰部的腧穴，简称“俞穴”。

2. 分布特点

背俞穴均位于背腰部足太阳膀胱经脉第 1 侧线上。

3. 内容

十二脏腑各有 1 个背俞穴，共计 12 个背俞穴。

[附]十二背俞穴歌

三椎肺俞厥阴四，心五肝九十胆俞，十一脾俞十二胃，十三三焦椎旁居，
肾俞却与命门平，十四椎外穴是真，大肠十六小十八，膀胱俞与十九平。

4. 临床应用

由于背俞穴与各自所属脏腑有密切的关系，所以常用于诊断和治疗相应脏腑及其组织器官的病证。如肝之背俞穴肝俞可治疗肝病所致之胁痛、黄疸。另外，肝开窍于目，肝俞还可治疗目疾。根据“从阳引阴”及“阴病行阳”等原则，位于属阳的背腰部的背俞穴临床多用于治疗属阴的脏的病证。同时，当脏腑发生病变时，常在相应的背俞穴出现疼痛或过敏等阳性反应，可协助诊断。

（五）募穴

1. 概念

募穴是指脏腑之气结聚于胸腹部的腧穴，简称为“腹募”。

2. 分布特点

募穴位置在胸腹部，大体与其相关脏腑所处部位接近。

3. 内容

十二脏腑各有 1 个募穴，共计 12 募穴。

[附]十二募穴歌

天枢大肠肺中府，关元小肠巨阙心，中极膀胱京门肾，胆日月肝期门寻，
脾募章门胃中脘，气化三焦石门针，心包募穴何处取？胸前膻中觅浅深。

4. 临床应用

募穴可用于诊断、治疗相应脏腑的病证。由于募穴与各自所属脏腑有密切的关系，当脏腑发生病变时，常在相应的募穴出现疼痛或过敏等阳性反应，所以常用于诊断、治疗相应脏腑的病证。如胃之募穴中脘治疗胃痛、脘腹胀满；大肠之募穴天枢治疗泄泻、便秘。同时，根据“从阴引阳”及“阳病行阴”等原则，位于属阴的胸腹部的募穴临床多用于治疗属阳的腑的病证。因此，募穴为治疗腑病，尤其是腑实证之主穴。

另外，募穴还常配合背俞穴使用，即俞募配穴，以加强治疗相应脏腑及其组织器官病证的效果。

（六）八脉交会穴

1. 概念

八脉交会穴是指十二经脉与奇经八脉经气相通的八个腧穴，又称“交经八穴”。

2. 分布特点

八脉交会穴均分布于腕、踝关节附近。

3. 内容

八脉交会穴共计 8 个（表 1－2－12）。

表 1-2-12　八脉交会穴及主治表

八穴	所属经脉	所通八脉	主治病证
公孙	足太阴	冲脉	胃、心、胸疾病
内关	手厥阴	阴维	
足临泣	足少阳	带脉	目锐眦、耳后、颊、颈、肩部疾病及寒热往来证
外关	手少阳	阳维	
后溪	手太阳	督脉	目内眦、项、耳、肩部疾病及发热恶寒等表证
申脉	足太阳	阳跷	
列缺	手太阴	任脉	肺系、咽喉、胸膈疾病和阴虚内热证
照海	足少阴	阴跷	

[附]八脉交会穴歌

公孙冲脉胃心胸，内关阴维下总同，临泣胆经连带脉，阳维目锐外关逢，
后溪督脉内眦颈，申脉阳跷络亦通，列缺任脉行肺系，阴跷照海膈喉咙。

4. 临床应用

八脉交会穴既可治疗所属十二经脉的病证，又可治疗所通奇经的病证。如手太阳小肠经的后溪穴通督脉，既可治疗手太阳小肠经病证，又可治疗脊柱强痛、角弓反张等督脉病证。另外，八脉交会穴按一定原则上下相配，可治疗四条经脉相合部位的病证。如公孙配内关，治疗脾经、心包经、冲脉与阴维脉相合部位心、胸、胃等的病证。八脉交会穴还可运用于按时取穴，即“灵龟八法”和“飞腾八法”。

（七）八会穴

1. 概念

八会穴是指人体脏、腑、气、血、筋、脉、骨、髓等精气会聚的八个腧穴。

2. 分布特点

八会穴分布于躯干和四肢部。

3. 内容

八会穴共有 8 个（表 1-2-13）。

表 1-2-13　八会穴及其主治表

八会	穴名	主治
腑会	中脘	腑病
脏会	章门	脏病
髓会	绝骨	髓病
筋会	阳陵泉	筋病
血会	膈俞	血病

续表 1-2-13

八会	穴名	主治
骨会	大杼	骨病
脉会	太渊	脉病
气会	膻中	气病

[附]八会穴歌

腑会中脘脏章门，髓会绝骨筋阳陵，血会膈俞骨大杼，脉太渊气膻中存。

4. 临床应用

八会穴主要用于治疗相应的脏腑组织的病证。如血证取血会膈俞；气证取气会膻中；筋病取筋会阳陵泉等。

(八)郄穴

1. 概念

郄穴是各经经气深聚在四肢部的腧穴。

2. 分布特点

郄穴大多分布于四肢肘、膝关节以下。

3. 内容

十二经脉各有 1 个郄穴，奇经八脉中的阴维脉、阳维脉、阴跷脉、阳跷脉也各有 2 个郄穴，共计 16 郄穴(表 1-2-14)。

表 1-2-14 十六郄穴表

阴经	郄穴	阳经	郄穴
手太阴肺经	孔最	手阳明大肠经	温溜
手少阴心经	阴郄	手太阳小肠经	养老
手厥阴心包经	郄门	手少阳三焦经	会宗
足太阴脾经	地机	足阳明胃经	梁丘
足少阴肾经	水泉	足太阳膀胱经	金门
足厥阴肝经	中都	足少阳胆经	外丘
阴维脉	筑宾	阳维脉	阳交
阴跷脉	交信	阳跷脉	跗阳

[附]十六郄穴歌

郄义即孔隙，本属气血集。肺向孔最取，大肠温溜别；
胃经是梁丘，脾属地机穴；心则取阴郄，小肠养老列；
膀胱金门守，肾向水泉施；心包郄门刺，三焦会宗持；
胆郄在外丘，肝经中都是；阳跷跗阳走，阴跷交信期；
阳维阳交穴，阴维筑宾知。

4. 临床应用

郄穴主要治疗本经循行部位及所属脏腑的急性病证。阴经郄穴多治血证，如手太阴肺经郄穴孔最治疗咳血；足太脾经郄穴地机治疗月经不调、崩漏。阳经郄穴多治急性疼痛，如足阳明胃经郄穴梁丘治疗急性胃痛；手太阳小肠经郄穴养老治疗肩背腰腿痛等。另外，郄穴可以诊断本经所属脏腑的病证。当某脏腑有病变时，可反映于相应的郄穴上，切、循、扪、按郄穴可协助诊断。

(九)下合穴

1. 概念

下合穴是指六腑之气下合于足三阳经的六个腧穴，又称“六腑下合穴”。

2. 分布特点

下合穴主要分布在下肢膝关节附近。

3. 内容

胃、胆、膀胱三腑的下合穴与其本经五输穴中的合穴相同。大肠、小肠、三焦的下合穴分布在胃经、膀胱经上(表1-2-15)。

表1-2-15　六腑下合穴及其主治表

六腑	下合穴(所在位置)	主治病证
胃	足三里(本经)	胃脘痛、纳差、呃逆、呕吐
大肠	上巨虚(足阳明胃经)	腹痛、腹泻、便秘、肠痈
小肠	下巨虚(足阳明胃经)	泄泻
膀胱	委中(本经)	气化失常之癃闭、遗尿
三焦	委阳(足太阳膀胱经)	
胆	阳陵泉(本经)	胁痛、黄疸、口苦咽干

[附]下合穴歌

胃经下合三里量，上下巨虚大小肠，膀胱当合委中穴，三焦下合属委阳，

胆经之合阳陵泉，腑病用之效必彰。

4. 临床应用

六腑病证均可选用各自相应的下合穴进行治疗。如足三里治疗胃脘痛；阳陵泉治疗胁痛、呕吐、黄疸等。

(十)交会穴

1. 概念

交会穴是指两经或数经相交或会合处的腧穴。

2. 分布特点

交会穴多分布于头面、躯干部。

3. 内容

历代文献对其的记载略不同，大部分内容出自《针灸甲乙经》。具体可参阅相关书籍。

4. 临床应用

既可治疗所属经脉病证，又可治疗所交会经脉病证。如三阴交是足太阴脾经、足少阴肾经与足厥阴肝经的交会穴，故既可治疗脾经病证，又可治疗肾经、肝经病证。

知识拓展

易发生意外的穴位

易发生意外的穴位简称意外穴，亦有称危险穴，是指全身经穴和经外穴中易于发生意外事故的穴位。这些穴位一般有以下特点：其一，易发生意外的穴位于多分布于头面颈项、胸背腰腹，特别以眼区、颈项、胸背最为集中，与穴位处的解剖特点密切相关，即这些穴区的下面有重要的内脏、血管、神经等组织结构。其二，导致这些穴位发生意外事故的原因多由于医者刺灸不当。其三，易发生意外的穴位最常见的意外多是针刺所引起的，且以物理损伤中的机械损伤为主。实际上，造成针灸意外事故的原因很多，有主观的原因，也有客观的原因，有穴区本身的解剖因素，也有针灸工具、患者体质等因素，因此遍布全身的每一个穴位都有可能出现针灸意外事故，须引起警惕。

第三节　常用经络腧穴

一、手太阴肺经

（一）经脉循行

起于中焦，向下联络大肠，回绕胃口过膈属于肺脏，从肺系（肺与喉咙相联系的部位）横行出来，沿上臂内侧下行，行于手少阴经和手厥阴经的前面，经肘窝入寸口，沿鱼际边缘，出拇指桡侧端（少商）。

手腕后方支脉，从列缺处分出，走向食指桡侧端，与手阳明大肠经相接。

（二）常用美容腧穴

本经单侧 11 穴，穴起中府，止于少商（图 1-2-5）。

手太阴肺经腧穴歌诀

手太阴肺十一穴，中府云门天府决，
侠白之下是尺泽，孔最下行接列缺，
更有经渠与太渊，鱼际少商指边穴。

1. 尺泽（Chǐ zé）

【命名】前臂部总称“尺”，泽，沼泽、低凹处；本穴在肘部凹陷处，故名。

【定位】仰掌，微屈肘，在肘横纹中，肱二头肌腱桡侧凹陷处（图 1-2-6）。

【功用】清泻肺胃之热，舒筋活络止痛。

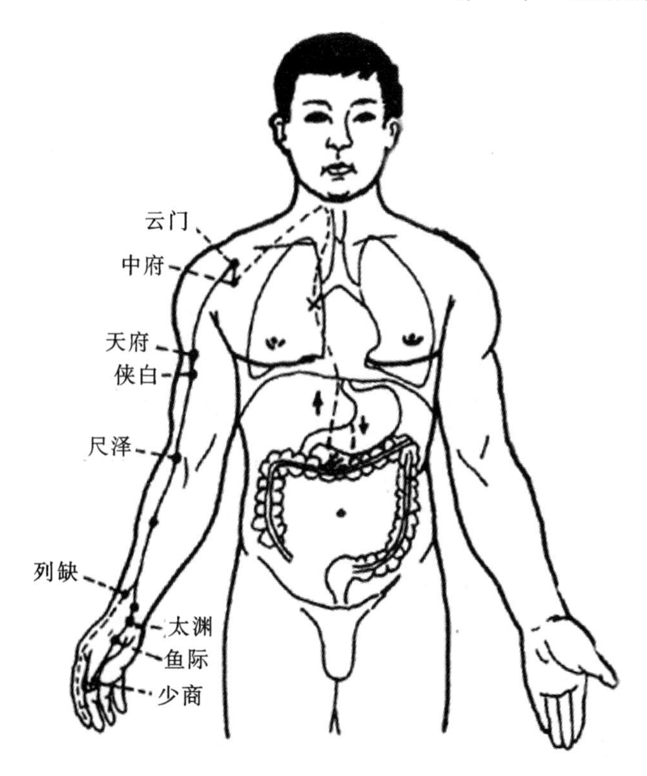

手太阴肺经

图 1-2-5 手太阴肺经经脉循行图

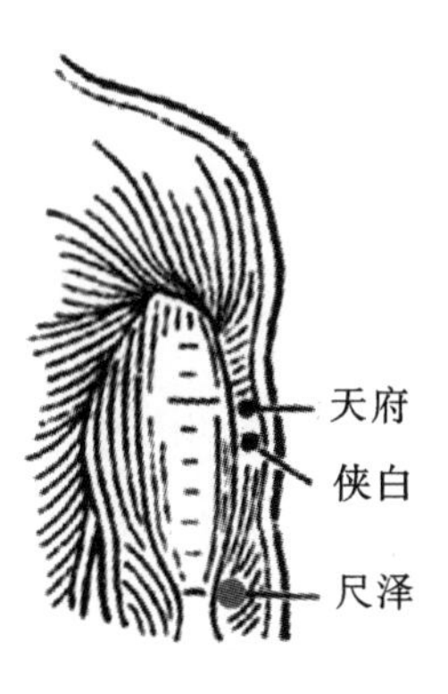

图 1-2-6 尺泽

【主治】肺胃热盛所致损美性疾病如湿疹、痤疮、酒渣鼻、荨麻疹、过敏性鼻炎等。肺热所致咳嗽、气喘、咽喉肿痛，以及局部的肘臂拘挛疼痛等。

【操作】直刺 1.0～1.5 寸，或点刺出血。

【备注】合穴。

2. 列缺(Liè quē)

【命名】列同裂，有分裂、别行之意；缺为破缺之意。穴当桡骨突起的分裂缺口处；又为手太阴经的别络，经脉由此别行，故名。

【定位】桡骨茎突上方，腕横纹上 1.5 寸，当肱桡肌与拇长展肌腱之间(图 1-2-7，图 1-2-8)。

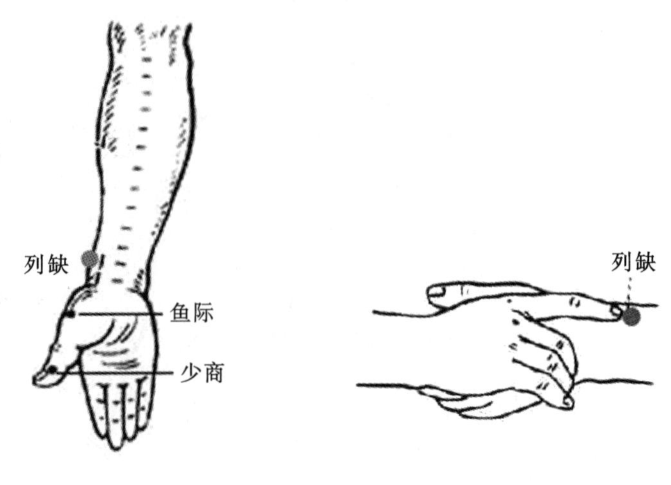

图 1-2-7 列缺 1　　图 1-2-8 列缺 2

简便取穴法：两手虎口自然平直交叉，一手食指按在另一手的桡骨茎突上，指尖下凹陷中是穴。

【功用】清泻肺热，祛风散邪。

【主治】肺热所致的损美性疾病如发际疮、痤疮、酒渣鼻、肥胖等。肺系疾病如咳嗽、气喘、咽喉肿痛等。风邪所致的偏正头痛、项强、口眼㖞斜、外感发热。

【操作】向肘部斜刺 0.5～0.8 寸。

【备注】络穴；八脉交会穴(通于任脉)。

3. 鱼际(Yú jì)

【命名】鱼，水中之物也，阴中之阳也。际，际会、会聚也。鱼际者，水中之阳聚集也。即是意指穴内气血由阴向阳的主要变化。

【定位】在手拇指本节(第 1 掌指关节)后凹陷处，约第 1 掌骨中点桡侧，赤白肉际处(图 1-2-9)。

【功用】清泻肺热。

【主治】肺热所致的损美性疾病如痤疮、酒渣鼻等。肺系疾病如咳嗽、咳血、咽干、咽喉肿痛、失音等。

【操作】直刺 0.5～0.8 寸；可灸。

【备注】荥穴。

4. 少商(Shào shāng)

【命名】少，指小；商为古代五音之一，属金、属肺，穴在肺经末端，故名。

【定位】拇指桡侧，指甲根角旁约 0.1 寸(图 1-2-9)。

【功用】清泻肺热，醒脑开窍。

【主治】肺热所致的损美性疾病如酒渣鼻、眼睑下垂、荨麻疹。肺系疾病如咽喉肿痛、鼻衄、高热神昏等。

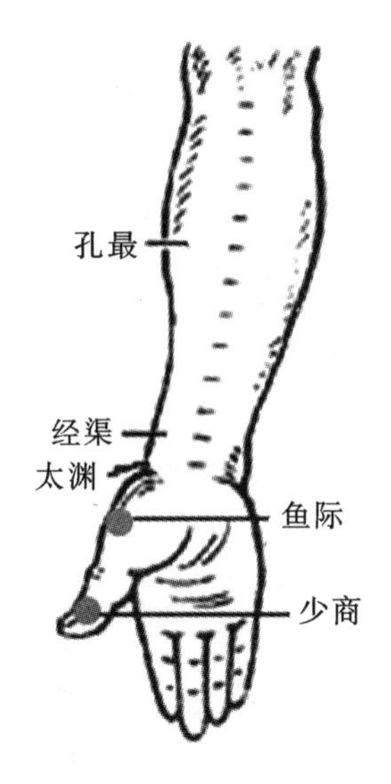

图 1－2－9　鱼际、少商

【操作】浅刺 0.1 寸，或点刺出血。

【备注】井穴。

二、手阳明大肠经

(一)经脉循行

起于食指末端(商阳)，沿食指桡侧向上，通过一、二掌骨之间(合谷)，向上进入两筋(拇长伸肌腱与拇短伸肌腱)之间的凹陷处，沿前臂前方，并肘部外侧，再沿上臂外侧前缘，上走肩端(肩髃)，沿肩峰前缘向上出于大椎，再向下入缺盆(锁骨上窝)部，联络肺脏，通过横膈，属于大肠。

缺盆部支脉：上走颈部，通过面颊，进入下齿龈，回绕至上唇，交叉于人中，左脉向右，右脉向左，分布在鼻孔两侧(迎香)，与足阳明胃经相接。

(二)常用美容腧穴

本经单侧 20 穴，穴起商阳，止于迎香(图 1－2－10)。

手阳明大肠经腧穴歌诀

手阳明穴起商阳，二间三间合谷藏，
阳溪偏历复温溜，下廉上廉三里长，
曲池肘髎五里近，臂臑肩髃巨骨当，
天鼎扶突禾髎接，鼻旁五分是迎香。

1. 合谷(Hé gǔ)

【命名】合，会合；谷，肌肉凹陷如山谷，即《内经》“肉之大会”为“谷”。本穴因位置特点而得名。

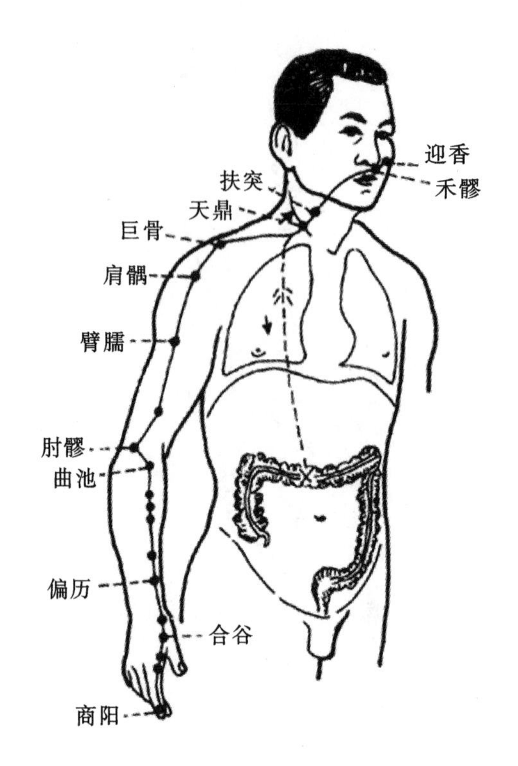

图 1-2-10　手阳明大肠经经脉循行图

【定位】在手背，第 1、2 掌骨间，第 2 掌骨桡侧的中点处(图 1-2-11)。

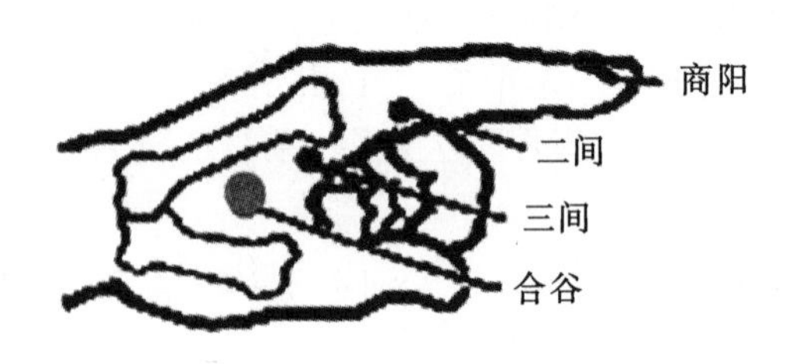

图 1-2-11　合谷

【功用】祛风解表泻热，通经活络祛斑。

【主治】大肠热盛所致的损美性疾病如湿疹、痤疮、黄褐斑、雀斑、白癜风、神经性皮炎、口周皮炎、酒渣鼻、皮肤过敏、荨麻疹、皮肤瘙痒、眼睑下垂等。风寒之邪所致病症如面瘫、面肌痉挛等；大肠疾病如便秘、腹泻以及发热恶寒等外感病症。

【操作】直刺 0.5～1.0 寸，孕妇禁针。

【备注】原穴。

2. 阳溪(Yáng xī)

【命名】外侧为阳，肉内小会为溪，此穴因位于腕骨阳侧筋凹之中，故名。

【定位】腕背横纹桡侧端，拇短伸肌腱与拇长伸肌腱之间的凹陷中(图 1-2-12)。

【功用】祛风泻热止痛。

【主治】大肠热盛所致的损美性疾病如痤疮、面瘫、手癣、皮肤瘙痒。手腕桡侧疼痛。风邪所致的头痛、目赤肿痛等疾病。

【操作】直刺 0.3～0.5 寸。

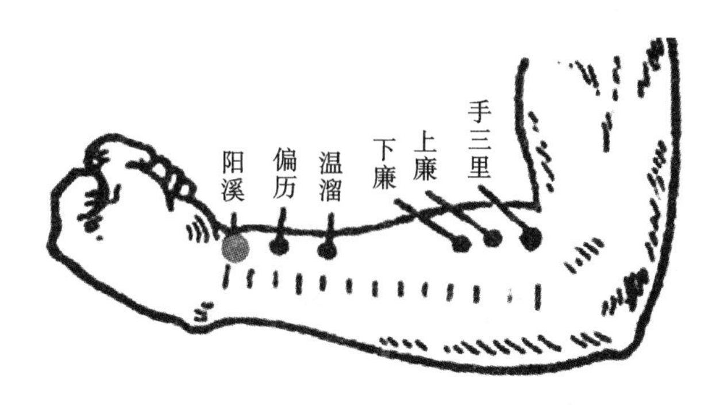

图 1-2-12　阳溪

3. 曲池(Qū chí)

【命名】曲，弯曲；池，水停聚之处。穴在曲肘横纹端凹陷如池，故名。

【定位】当尺泽与肱骨外上髁连线中点(图 1-2-13)。

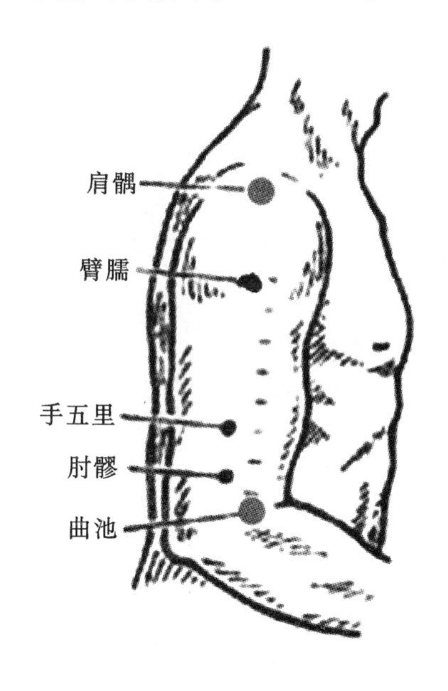

图 1-2-13　曲池、肩髃

【功用】祛风解表泻热，通经止痛祛斑。

【主治】大肠热盛所致的损美性疾病如湿疹、痤疮、酒渣鼻、黄褐斑、神经性皮炎、皮肤过敏、干燥、面瘫、肥胖等；五官热病如咽喉肿痛、齿痛、目赤肿痛等；湿邪所致的腹痛、吐泻；气血瘀阻或者血热所致的月经不调等；局部的肘臂拘挛疼痛等。

【操作】直刺 1.0～1.5 寸。

【备注】合穴。

4. 肩髃(Jiān yú)

【命名】髃,髃骨,指肩峰臼端。穴在其前下方,故名。

【定位】肩峰与肱骨大结节之间,三角肌上部中央。上臂外展或向前平举时,当肩峰前下方凹陷处(图 1-2-13)。

【功用】祛风泻热消疹,通经活络止痛。

【主治】大肠热盛所致的损美性疾病如痤疮、神经性皮炎、瘾疹、皮肤过敏等;以及肩臂挛痛、上肢不遂等肩、上肢病痛。

【操作】直刺或向下斜刺 0.8～1.5 寸。

5. 迎香(Yíng xiāng)

【命名】迎,迎接。香,芳香。以其功能通鼻塞,知香臭而得名。

【定位】在鼻翼外缘中点旁,当鼻唇沟中(图 1-2-14)。

【功用】通经活络祛斑,祛风解表泻热。

【主治】大肠热盛所致的损美性疾病如痤疮、黄褐斑、雀斑、面瘫、酒渣鼻、面痒浮肿等。以及鼻塞、鼻衄、口歪等局部病症。

【操作】斜刺或横刺 0.3～0.5 寸。

【备注】手、足阳明交会穴。

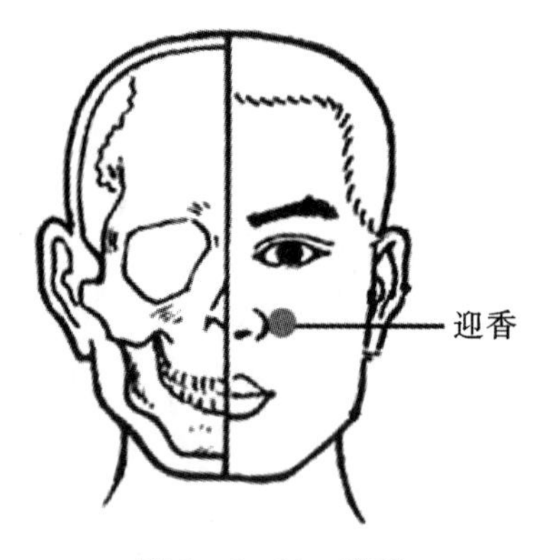

图 1-2-14 迎香

三、足阳明胃经

(一)经脉循行

起于鼻翼两侧(迎香),上行到鼻根部与足太阳经交会,向下沿鼻外侧进入上齿龈内,回出环绕口唇,向下交会于颏唇沟承浆处,再向后沿口腮后下方,出于下颌大迎处,沿下颌角颊车,上行耳前,经上关,沿发际,到达前额(前庭)。

面部支脉:从大迎前下走人迎,沿着喉咙,进入缺盆部,向下过膈,属于胃,联络脾脏。

缺盆部直行的脉:经乳头,向下挟脐旁,进入少腹两侧气冲。

胃下口部支脉:沿着腹里向下到气冲会合,再由此下行至髀关,直抵伏兔部,下至膝盖,沿胫骨外侧前缘,下经足跗,进入第 2 足趾外侧端(厉兑)。

胫部支脉:从膝下 3 寸(足三里)处分出,进入足中趾外侧。

足跗部支脉：从跗上分出，进入足大趾内侧端（隐白），与足太阴脾经相接。

（二）常用美容腧穴

本经单侧45穴，穴起承泣，止于厉兑（图1-2-15）。

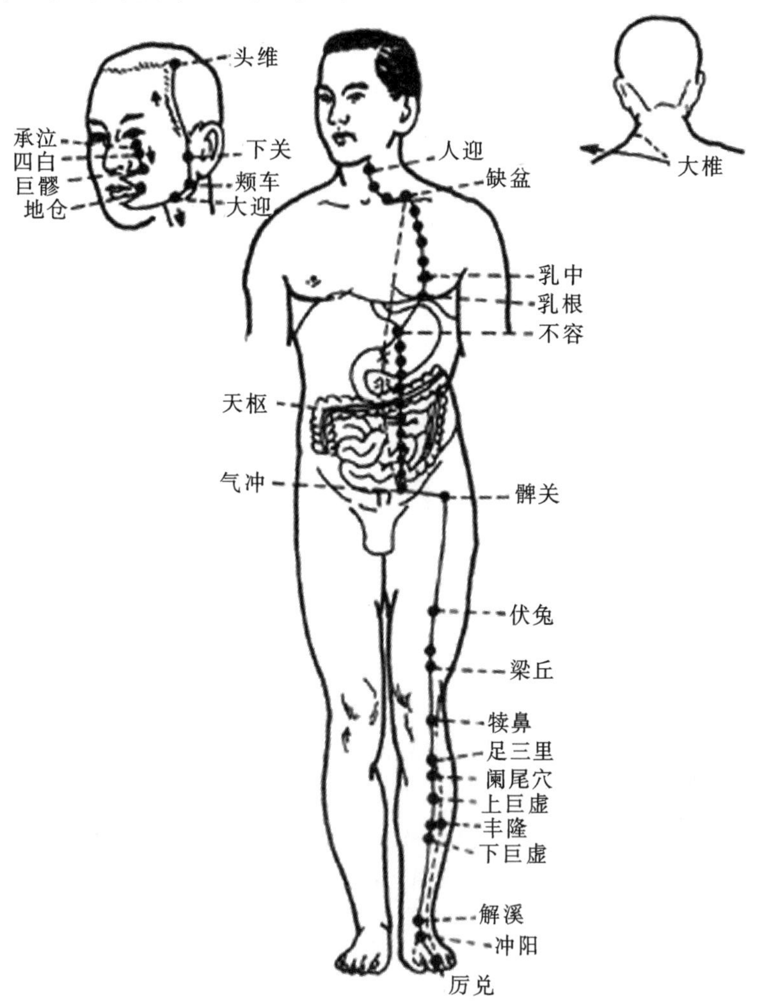

图1-2-15　足阳明胃经经脉循行图

足阳明胃经腧穴歌诀

足阳明穴四十五，承泣四白巨髎经，
地仓大迎颊车对，下关头维对人迎，
水突气舍连缺盆，气户库房屋翳屯，
膺窗乳中延乳根，不容承满及梁门，
关门太乙滑肉门，天枢外陵大巨存，
水道归来气冲次，髀关伏兔走阴市，
梁丘犊鼻足三里，上巨虚穴条口胃，
下巨虚穴上丰隆，解溪冲阳陷谷中，
下行内庭厉兑穴，大指次指之端终。

1. 承泣(Chéng qì)

【命名】承,承受;泣,流泪。穴在眼之下方,故名。

【定位】正坐,两目平视,目中线直线,瞳孔下7分,当眼球与眶下缘之间(图1-2-16)。

【功用】活血通络祛斑,清热祛风明目。

【主治】气血瘀阻或者热邪所致的损美性疾病如黄褐斑、雀斑、痤疮等;局部病症如目赤肿痛、目翳、迎风流泪、夜盲、近视等目疾;风邪所致的口眼㖞斜、面瘫、面肌痉挛等。

【操作】嘱患者闭目,将眼球推向上方固定,针尖紧靠眶下缘缓慢直刺0.3～1寸,不宜提插,以防刺破血管引起血肿;不可灸。

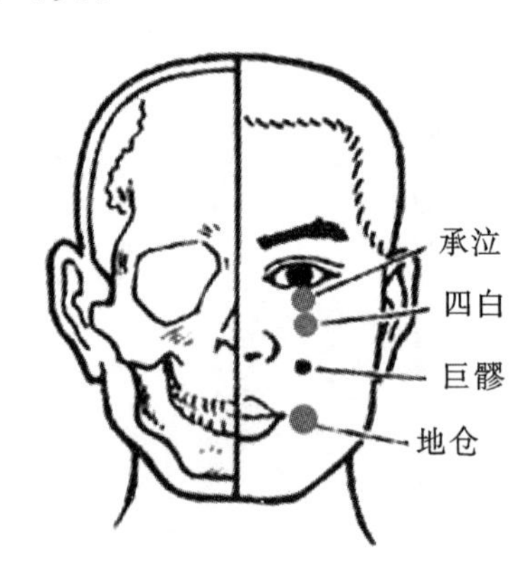

图1-2-16 承泣、四白、地仓

2. 四白(Sì bái)

【命名】四,四方;白,明亮。因穴在目下,与上方阳白穴相对,故名。

【定位】正坐,在承泣穴之下3分,当眶下孔凹陷处(图1-2-16)。

【功用】活血通络祛斑,清热祛风明目。

【主治】气血瘀阻或者热邪所致的损美性疾病如黄褐斑、雀斑、痤疮等;局部病症如目赤肿痛、目翳、迎风流泪、夜盲、近视等目疾;风邪所致的口眼㖞斜、面瘫、面肌痉挛等。

【操作】直刺0.2～0.3寸;不可灸。

3. 地仓(Dì cāng)

【命名】穴在面下部故称"地",口主受纳食物故称"仓",故称地仓。

【定位】在面部,口角外侧,上直对瞳孔(图1-2-16)。

【功用】除皱美颜,通经活络。

【主治】口周皱纹;风寒侵袭所致的口眼㖞斜、流涎等病症。

【操作】横刺,针尖向颊车刺1.0～1.5寸。

4. 颊车(Jiá chē)

【命名】下颌关节称"颊车",穴在其处,故名。

【定位】在下颌角前上方约一横指,当咀嚼时咬肌隆起最高点处(图1-2-17)。

【功用】除皱,活络,止痛。

【主治】面颊部皱纹;气血瘀阻所致的损美性疾病如黄褐斑、痤疮等;局部病症如牙关不利、齿痛、口眼㖞斜。

【操作】直刺0.3～0.5寸,或向地仓横刺0.5～1.0寸。

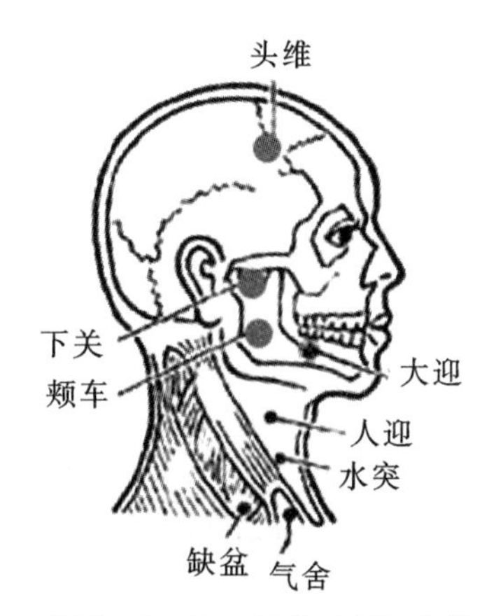

图 1－2－17　颊车、下关、头维

5. 下关(Xià guān)

【命名】本穴在颧弓下方，当牙关所在，故名。

【定位】在耳前，当颧弓与下颌切迹所形成的凹陷处(图 1－2－17)。

【功用】除皱，活络，止痛。

【主治】面颊部皱纹；气血瘀阻所致的损美性疾病如黄褐斑、痤疮、面瘫、面肌痉挛等；局部病症如牙关不利、三叉神经痛、齿痛等。

【操作】直刺 0.5～1 寸。

6. 头维(Tóu wéi)

【命名】维，指四角。本穴位于头角，故名。

【定位】当额角发际上 0.5 寸，头正中线旁 4.5 寸(图 1－2－17)。

【功用】除皱养发，舒经活络。

【主治】损美性疾病如颞部皱纹、脱发；经络瘀阻或风热所致的头痛、目眩、目痛等头目病症。

【操作】横刺 0.5～1.0 寸。

【备注】足阳明、少阳、阳维脉交会穴。

7. 乳根(Rǔ gēn)

【命名】穴在乳房之根部，故名。

【定位】仰卧，在乳头直下，第 5 肋间隙中，中庭穴旁开 4 寸处(图 1－2－18)。

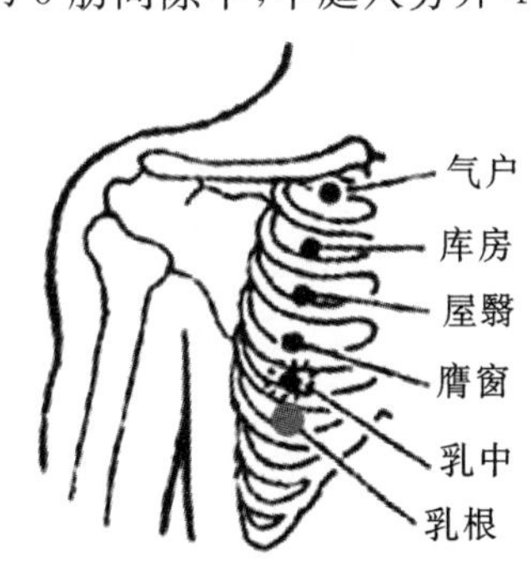

图 1－2－18　乳根

【功用】丰胸美乳，宽胸理气，和络止痛。

【主治】女性乳房发育不良；乳痈、乳癖、乳少等乳部疾患；以及气机瘀阻所致的胸痛。

【操作】斜刺 0.3～0.5 寸。

8. 梁门(Liáng mén)

【命名】本穴在上腹部，内当胃脘，饱时如横梁，是水谷之物出入的门户，故名。

【定位】当脐中上 4 寸，距前正中线 2 寸(图 1-2-19)。

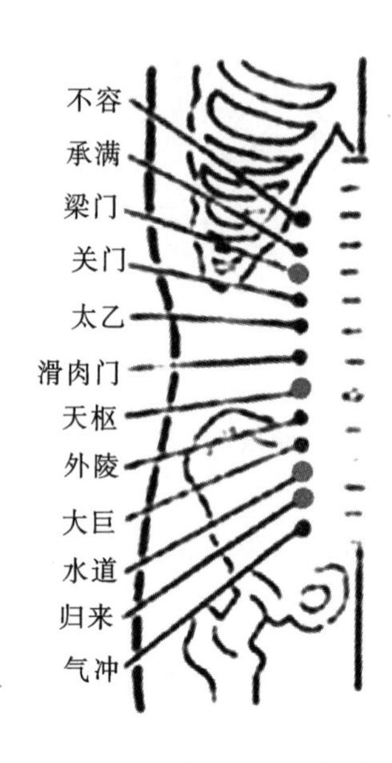

图 1-2-19　梁门、天枢、水道、归来

【功用】健脾和胃，塑身美颜。

【主治】脾胃不和所致的损美性疾病如肥胖、消瘦、面色无华；以及纳少、胃痛、呕吐等肠胃疾患。

【操作】直刺 0.8～1.2 寸。

9. 天枢(Tiān shū)

【命名】枢，指枢纽。本穴位在脐旁，当上下腹之间，故名。

【定位】脐中旁 2 寸(图 1-2-19)。

【功用】理肠塑身，调经止痛。

【主治】肠胃不和所致的损美性疾病如腹部脂肪堆积、消瘦；腹痛腹胀便秘腹泻等胃肠病症；女性部分月经疾患。

【操作】直刺 1.0～1.5 寸。

【备注】大肠募穴。

10. 水道(Shuǐ dào)

【命名】因本穴能通利水道，故名。

【定位】仰卧，在天枢下 3 寸，腹正中线的关元穴旁开 2 寸处(图 1-2-19)。

【功用】清热利湿，通调水道。

【主治】脾胃气虚或痰湿壅盛所致的损美性疾病肥胖；水液输布排泄失常所致的小便不利等疾患。

【操作】直刺 0.5～1 寸。

11. 归来(Guī lái)

【命名】归和来皆有还的意思。因本穴能治疝气、阴挺、闭经等症，故名。

【定位】当脐中下 4 寸，前正中线旁开 2 寸(图 1－2－19)。

【功用】行气活血，调补肝肾。

【主治】脾气虚弱所致的损美性疾病肥胖；肝气郁结所致的腹胀、月经不调；以及经络瘀阻所致的痛经。

【操作】直刺 1.0～1.5 寸。

12. 梁丘(Liáng qīu)

【命名】梁，指横梁；丘，指高处。本穴位于膝上，故名。

【定位】在髌骨上缘上 2 寸，当髂前上棘与髌骨外上缘的连线上(图 1－2－20)。

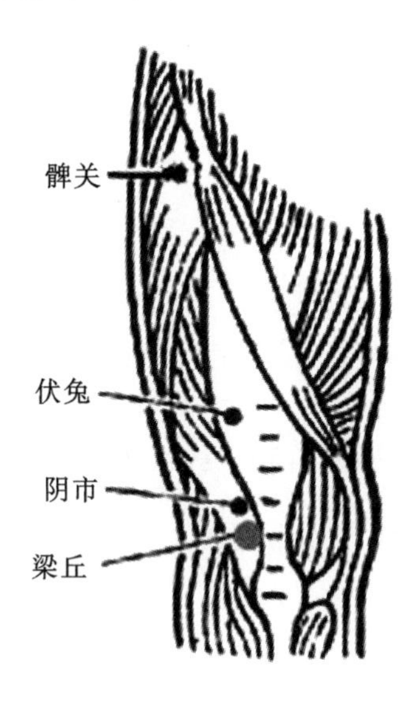

图 1－2－20　梁丘

【功用】理气和胃，通乳解毒。

【主治】脾气虚弱所致的损美性疾病肥胖；乳痈、乳痛等乳疾；局部病症如膝肿痛、下肢不遂；以及急性肠胃疾患。

【操作】直刺 0.5～0.8 寸。

13. 足三里(Zú sān lǐ)

【命名】里，里程；穴在膝下 3 寸，故名。

【定位】犊鼻穴下 3 寸，胫骨前嵴外 1 横指(中指)(图 1－2－21)。

【功用】健脾和胃，塑身保健。

【主治】脾胃不和所致的损美性疾病如黄褐斑、雀斑、消瘦、肥胖、皮肤干或油等；以及胃肠病症如胃痛、呕吐、腹胀、腹泻、便秘等。本穴为保健要穴之一。

【操作】直刺1.0～2.0寸，保健常用灸法。

【备注】合穴；胃下合穴。

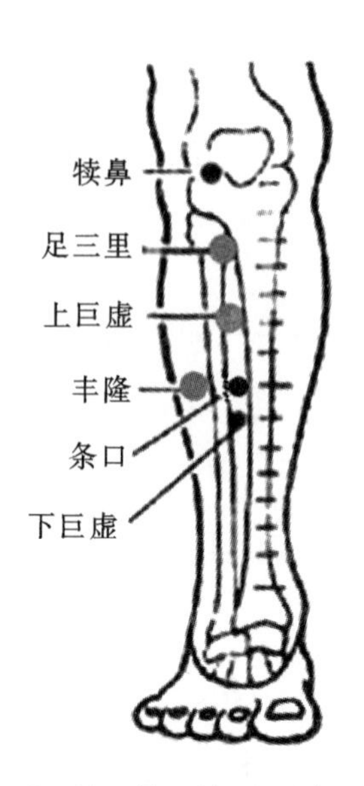

图1-2-21　足三里、上巨虚、丰隆

14. 上巨虚(Shàng jù xū)

【命名】巨虚，大空隙。指胫骨与腓骨之间的空隙。因在下巨虚之上，故名上巨虚。

【定位】当犊鼻下6寸，胫骨前嵴外1横指(中指)(图1-2-21)。

【功用】健脾和胃，舒经理气。

【主治】脾胃不和所致的损美性疾病如消瘦、肥胖、痤疮；胃肠病症如腹痛、腹泻、便秘、痢疾等；以及下肢痿痹。

【操作】直刺l～2寸。

【备注】大肠下合穴。

15. 丰隆(Fēng lóng)

【命名】穴处的经络之气旺盛，肌肉丰满，故名。

【定位】当外踝尖上8寸，条口外，胫骨前嵴外2横指(中指)(图1-2-21)。

【功用】健脾化痰。

【主治】脾胃不和所致的损美性疾病如肥胖、痤疮、面部浮肿；痰饮病症如头痛、眩晕、咳嗽痰多等；以及脾胃疾病如腹胀、便秘等。

【操作】直刺1.0～1.5寸。

【备注】络穴。

16. 内庭(Nèi tíng)

【命名】穴在2、3趾缝端，如通往内部之前庭，故名。

【定位】在足背，第2、3趾间缝纹端(图1-2-22)。

【功用】通经活络，泻热凉血。

【主治】脾胃不和所致的损美性疾病如肥胖、痤疮、酒渣鼻等；五官热性病如齿痛、咽喉肿痛、鼻衄等；以及经络瘀阻所致的足背肿痛、跖趾关节痛。

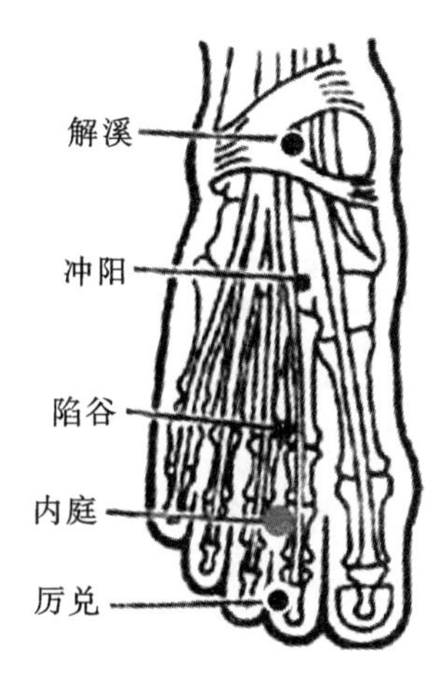

图 1-2-22　内庭

【操作】直刺或向上斜刺 0.5～0.8 寸。

【备注】荥穴。

四、足太阴脾经

(一)经脉循行

起于足大趾内侧末端(隐白),沿着内侧赤白肉际,经第 1 跖趾关节向上行至内踝前,上行腿肚,交出足厥阴经的前面,经膝股部内侧前缘,进入腹部,属脾络胃,穿过横膈,上行挟咽旁,连舌根,散舌下。

胃部支脉:从胃穿过膈,注于心中,与心经相接。

(二)常用美容腧穴

本经单侧 21 穴,穴起隐白,止于大包(图 1-2-23)。

足太阴脾经腧穴歌诀

足太阴经脾中州,隐白在足大趾头,
大都太白公孙盛,商丘三阴交可求,
漏谷地机阴陵泉,血海箕门冲门开,
府舍腹结大横排,腹哀食窦天溪连,
胸乡周荣大包尽,二十一穴太阴全。

1. 公孙(Gōng sūn)

【命名】古代诸侯之子称公子,公子之子称公孙。本穴为足太阴之络脉,入络肠胃,故名。

【定位】在第 1 跖骨基底部的前下方,赤白肉际处(图 1-2-24)。

【功用】理脾和胃。

【主治】脾失健运所致的损美性疾病如肥胖、痤疮;脾胃不和所致的胃痛、呕吐、腹泻、腹痛;以及心烦失眠、狂证、逆气里急、气上冲心等部分神志和冲脉病症。

【操作】直刺 0.5～1 寸。

【备注】络穴;八脉交会穴(通冲脉)。

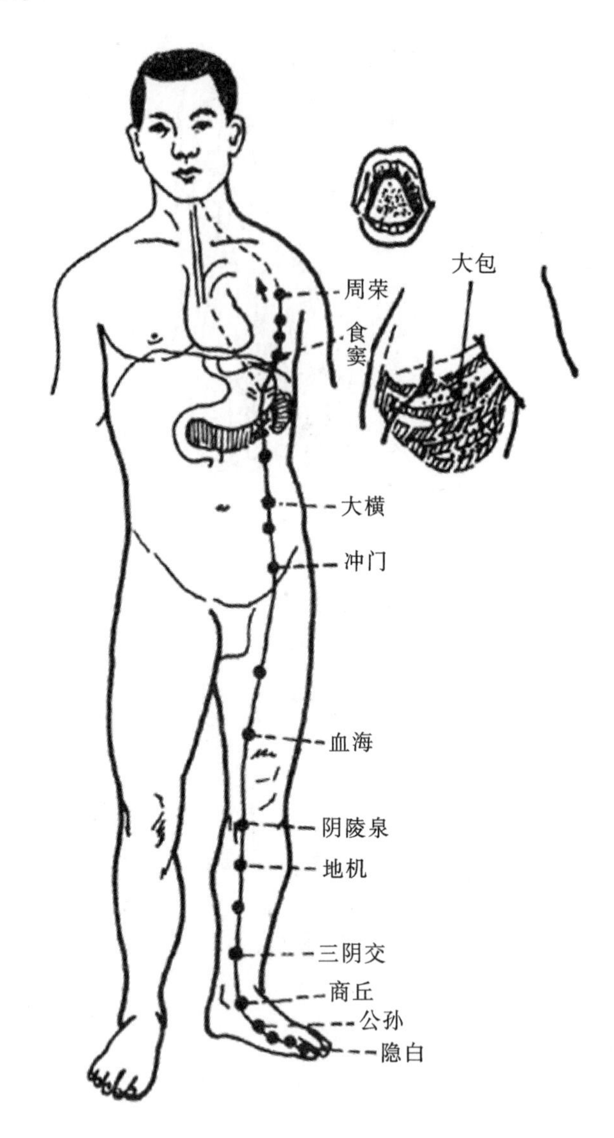

图 1-2-23 足太阴脾经经脉循行图

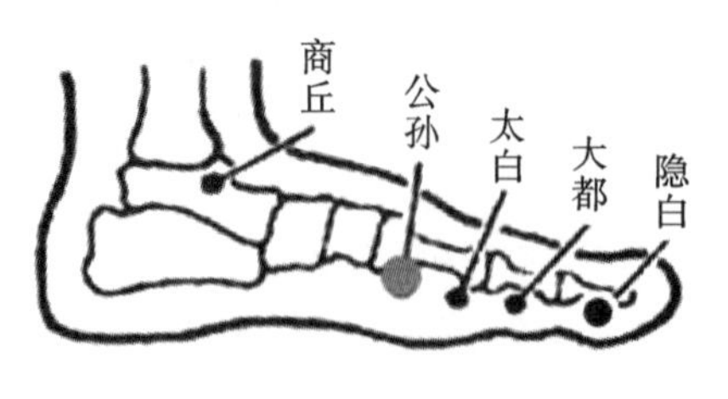

图 1-2-24 公孙

2. 三阴交(Sān yīn jiāo)

【命名】本穴为足太阴、足少阴、足厥阴三条阴经的交会之处，故名。

【定位】在小腿内侧，当内踝尖上 3 寸，胫骨内侧缘后方(图 1-2-25)。

【功用】健脾和胃，补益肝肾，通络止痛。

【主治】脾胃虚弱所致的损美性疾病如痤疮、湿疹、黄褐斑、雀斑、消瘦、肥胖等；肝肾亏虚所致的神经衰弱、失眠多梦、妇女月经不调、男子遗精阳痿等疾病；脾胃虚弱所致的肠鸣腹胀、腹泻等；以及下肢痿痹、疼痛等病症。

【操作】直刺 1.0～1.5 寸，孕妇禁针。

【备注】足太阴、厥阴、少阴经交会穴。

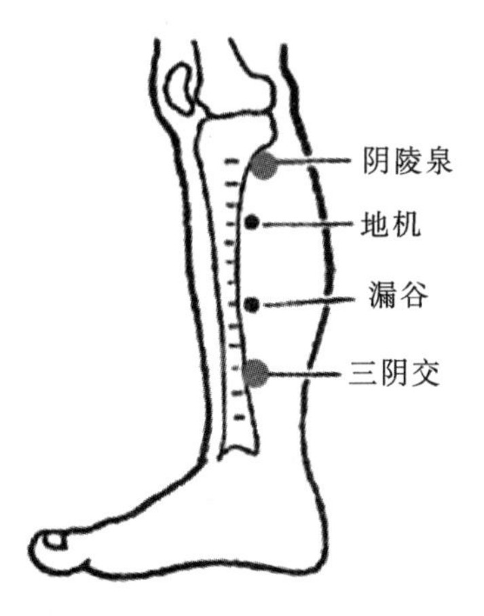

图 1-2-25　三阴交、阴陵泉

3. 阴陵泉(Yīn líng quán)

【命名】膝之内侧为“阴”，与外侧的阳陵泉相对，故名。

【定位】在小腿内侧，当胫骨内侧髁后下方凹陷处(图 1-2-25)。

【功用】健脾理气，清热利湿。

【主治】脾胃虚弱所致的损美性疾病如湿疹、肥胖、黄褐斑等；脾不运化所致的腹胀、腹泻、水肿、黄疸、妇女带下病等；以及膝关节疼痛等局部病症。

【操作】直刺 1.0～2.0 寸。

【备注】合穴。

4. 血海(Xuè hǎi)

【命名】水之所归为“海”，本穴以治血症见长，故名血海。

【定位】在大腿内侧，髌骨内上缘上 2 寸，当股四头肌内侧头的隆起处(图 1-2-26)。

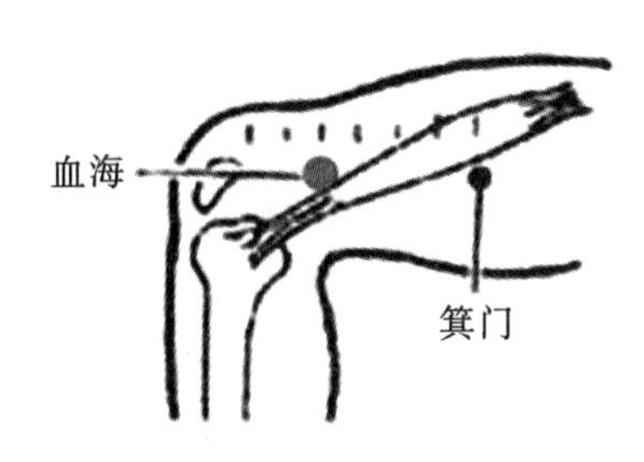

图 1-2-26　血海

【功用】活血，补血，凉血，养发。

【主治】脾虚湿盛或者血热所致的损美性疾病如肥胖、黄褐斑、雀斑、瘾疹、湿疹、痤疮、丹毒等;血瘀所致的月经不调、痛经、经闭等;血虚所致的皮肤瘙痒、口唇爪甲色淡、脱发。

【操作】直刺 1.0～1.5 寸。

五、手少阴心经

(一)经脉循行

起于心中,出属心系(心与其他脏器相连的部位),向下穿过横膈,联络小肠。

向上的支脉:从心系,挟咽喉上行,连系于目系(眼球连系于脑的部位)。

直行的脉:从心系,上行于肺部,再向下出于腋窝部(极泉),沿上臂内侧后缘,行于手太阴和手厥阴经的后面,至掌后豌豆骨部入掌内,沿小指桡侧至末端(少冲),交于手太阳小肠经。

(二)常用美容腧穴

本经单侧 9 穴,穴起极泉,止于少冲(图 1-2-27)。

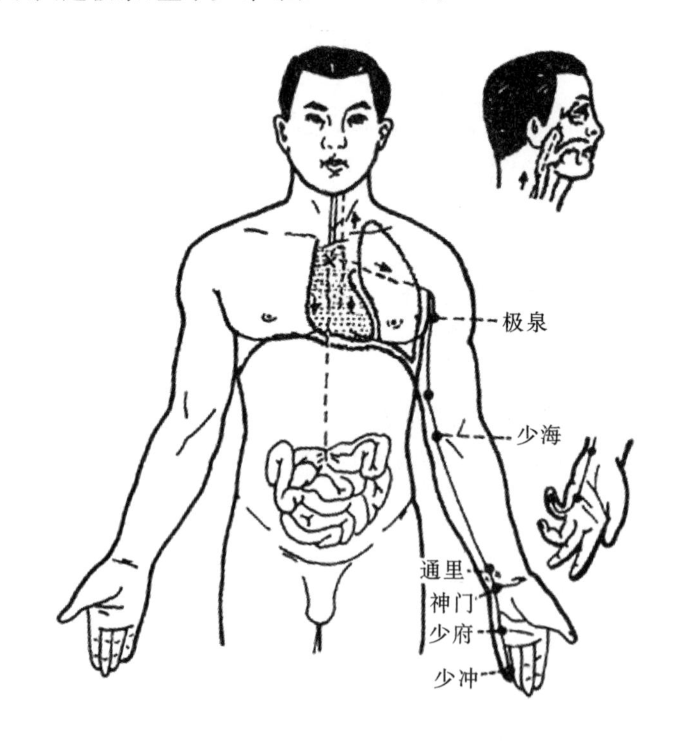

图 1-2-27　手少阴心经经脉循行图

手少阴心经腧穴歌诀

九穴心经手少阴,极泉青灵少海深,

灵道通里阴郄遂,神门少府少冲寻。

1. 神门(Shén mén)

【命名】心藏神,神气出入之所为门;故名。

【定位】腕横纹尺侧端,尺侧腕屈肌腱的桡侧凹陷处(图 1-2-28)。

【功用】滋阴清热,安神定悸。

【主治】热邪所致的损美性疾病如痤疮、神经性皮炎；心系病如心痛、怔忡、心烦、失眠、健忘、癫狂等。

【操作】直刺 0.3～0.5 寸。

【备注】输穴；原穴。

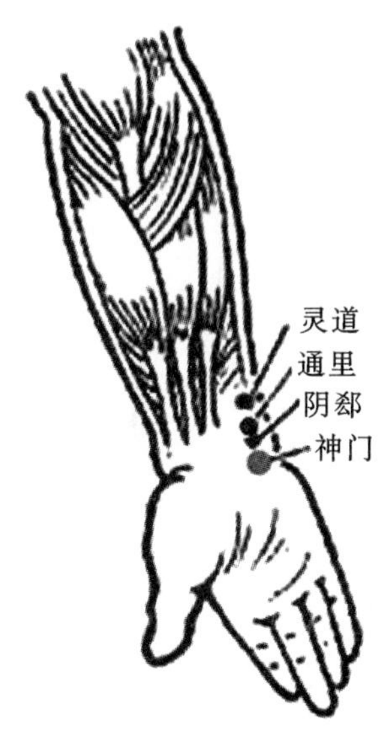

图 1-2-28　神门

六、手太阳小肠经

（一）经脉循行

起于手小指尺侧端（少泽），沿手外侧至腕部，直上沿前臂外侧后缘，经尺骨鹰嘴与肱骨内上髁之间，出于肩关节，绕行肩胛部，交于大椎（督脉），向下入缺盆部，联络心脏，沿食管过膈达胃，属于小肠。

缺盆部支脉：沿颈部上达面颊，至目外眦，转入耳中（听宫）。

颊部支脉：上行目眶下，抵于鼻旁，至目内眦（睛明）、交于足太阳膀胱经。

（二）常用美容腧穴

本经单侧 19 穴，穴起少泽，止于听宫（图 1-2-29）。

手太阳小肠经腧穴歌诀

手太阳穴一十九，少泽前谷后溪数，
腕骨阳谷养老绳，支正小海小肠经，
肩贞臑俞接天宗，髎外秉风曲垣冲，
肩外俞连肩中俞，天窗乃与天容偶，
颧骨之下是颧髎，听宫耳前球上行。

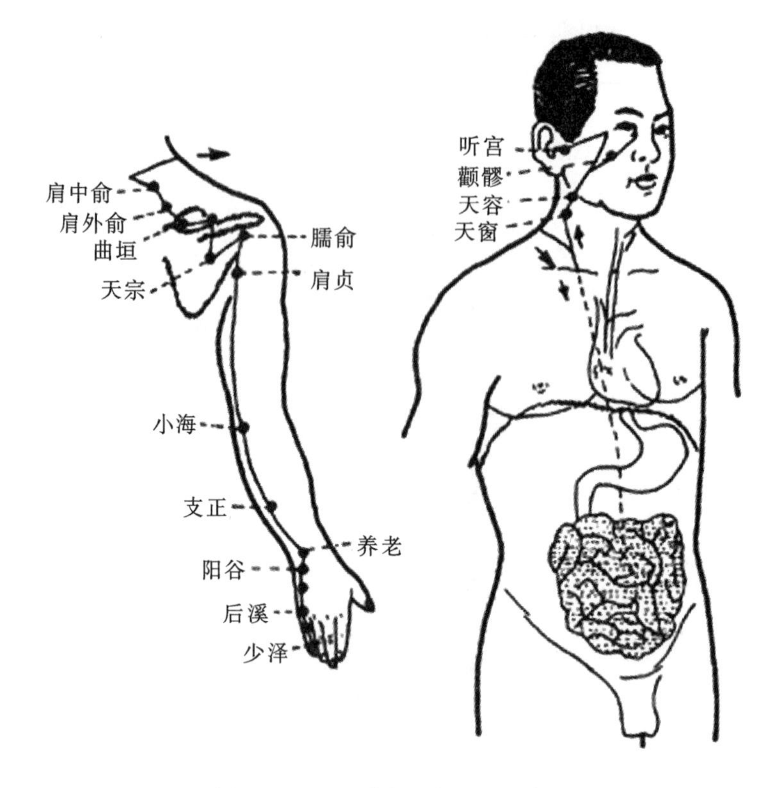

图 1-2-29　手太阳小肠经经脉循行图

1. 少泽(Shào zé)

【命名】少,指小。穴在手小指外端爪甲后凹陷处,故名。

【定位】在手小指尺侧,指甲根角旁 0.1 寸(图 1-2-30)。

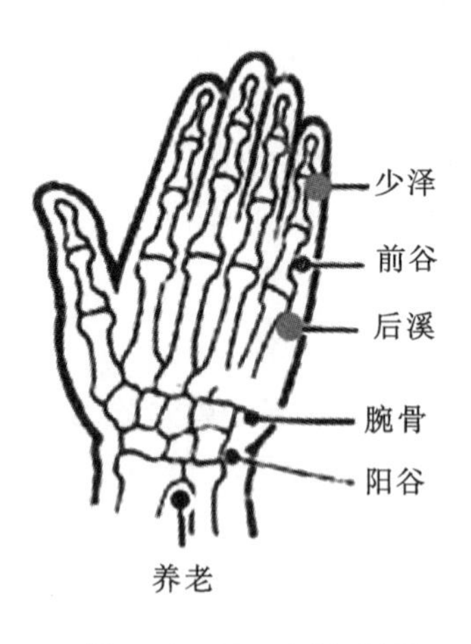

图 1-2-30　少泽、后溪

【功用】清热丰乳。

【主治】女性乳房发育不良;乳痈、乳汁少等乳疾;热邪所致的昏迷、头痛、目翳、咽喉肿痛等头面五官病症。

【操作】浅刺 0.1～0.2 寸，或点刺出血。

【备注】井穴。

2. 后溪(Hòu xī)

【命名】穴在手小指本节之后凹陷中，故名。

【定位】在手掌尺侧，微握拳，当小指本节(第 5 掌骨关节)后的远侧掌横纹头赤白肉际处(图 1-2-30)。

【功用】清热解毒，镇静止痛。

【主治】热邪所致的损美性疾病如瘙痒症、带状疱疹、荨麻疹等；痰火扰神所致的癫狂痫；以及头项强痛、腰背痛、手指挛痛等痛症。

【操作】直刺 0.5～0.8 寸，或透刺合谷。

【备注】输穴；八脉交会穴(通督脉)。

3. 肩贞(Jiān zhēn)

【命名】贞，正也。穴在肩之正后，故名。

【定位】臂内收时，腋后纹头上 1 寸(指寸)(图 1-2-31)。

【功用】舒筋通络止痛，清热祛痰聪耳。

【主治】肩部脂肪堆积；肩臂疼痛、肩不举局部病症；气郁痰阻所致瘰疬、耳鸣。

【操作】向外斜刺 1～1.5 寸。

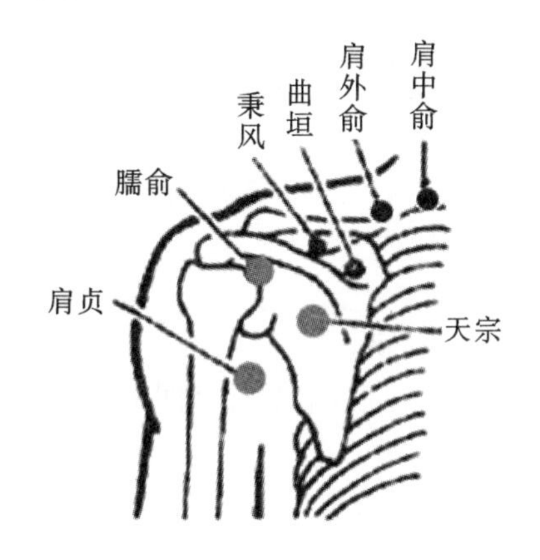

图 1-2-31　肩贞、臑俞、天宗

4. 臑俞(Nào shū)

【命名】古称臂为“臑”，穴在其上，故名。

【定位】腋后皱襞直上，肩胛骨下缘凹陷中(图 1-2-31)。

【功用】舒筋通络止痛，清热祛痰聪耳。

【主治】肩部脂肪堆积；肩臂疼痛、肩不举局部病症；气郁痰阻所致瘰疬、耳鸣。

【操作】直刺 0.6～1 寸。

5. 天宗(Tiān zōng)

【命名】天，指高处；宗，宗主。为各穴所环绕，故名。

【定位】在肩胛部，当冈下窝中央凹陷处，与第 4 胸椎相平(图 1-2-31)。

【功用】舒筋止痛，祛痰定喘。

【主治】肩部脂肪堆积；肩胛疼痛、上肢酸痛等肩胛上肢病症；气喘。

【操作】直刺或斜刺 0.5～1.0 寸。

6. 颧髎（Quán liáo）

【命名】穴在颧骨下凹陷中，故名。

【定位】在目外眦直下，颧骨下缘凹陷处（图 1-2-32）。

【功用】除皱美颜，舒筋活络。

【主治】面部皱纹，颊肿、口眼㖞斜、齿痛、三叉神经痛等面部病症。

【操作】直刺 0.3～0.5 寸。

【备注】手少阳、太阳经交会穴。

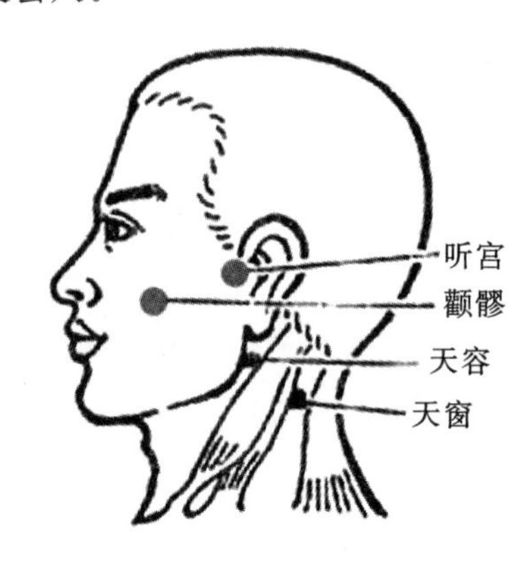

图 1-2-32　颧髎、听宫

7. 听宫（Tīng gōng）

【命名】有利于听觉，故名。

【定位】在耳屏前，下颌骨髁状突的后方，张口时呈凹陷处（图 1-2-32）。

【功用】除皱益聪。

【主治】面部皱纹；耳聋、耳鸣、聤耳等耳疾；齿痛。

【操作】直刺 1.0～1.5 寸。

【备注】手、足少阳、手太阳交会穴。

七、足太阳膀胱经

（一）经脉循行

起于目内眦，上额，交会于巅顶（百会）。

巅顶部支脉：从头顶到颞颥部。

巅顶部直行的脉：从头顶入里联络于脑，回出分开下行项后，沿肩胛部内侧，挟脊柱，到达腰部，从脊旁肌肉进入体腔，联络肾脏，属于膀胱。

腰部支脉：向下通过臀部，进入腘窝内。

后项部支脉：通过肩胛骨内缘直下，经过臀部下行，沿大腿后外侧与腰部下来的支脉会合于腘窝中。从此向下，出于外踝后，沿第 5 跖骨粗隆，至小趾外侧端（至阴），与足少阴经相接。

(二)常用美容腧穴

本经单侧 67 穴,穴起睛明,止于至阴(图 1-2-33)。

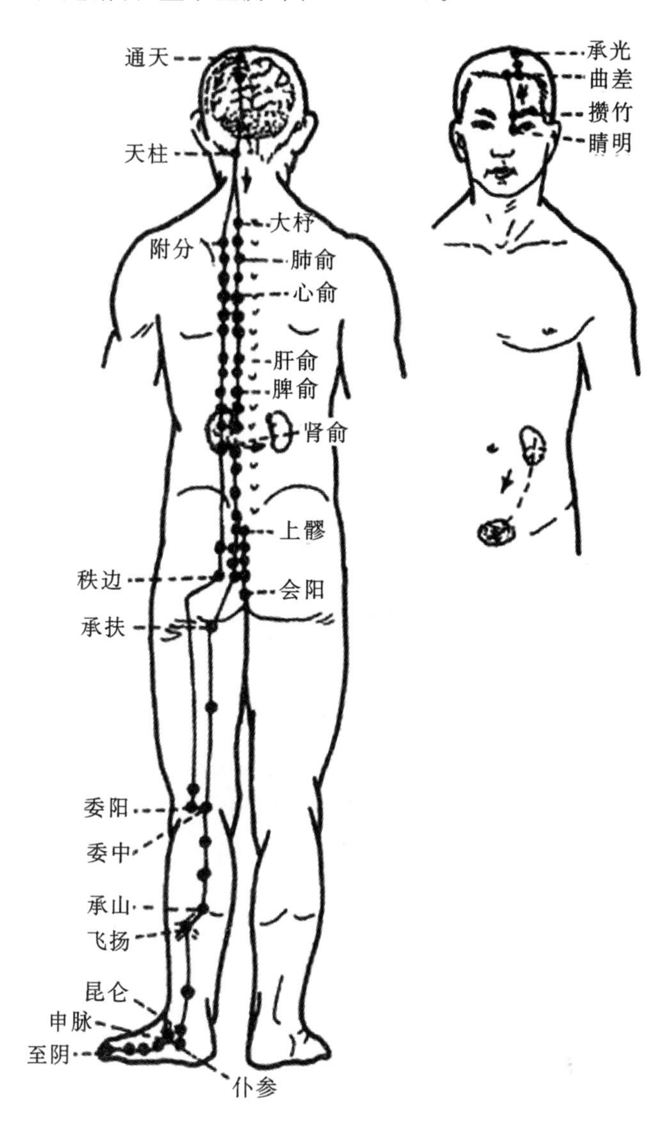

图 1-2-33　足太阳膀胱经经脉循行图

足太阳膀胱经腧穴歌诀

足太阳穴六十七,睛明目内红肉藏,
攒竹眉冲与曲差,五处寸半上承光,
通天络却玉枕昂,天柱后际大筋旁。
大杼夹脊第一行,风门肺俞厥阴四,
心俞督俞膈俞七,肝胆脾胃三焦肾,
气海大肠关元肠,膀胱中膂白环俞,
上髎次髎中复下,会阳阴尾骨外取,

承扶臀横纹中央，殷门浮郄委阳外，
委中腘纹合膀胱。经脉至此复上背，
附分夹脊第二行，魄户膏肓与神堂，
譩譆膈关魂门当，阳纲意舍及胃仓，
肓门志室续胞肓，二十一椎秩边场，
小腿合阳承筋乡，承山飞扬踝附阳
昆仑仆参申脉忙，金门京骨束骨穴，
通骨至阴小指旁。

1. 睛明(Jīng míng)

【命名】本穴主治眼病，能使眼睛光明，故名。

【定位】在目内眦斜上方眶缘内，距目内眦旁约 0.1 寸(图 1-2-34)。

【功用】除皱明目，通络止痛。

【主治】眼角皱纹；风热上扰或肝火上炎所致的目赤肿痛、目眩、夜盲、近视等目疾；跌扑所伤所致急性腰扭伤、坐骨神经痛等经络循行病症。

【操作】嘱患者闭目，医者将其眼球推向外侧固定，针沿眼眶边缘缓缓刺入 0.3～0.5 寸，不作大的捻转提插。

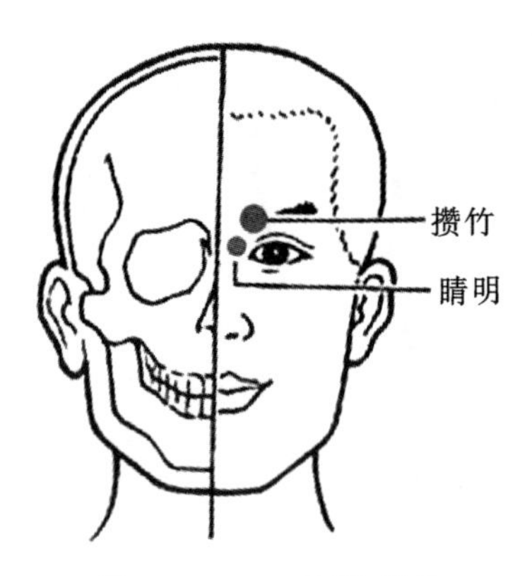

图 1-2-34　睛明、攒竹

2. 攒竹(Cuán zhú)

【命名】攒，聚集；穴在眉头，有似聚集之竹，故名。

【定位】当眉头陷中，眶上切迹处(图 1-2-34)。

【功用】除皱明目，理气降逆。

【主治】眼角、额部皱纹；眼睑下垂、口眼㖞斜、目视不明、目赤肿痛等目部病症；以及胃气上逆所致的呃逆。

【操作】横刺 0.5～0.8 寸。

3. 风门(Fēng mén)

【命名】穴部为风邪入侵之门，故名。

【定位】当第 2 胸椎棘突下，旁开 1.5 寸(图 1-2-35)。

【功用】祛风解表，通络止痛。

【主治】风邪所致的损美性疾病如荨麻疹、风疹、皮肤过敏等；以及外感病症如咳嗽、发热、头痛等；以及项强、胸背痛等。

【操作】斜刺 0.5～0.8 寸。

【备注】足太阳、督脉交会穴。

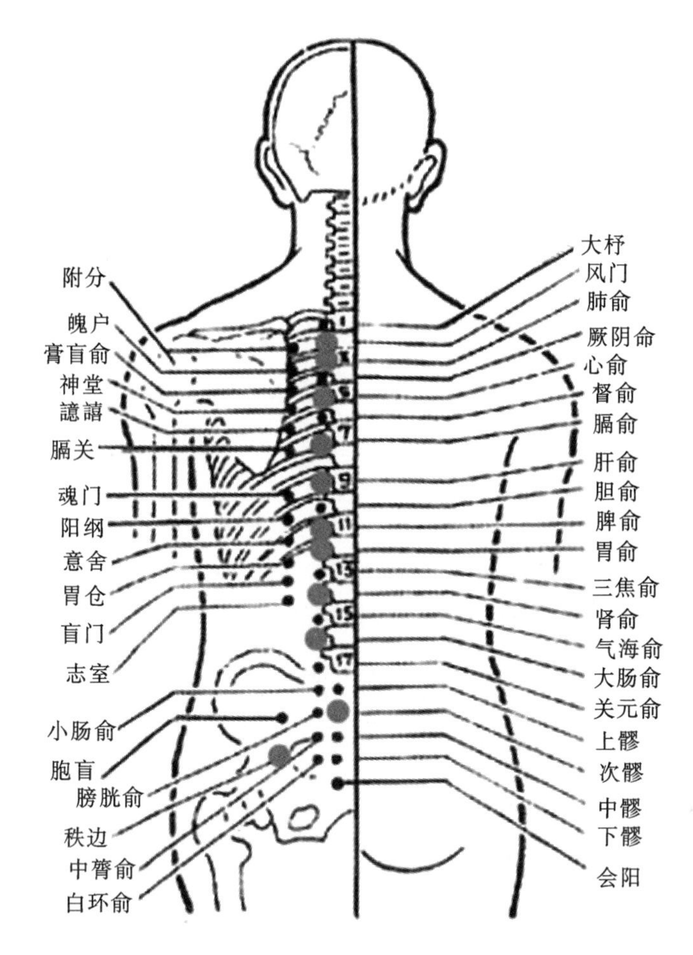

图 1-2-35　风门及肺俞等俞穴

4. 肺俞(Fèi shū)

【命名】本穴为肺气输注于背的俞穴，故名。

【定位】当第 3 胸椎棘突下，旁开 1.5 寸(图 1-2-35)。

【功用】清热解表，宣肺理气。

【主治】肺热所致的损美性疾病如皮肤过敏、干燥、瘙痒、湿疹、酒渣鼻等；肺系疾病如咳嗽、气喘、咳血等。

【操作】斜刺 0.5～0.8 寸。

【备注】肺之背俞穴。

5. 心俞(Xīn shū)

【命名】心附着于脊之第 5 椎，穴在其椎下之两旁，是心气输注于背的俞穴，故名。

【定位】当第 5 胸椎棘突下，旁开 1.5 寸(图 1-2-35)。

【功用】清热活血，安神定悸。

【主治】热邪所致的损美性疾病如痤疮、皮肤瘙痒、疖肿、荨麻疹；以及心经及循环系统疾病如心痛、惊悸、神经衰弱、失眠、健忘等。

【操作】斜刺 0.5～0.8 寸。

【备注】心之背俞穴。

6. 膈俞(Gé shū)

【命名】本穴内应横膈，乃横膈之所系于背者，故名。

【定位】当第 7 胸椎棘突下，旁开 1.5 寸(图 1-2-35)。

【功用】补血活血，理气降逆。

【主治】血虚所致的损美性疾病如皮肤粗糙、毛发枯黄、面色不华、神经性皮炎、荨麻疹等；贫血、瘀血等诸血症；以及气机不利所致的呕吐、呃逆、噎膈、气喘等。

【操作】斜刺 0.5～0.8 寸。

【备注】八会穴之血会。

7. 肝俞(Gān shū)

【命名】本穴为肝气输注于背的俞穴，故名。

【定位】当第 9 胸椎棘突下，旁开 1.5 寸(图 1-2-35)。

【功用】疏肝理气，利胆明目。

【主治】肝气郁结所致的损美性疾病如黄褐斑、雀斑、面色不华、爪甲颜色无华等；胁痛、黄疸等肝胆病症；近视、斜视、迎风流泪等目疾。

【操作】斜刺 0.5～0.8 寸。

【备注】肝之背俞穴。

8. 胆俞(Dǎn shū)

【命名】本穴为胆气输通于背的俞穴，故名。

【定位】当第 10 胸椎棘突下，旁开 1.5 寸(图 1-2-35)。

【功用】清热化湿，利胆止痛。

【主治】湿热所致的损美性疾病如黄褐斑、睑腺炎等；黄疸、口苦、胁痛等肝胆病症。

【操作】斜刺 0.5～0.8 寸。

9. 脾俞(Pǐ shū)

【命名】本穴是脾气输注于背的俞穴，故名。

【定位】第 11 胸椎棘突下，旁开 1.5 寸(图 1-2-35)。

【功用】健脾和胃，摄血除湿。

【主治】脾运失常所致的损美性疾病如湿疹、黄褐斑、雀斑、颜面浮肿、皮肤干枯、口唇色淡等；脾虚所致的食欲不振、形态消瘦、肌肉松弛；脾虚痰湿内盛所致的形体肥胖、胸闷头昏、白带多等；脾不统血所致的便血。

【操作】斜刺 0.5～0.8 寸。

【备注】脾之背俞穴。

10. 胃俞(Wèi shū)

【命名】本穴是胃气输注于背的俞穴，故名。

【定位】当第 12 胸椎棘突下，旁开 1.5 寸(图 1-2-35)。

【功用】健胃美体。

【主治】脾胃不和所致的损美性疾病如肥胖、消瘦、面色不华以及胃脘痛、呕吐、腹胀肠鸣等胃疾。

【操作】斜刺0.5～0.8寸。

【备注】胃之背俞穴。

11. 肾俞(Shèn shū)

【命名】本穴内应肾，是肾气输注于背的俞穴，故名。

【定位】当第2腰椎棘突下，旁开1.5寸(图1-2-35)。

【功用】补肾壮阳。

【主治】肾虚所致的损美性疾病如黄褐斑、雀斑、脱发、面容憔悴、早衰、黑眼圈、形体消瘦等；耳鸣、耳聋、头晕、腰膝酸痛等肾虚病症；遗尿、阳痿、早泄、月经不调、不孕、带下等泌尿生殖及妇科病症。

【操作】直刺0.5～1.0寸。

【备注】肾之背俞穴。

12. 大肠俞(Dà cháng shū)

【命名】本穴为大肠之气输注于背的俞穴，故名。

【定位】当第4腰椎棘突下，旁开1.5寸(图1-2-35)。

【功用】理气化滞，调和肠胃。

【主治】肠胃湿热所致的损美性疾病如痤疮、荨麻疹、湿疹等；腹泻、腹痛、便秘等胃肠病症。

【操作】直刺0.8～1.2寸。

【备注】大肠之背俞穴。

13. 委中(Wěi zhōng)

【命名】委，弯曲之意。穴在腘窝中央，屈膝定位，故名。

【定位】在腘横纹中点，当股二头肌腱与半腱肌腱的中间(图1-2-36)。

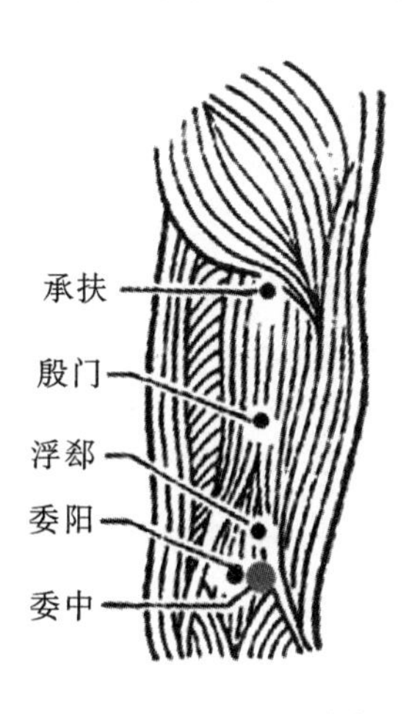

图1-2-36　委中

【功用】清热解毒，通络止痛。

【主治】热毒所致的损美性疾病如疔疮疖肿、湿疹、痤疮等；腰背痛、下肢痿痹等腰及下肢病症。

【操作】直刺 1.0～1.5 寸，或用三棱针点刺出血。

【备注】合穴；膀胱下合穴。

14. 承山(Chéng shān)

【命名】小腿腓肠肌肉丰满如山，穴承接其下，故名。

【定位】在小腿后面正中，委中穴与昆仑穴之间，当伸直小腿或足跟上提时，腓肠肌两肌腹之间凹陷的顶端处(图 1-2-37)。

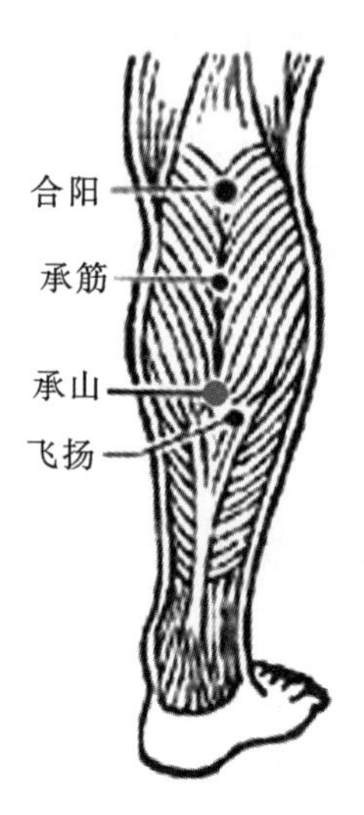

图 1-2-37　承山

【功用】健脾利湿，通络止痛。

【主治】脾虚所致的损美性疾病如肥胖症、湿疹；腰背痛、腰腿痛；痔疮、脱肛、便秘。

【操作】直刺 1.0～2.0 寸。

15. 昆仑(Kūn lún)

【命名】本穴旁有踝骨，高如隆起之山，故名。

【定位】在外踝尖与跟腱之间的凹陷处(图 1-2-38)。

【功用】舒筋通络，祛痰止痛。

【主治】项强、头痛、足踝肿痛、腰骶疼痛等痛症；癫痫；滞产。

【操作】直刺 0.5～1.0 寸，孕妇禁针。

【备注】经穴。

16. 申脉(Shēn mài)

【命名】申，与伸通。本穴为阳跷脉所起，伸展阳气，故名。

【定位】在外踝尖直下方凹陷中(图 1-2-38)。

【功用】疏经通络。

【主治】损美性疾病如面瘫、面肌痉挛、眼睑下垂；头痛、眩晕；足外翻。

【操作】直刺 0.3～0.5 寸。

【备注】八脉交会穴(通阳跷脉)。

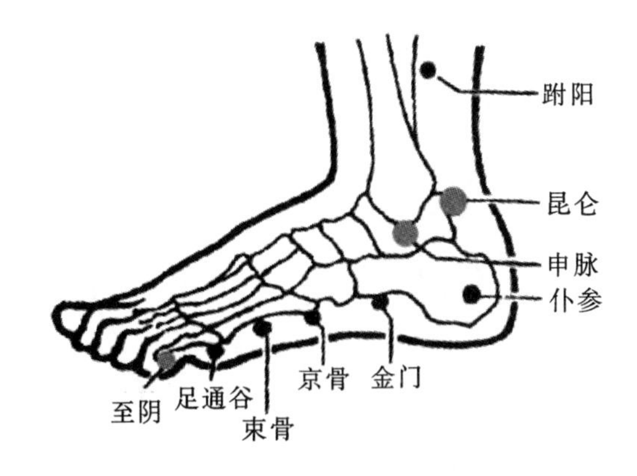

图 1－2－38　昆仑、申脉、至阴

17. 至阴(Zhì yīn)

【命名】足太阳脉气终止于此穴，并由此接足少阴，故名。

【定位】在足小趾外侧，趾甲根角旁 0.1 寸(图 1－2－38)。

【功用】祛风清热，通络明目。

【主治】风热上扰所致头痛、目痛、鼻塞、鼻衄；胎位不正、滞产。

【操作】浅刺 0.1 寸，或点刺出血，胎位不正用灸法。

【备注】井穴。

八、足少阴肾经

(一)经脉循行

起于足小趾之下，斜向足心(涌泉)，出于舟骨粗隆下，沿内踝后向上行于腿肚内侧，经股内后缘，通过脊柱，属于肾脏，联络膀胱(另有分支向上行于腹部前正中线旁 0.5 寸，胸部前正中线旁 2 寸，止于锁骨下缘)。

肾部直行脉：从肾向上通过肝和横膈，进入肺中，沿着喉咙，挟于舌根部。

肺部支脉：从肺部出来，络心，流注于胸中，与手厥阴心包经相接。

(二)常用美容腧穴

本经单侧 27 穴，穴起涌泉，止于俞府(图 1－2－39)。

足少阴肾经腧穴歌诀

足少阴穴二十七，涌泉然谷太溪益，
大钟水泉觅照海，复溜交信筑宾接，
阴谷膝内辅骨后，以上从足走到膝，
横骨大赫连气穴，四满中注肓俞脐，
商曲石关阴都密，通谷幽门半寸壁，
步廊神封膺灵墟，神藏彧中俞府毕。

1. 涌泉(Yǒng quán)

【命名】本穴为足少阴经井穴，在足心中。其位最低，有如地出涌泉，故以此为名。

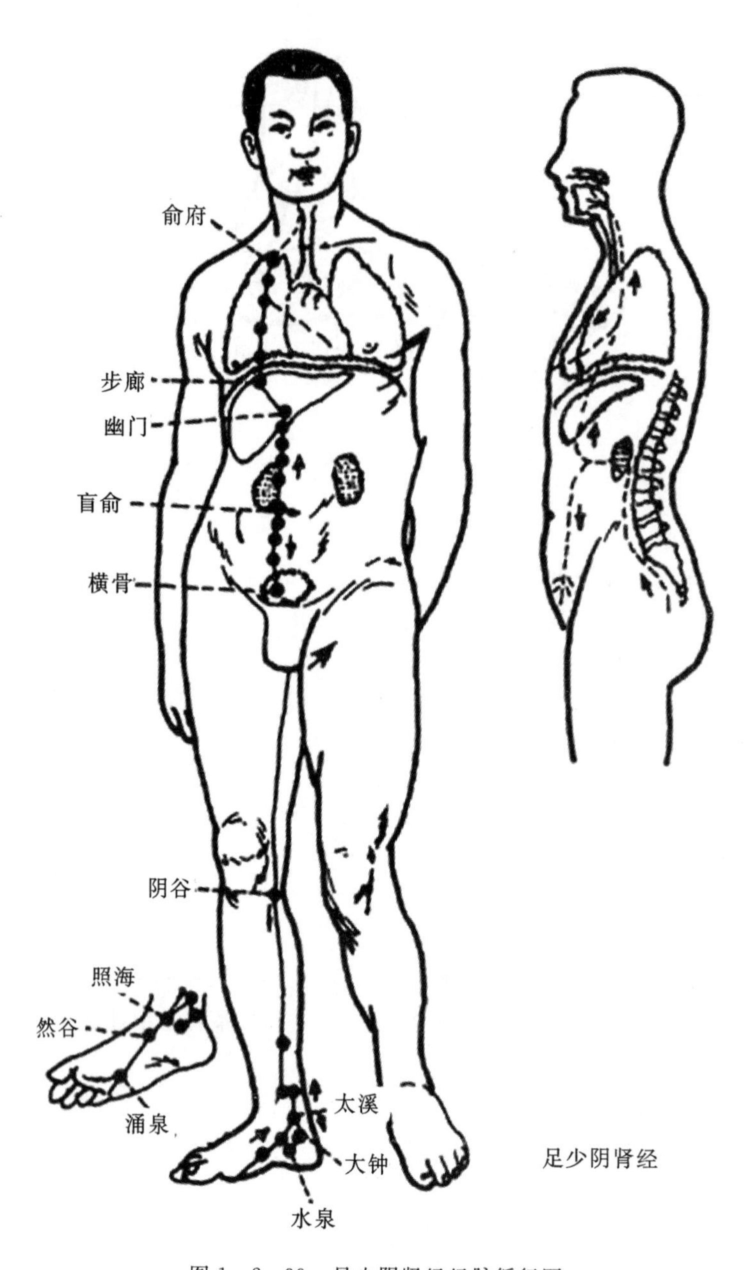

图 1-2-39　足少阴肾经经脉循行图

【定位】足趾跖屈时，约当足底(去趾)前 1/3 凹陷处(图 1-2-40)。

【功用】滋阴补肾，开窍醒神。

【主治】急症及神志病如昏厥、中暑、小儿惊风等；肺系病症如咳血、咽喉肿痛等；头晕、头痛、失眠；足心热；大便难，小便不利。

【操作】直刺 0.5～0.8 寸。

【备注】井穴。

2. 太溪(Tài xī)

【命名】太指天；溪指山间的流水。本经气至此而盛，能滋补先天之阴，故名。

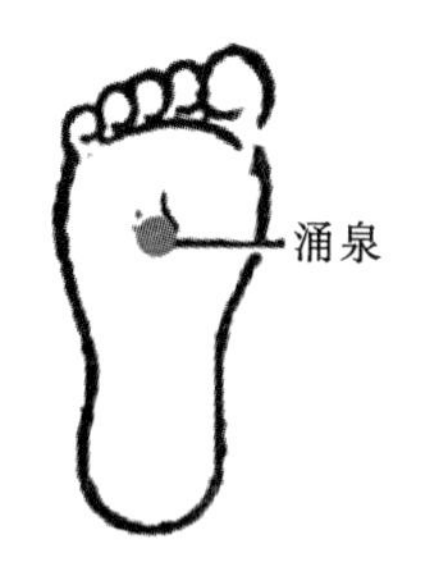

图 1－2－40　涌泉

【定位】当内踝尖与跟腱的中点处(图 1－2－41)。

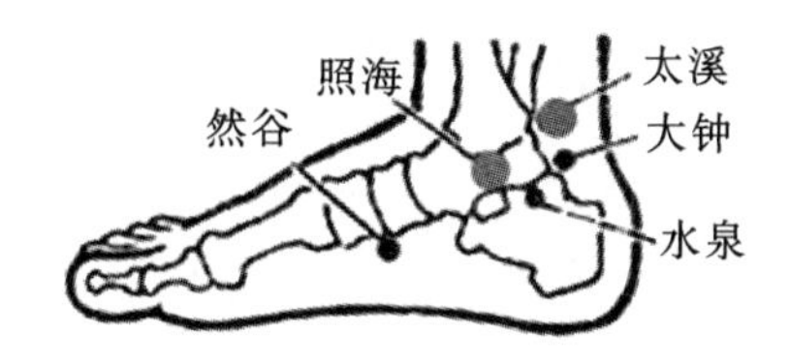

图 1－2－41　太溪、照海

【功用】滋阴补肾,宣肺理气。

【主治】肾虚所致的损美性疾病如面色黧黑、斑秃、老年性皮肤瘙痒症;头痛、目眩、失眠、遗精等肾虚诸证;肺部疾患如咳嗽、气喘、咯血等;阴虚火旺所致五官病症如咽喉肿痛、齿痛、耳鸣、耳聋等;月经不调。

【操作】直刺 0.5～1 寸。

【备注】输穴;原穴。

3. 照海(Zhào hǎi)

【命名】照者阳光所及,海者百川之所归,此指足底部。本穴为阴跷脉所起,下通于海,故名。

【定位】在内踝尖直下凹陷处(图 1－2－41)。

【功用】滋阴,清热,安神。

【主治】肝肾阴虚所致的肥胖症;咽喉干痛、目赤肿痛等五官热性疾患;失眠、癫痫等精神、神志疾患;月经不调、带下等妇科疾患;小便频数、癃闭。

【操作】直刺 0.5～0.8 寸。

【备注】八脉交会穴(通阴跷脉)。

九、手厥阴心包经

(一)经脉循行

起于胸中,出属心包络,向下穿过横膈,依次联络上、中、下三焦。

胸部支脉:沿胸中,出于胁肋至腋下(天池),上行至腋窝中,沿上臂内侧行于手太阴和手少阴经之间,经肘窝下行于前臂中间进入掌中,沿中指到指端(中冲)。

掌中支脉：从劳宫分出，沿无名指到指端（关冲），与手少阳三焦经相接。

（二）常用美容腧穴

本经单侧9穴，穴起天池，止于中冲（图1-2-42）。

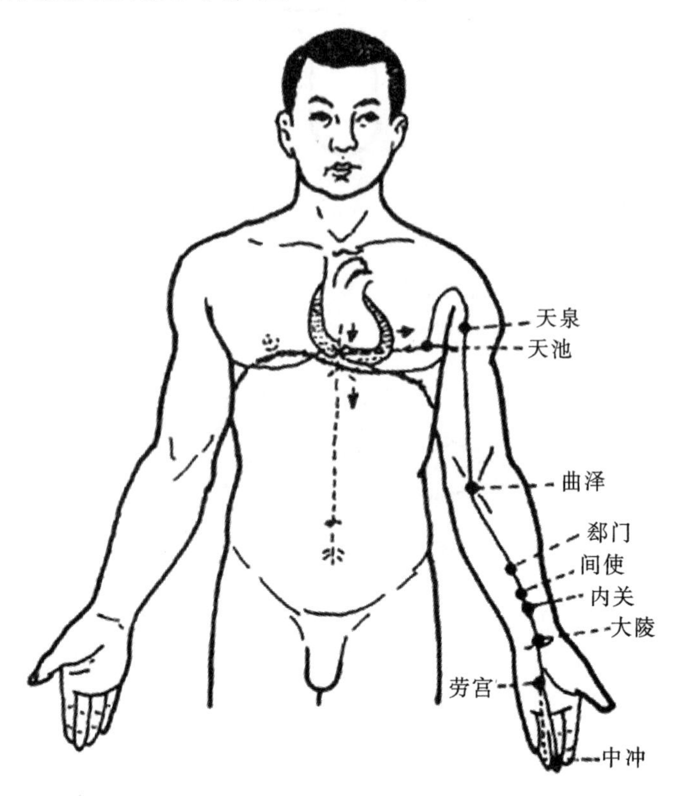

图1-2-42　手厥阴心包经经脉循行图

手厥阴心包经腧穴歌诀

手厥阴经九穴合，天池天泉传曲泽，

郄门间使内关接，大陵劳宫中冲穴。

1. 曲泽（Qū zé）

【命名】曲，指弯曲；泽，指沼泽，比池浅而广。穴当肘弯处，形似浅池，微屈其肘始得其穴，故名。

【定位】在肘横纹中，当肱二头肌腱的尺侧缘（图1-2-43）。

【功用】泻热安神，和胃降逆，通络止痛。

【主治】热邪所致的损美性疾病如疔疮疖肿、疥癣、风疹、面色紫暗；心悸、心痛等心系病症；胃痛、呕血、呕吐等热性胃疾；肘臂挛痛。

【操作】直刺1.0～1.5寸，或三棱针点刺出血。

【备注】合穴。

2. 内关（Nèi guān）

【命名】内，指胸膈之内及前臂之内侧，本穴治胸膈痞塞不通之内格诸症，犹内藏之关隘，故名。

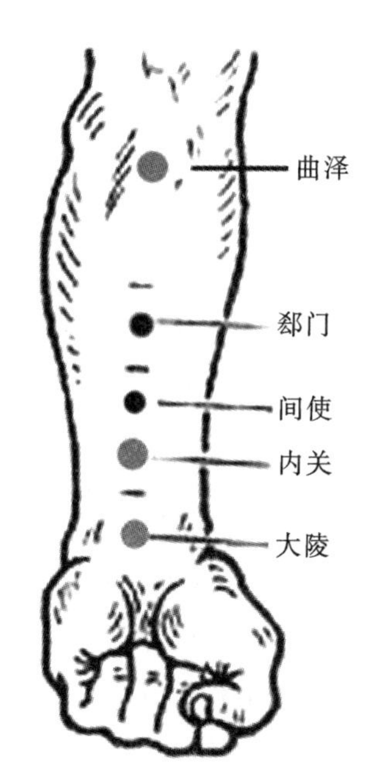

图 1-2-43 曲泽、内关、大陵

【定位】在腕横纹上 2 寸，掌长肌腱与桡侧腕屈肌腱之间(图 1-2-43)。

【功用】润肤美颜，宁心安神，和胃降逆。

【主治】面部紫暗或红；心痛、胸闷、心动过速或过缓等心疾；胃痛、呕吐、呃逆等胃腑病症；失眠、癫狂痫等神志病症；肘臂挛痛。

【操作】直刺 0.5～1 寸。

【备注】络穴；八脉交会穴(通阴维脉)。

3. 大陵(Dà líng)

【命名】陵，指高处，此指腕骨隆起处形如丘陵，本穴在其后方，故名。

【定位】在腕横纹上，当掌长肌腱与桡侧腕屈肌腱之间(图 1-2-43)。

【功用】清心凉血，和胃降逆。

【主治】热邪所致的损美性疾病如疥癣、疮疡、湿疹；心痛、心悸等心疾；胃痛、呕吐、口臭等胃腑病症；手、臂挛痛，以及神志疾患如喜笑悲恐、癫狂痫等。

【操作】直刺 0.5～1 寸。

4. 劳宫(Láo gōng)

【命名】劳，指劳动；宫，为中央、要所之意。手任劳作，而穴在掌心，故名。

【定位】在手掌心，当第 2、3 掌骨之间偏于第 3 掌骨，握拳时中指尖处(图 1-2-44)。

【功用】清心，泻热，安神。

【主治】热邪所致的损美性疾病如口疮、疥癣等；心痛、烦闷、癫狂痫等神志疾患；多汗症。

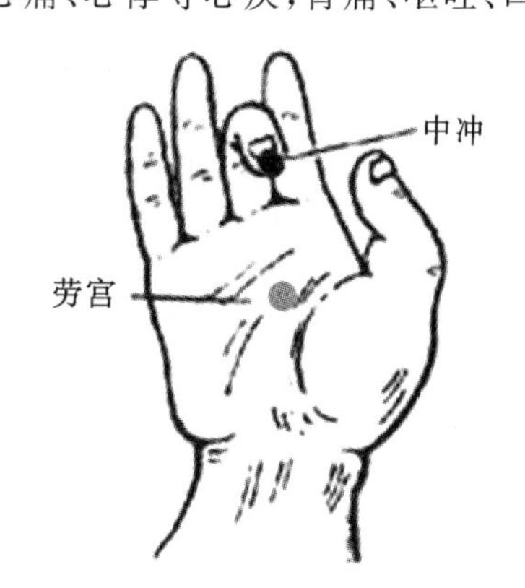

图 1-2-44 劳宫

【操作】直刺 0.3～0.5 寸。

【备注】荥穴。

十、手少阳三焦经

(一)经脉循行

起于无名指末端(关冲),上行于第 4、5 掌骨间,沿腕背、出于前臂外侧尺桡骨之间,经肘尖沿上臂外侧达肩部,交大椎,再向前入缺盆部,分布于胸中,络心包,穿过横膈,属于上、中、下三焦。

胸中支脉:从胸向上出于缺盆部,上走项部,沿耳后直上至额角,再下行经面颊部至目眶下。

耳部支脉:从耳后入耳中,到达耳前,与前脉交叉于面颊部,到目外眦,与足少阳胆经相接。

(二)常用美容腧穴

本经单侧 23 穴,穴起关冲,止于丝竹空(图 1-2-45)。

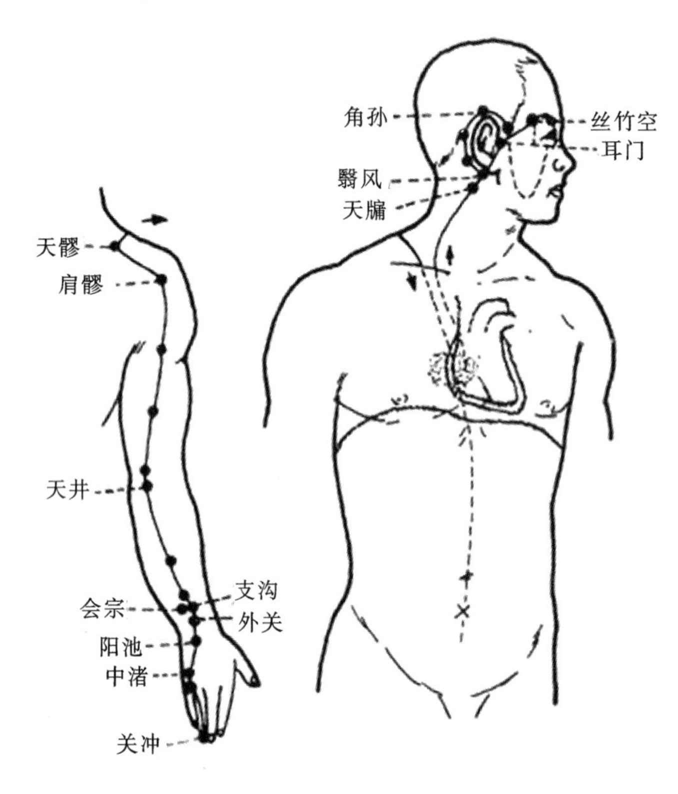

图 1-2-45　手少阳三焦经经脉循行图

手少阳三焦经腧穴歌诀

二十三穴手少阳,关冲液门中渚旁,
阳池外关支沟正,会宗三阳四渎长,
天井清冷渊消泺,臑会肩髎天髎堂,

天牖翳风瘈脉清，颅息角孙耳门乡，
和髎前接丝竹空，三焦经穴此推祥。

1. 中渚(Zhōng zhǔ)

【命名】中渚：渚，水边地。本穴从液门而上，有似水边高地，故名。

【定位】在手背部，第4掌指关节后，第4、5掌骨间凹陷处(图1-2-46)。

【功用】清热祛风，舒筋通络。

【主治】风热之邪所致的损美性疾病如湿疹、疣、皮肤瘙痒症、面瘫；头痛、耳聋、耳鸣、目赤、喉痹等头面五官病症；肘臂肩背疼痛、手指不能屈伸。

【操作】直刺0.3～0.5寸。

【备注】输穴。

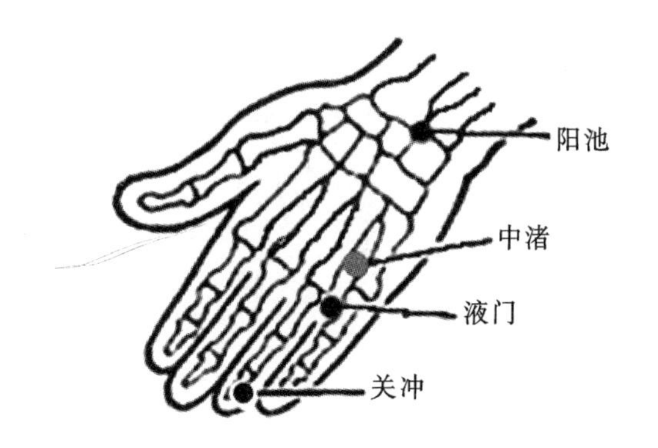

图1-2-46　中渚

2. 外关(Wài guān)

【命名】与内关相对而命名。

【定位】在腕背横纹上2寸，尺骨与桡骨之间(图1-2-47)。

【功用】疏风清热，明目止痛。

【主治】风热之邪所致的损美性疾病如湿疹、疣、皮肤瘙痒症、面瘫、面肌痉挛、神经性皮炎；头痛、目赤肿痛、耳聋、耳鸣等头面五官病症；上肢痿痹不遂。

【操作】直刺0.5～1寸。

【备注】络穴；八脉交会穴(通阳维脉)。

3. 支沟(Zhī gōu)

【命名】支肘屈臂，手掌向内，则尺桡两骨间呈现出沟陷，因而得名。

【定位】在阳池与肘尖的连线上，腕背横纹上3寸，尺骨与桡骨之间(图1-2-47)。

【功用】清热理气，舒筋活络。

【主治】热邪所致的损美性疾病如带状疱疹、湿疹、皮肤瘙痒症、疥癣、疥疮等。头痛、目痛、咽痛、耳

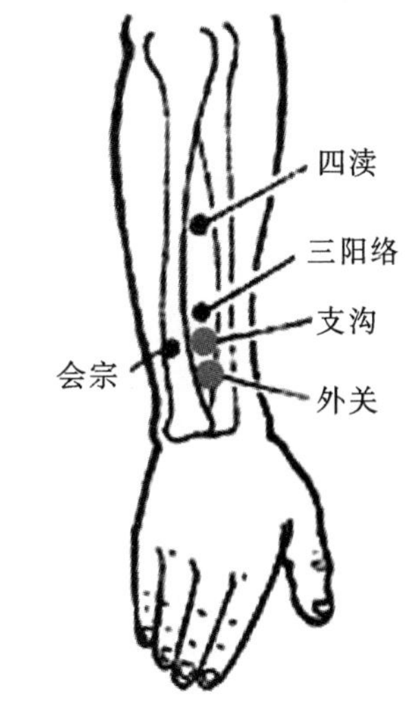

图1-2-47　外关、支沟

鸣、耳聋等头面五官病症；胁肋疼痛、腰背酸痛。

【操作】直刺 0.5～1 寸。

4. 肩髎(Jiān liáo)

【命名】因其位在肩后髎隙间，故名。

【定位】在肩髃后方，当臂外展时，于肩峰后下方凹陷处(图 1－2－48)。

【功用】舒筋通络，减肥。

【主治】肩部脂肪堆积；肩臂挛痛不遂。

【操作】直刺 0.5～1 寸。

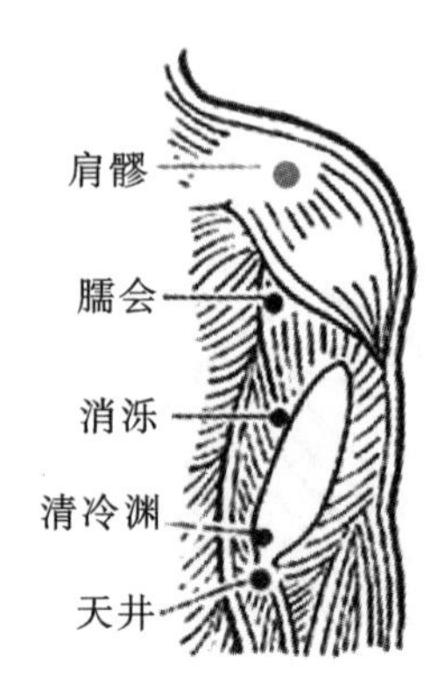

图 1－2－48　肩髎

5. 翳风(Yì fēng)

【命名】翳，蔽也。穴在耳后凹陷处，又主头面风证，故名。

【定位】在耳垂后，乳突与下颌角之间的凹陷处(图 1－2－49)。

【功用】清热祛风，利颊聪耳。

【主治】风热之邪所致的损美性疾病如面瘫、面肌痉挛、面疮、口眼㖞斜等；耳聋、耳鸣等耳疾；颊肿、面风、牙关紧闭等面口病症；瘰疬。

【操作】直刺 0.5～1.0 寸。

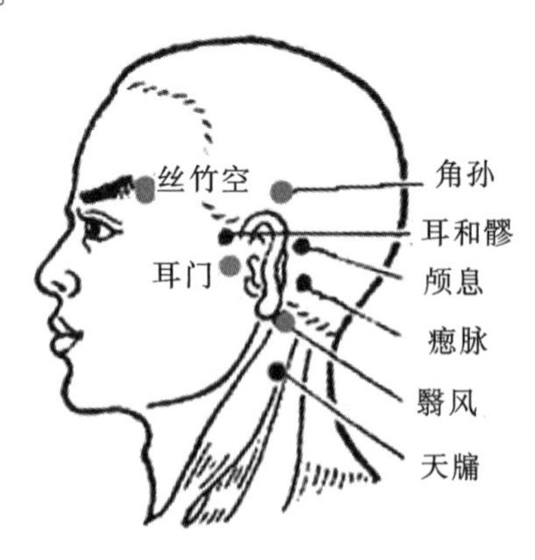

图 1－2－49　翳风、角孙、耳门、丝竹空

6. 角孙(Jiǎo sūn)

【命名】穴在耳之上角，细络(孙络)旁通，故名。

【定位】在头部，折耳廓向前，当耳尖直上入发际处(图 1-2-49)。

【功用】祛风清热，消肿止痛。

【主治】耳部肿痛；目赤肿痛，目翳；齿痛，唇燥；项强，头痛。

【操作】平刺 0.3～0.5 寸。

7. 耳门(ěr mén)

【命名】穴在耳孔之前，如耳之门，故名。

【定位】耳屏上切迹前，下颌骨髁状突后缘凹陷中，张口取穴(图 1-2-49)。

【功用】清热利耳。

【主治】局部损美性疾病、面瘫；耳聋、耳鸣、聤耳等耳疾；牙痛，颈颔痛。

【操作】直刺 0.5～1 寸。

8. 丝竹空(Sī zhú kōng)

【命名】丝竹，比喻眉毛；空，孔窍。穴在眉梢外侧端，故名。

【定位】在眉梢外的凹陷处(图 1-2-49)。

【功用】除皱，祛风，明目。

【主治】局部损美性疾病如鱼尾纹、眉毛脱落、面瘫、斜视；头痛、目眩、目赤肿痛等头目病症；癫痫。

【操作】横刺 0.3～0.5 寸。

十一、足少阳胆经

(一)经脉循行

起于目外眦(瞳子髎)，向上到达额角，向后行至耳后(风池)，经颈、肩部后下入缺盆；耳部支脉从耳后进入耳中，出走耳前，到目外眦后方；外眦部支脉，从外眦部分出，下走大迎，上达目眶下，下行经颊车，由颈部向下会合前脉于缺盆；从缺盆部发出内行支进入胸中，通过横膈，联系肝胆，经胁肋内，下达腹股沟动脉部，再经过外阴毛际，横行入髋关节部(环跳)；从缺盆部发出的外行支，下经腋、侧胸、季胁部与前脉会合于髋关节部，再向下沿着大腿外侧、膝外侧、腓骨前、腓骨下段、外踝前至足背，沿足背下行止于第 4 趾外侧(足窍明)。

足背部支脉：从足临泣处分出，沿第 1、2 跖骨之间，至大趾端(大敦)与足厥阴经相接。

(二)常用美容腧穴

本经单侧 44 穴，穴起瞳子髎，止于足窍阴(图 1-2-50)。

足少阳胆经腧穴歌诀

足少阳穴瞳子髎，四十四穴行迢迢，

听会上关颔厌集，悬颅悬厘曲鬓翘，

率谷天冲浮白次，窍阴完骨本神邀，

阳白临泣目窗闭，正营承灵脑空摇，

风池肩井渊液部，辄筋日月京门标，

带脉五枢维道续，居髎环跳风市招，
中渎阳关阳陵泉，阳交外丘光明肖，
阳辅悬钟丘墟外，足临泣与地五会，
侠溪窍阴四指端。

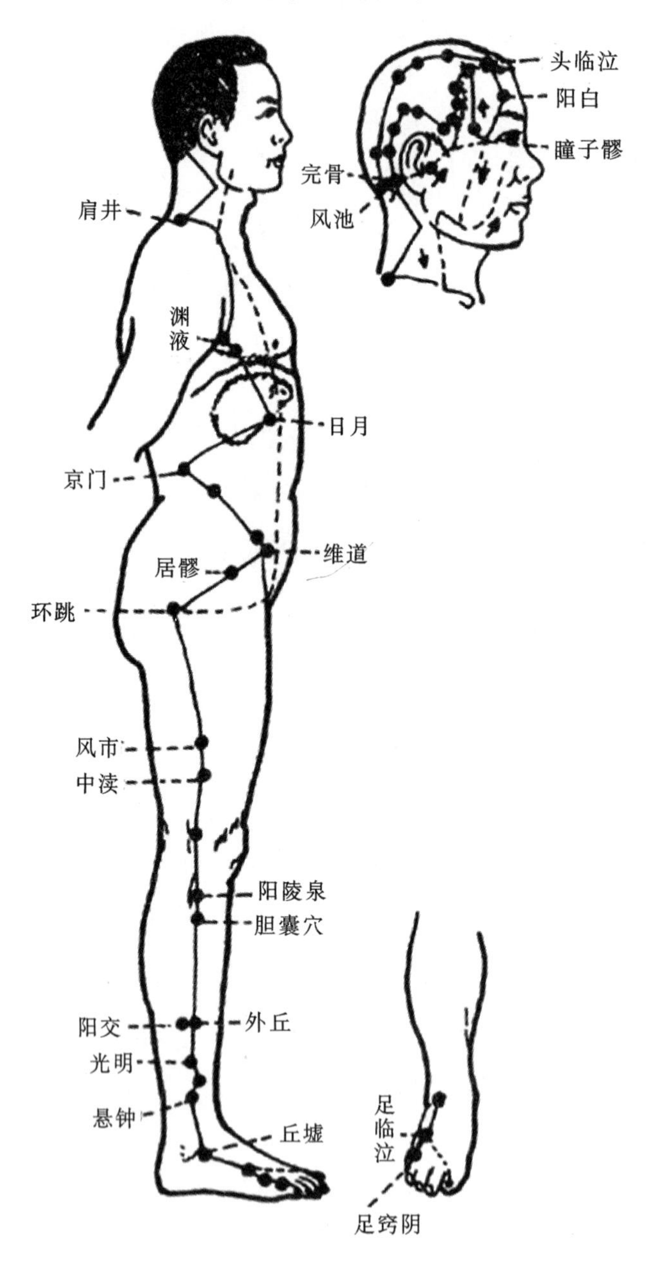

图 1-2-50　足少阳胆经经脉循行图

1. 瞳子髎(Tóng zǐ liáo)

【命名】髎，指骨空；瞳子，指瞳孔。穴在目外侧，故名。

【定位】在目外眦旁，当眶外侧缘凹陷处(图 1-2-51)。

【功用】除皱明目，清热祛风。

【主治】眼角皱纹；风邪所致的损美性疾病如面瘫、面肌痉挛；目赤肿痛、近视、斜视、目翳、头痛等疾患。

【操作】横刺 0.3～0.5 寸，或三棱针点刺出血。

【备注】手太阳、手足少阳经交会穴。

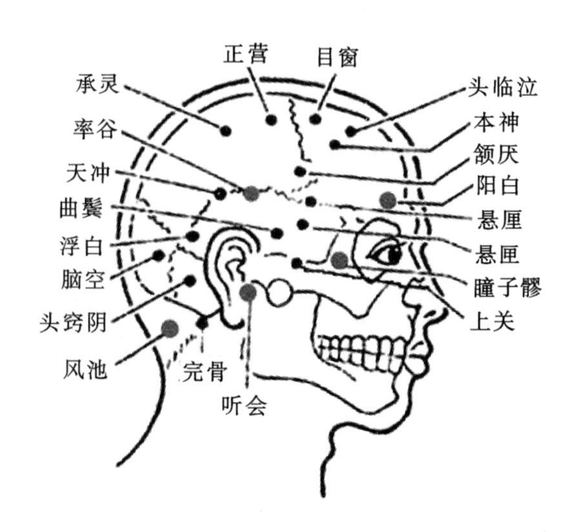

图 1-2-51　瞳子髎、听会、率谷、阳白、风池

2. 听会(Tīng huì)

【命名】耳主听觉，穴在耳前，为少阳之会，故名。

【定位】在耳屏间切迹前方，下颌骨髁状突的后缘，张口有凹陷处(图 1-2-51)。

【功用】祛风通络，开窍益聪。

【主治】风邪所致的损美性疾病面瘫、面痛、口眼㖞斜；耳聋、耳鸣、聤耳等耳疾；齿痛。

【操作】直刺 0.5 寸。

3. 率谷(Shuài gǔ)

【命名】率，率领；谷，肉之大会。因穴在耳上方高处，故名。

【定位】在耳尖直上入发际 1.5 寸处(图 1-2-51)。

【功用】舒筋通络，凉血生发。

【主治】局部损美性疾病如脱发、斑秃、头癣；头痛、眩晕；小儿急、慢惊风。

【操作】平刺 0.3～0.5 寸。

4. 阳白(Yáng bái)

【命名】白，明白的意思。两眉之上受阳光而明亮，故名。

【定位】在瞳孔直上，眉上 1 寸(图 1-2-51)。

【功用】除皱美颜，祛风泻热，清利头目。

【主治】面部皱纹，尤以额部皱纹为主；风邪所致的损美性疾病如面瘫，面肌痉挛；目赤肿痛、视物昏花、迎风流泪等目疾；前头痛。

【操作】横刺 0.3～0.5 寸。

【备注】足少阳、阳维脉交会穴。

5. 风池(Fēng chí)

【命名】风邪多侵上部,穴处凹陷似池,为治风之要穴,故名。

【定位】在枕骨之下,后发迹正中上1寸旁开,胸锁乳突肌与斜方肌上端之间的凹陷处(图1-2-51)。

【功用】祛风清热通络,开窍明目止痛。

【主治】局部损美性疾病如脱发、斑秃;风热之邪所致的损美性疾病如痤疮、皮肤瘙痒症、风疹、疥癣、神经性皮炎、口眼㖞斜、面瘫、面肌痉挛;头痛、眩晕、耳鸣、耳聋;颈肩痛。

【操作】向鼻尖方向斜刺1.0~1.5寸。

【备注】足少阳、阳维脉交会穴。

6. 肩井(Jīan jǐng)

【命名】穴在肩上,空陷如井,故名。

【定位】在肩上,当大椎与锁骨肩峰端连线的中点(图1-2-52)。

【功用】祛风通络,化痰开窍。

【主治】肩部脂肪堆积;经络瘀阻所致的颈项强痛、肩背疼痛、上肢不遂;耳鸣;难产、乳汁不下等妇产科及乳房疾患。

【操作】直刺0.5~0.8寸,深部正当肺尖,慎不可深刺,孕妇禁针。

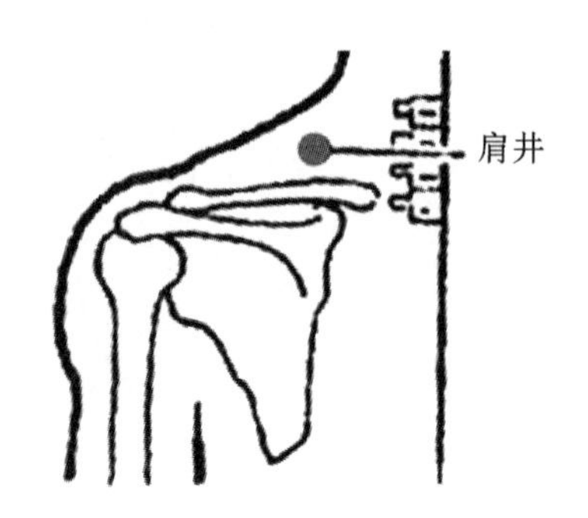

图1-2-52 肩井

【备注】手足少阳、足阳明与阳维脉交会穴。

7. 带脉(Dài mài)

【命名】穴在系腰带部,属于带脉,故名。

【定位】侧卧,第十一肋游离端之下与脐相平处(图1-2-53)。

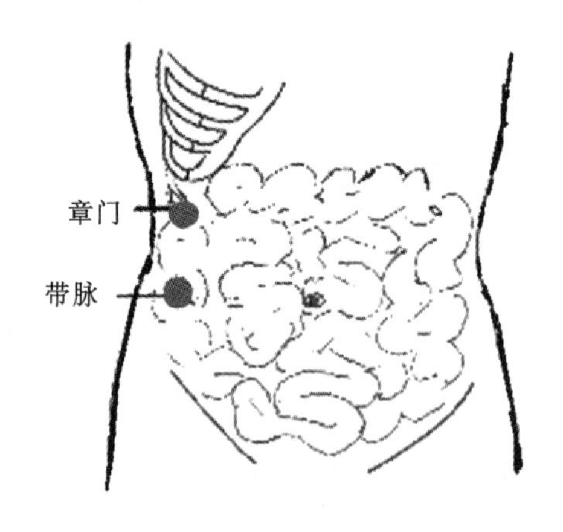

图1-2-53 带脉

【功用】通调气血,清热利湿。

【主治】腹部脂肪堆积;月经不调,带下、经闭等妇科病症;腰痛,胁痛。

【操作】直刺0.5~1寸。

8. 环跳(Huán tiào)

【命名】髀枢转动如环,凡屈伸跳跃全仗此枢纽,故名。

【定位】侧卧屈股,在股骨大转子最高点与骶管裂孔连线的外1/3与中1/3交点处(图1-2-54)。

【功用】祛风除湿,通络止痛。

【主治】臀部脂肪堆积;腰胯疼痛、下肢痿痹、半身不遂等腰腿疾患;风疹。

【操作】直刺2.0~3.0寸。

【备注】足少阳、太阳经交会穴。

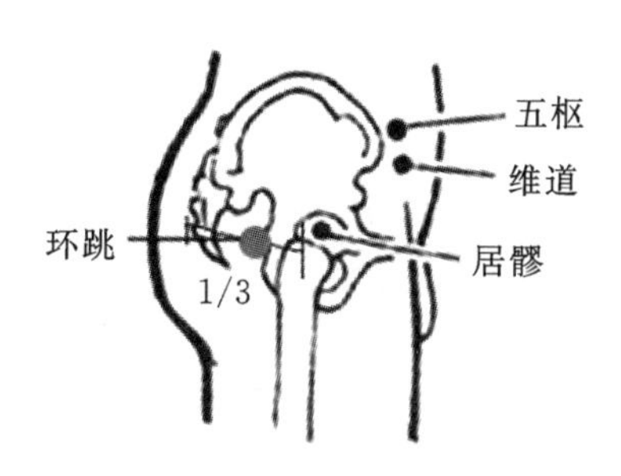

图1-2-54 环跳

9. 风市(Fēng shì)

【命名】市,聚集之处。本穴为风气所聚集,乃治风之要穴,故名。

【定位】在大腿外侧正中,腘横纹上7寸。直立垂手时,中指尖处(图1-2-55)。

【功用】祛风湿,通经络,止痹痛。

【主治】腿部脂肪堆积;风邪所致的损美性疾病如荨麻疹、风疹、湿疹、皮肤瘙痒症;下肢痿痹、麻木及半身不遂等下肢疾患。

【操作】直刺1.0~1.5寸。

10. 阳陵泉(Yáng líng quán)

【命名】阳,指外侧;陵,指高起处。穴在小腿外侧,腓骨头前下方,故名。

【定位】在腓骨小头前下方凹陷处(图1-2-55)。

【功用】疏肝和胃,通络止痛。

【主治】腿部脂肪堆积;肝胆犯胃所致的黄疸、胁痛、口苦、呕吐等;下肢痿痹、膝肿痛等下肢疾患。

【操作】直刺1.0~1.5寸。

【备注】合穴;胆下合穴;八会穴之筋会。

11. 光明(Guāng míng)

【命名】穴为足少阳之络,别走厥阴,又主治目疾,故名。

【定位】在外踝尖上5寸,腓骨前缘(图1-2-55)。

【功用】通络明目。

【主治】腿部脂肪堆积;目痛、夜盲、近视等目疾;膝痛,下肢痿痹。

【操作】直刺1.0~1.5寸。

【备注】络穴。

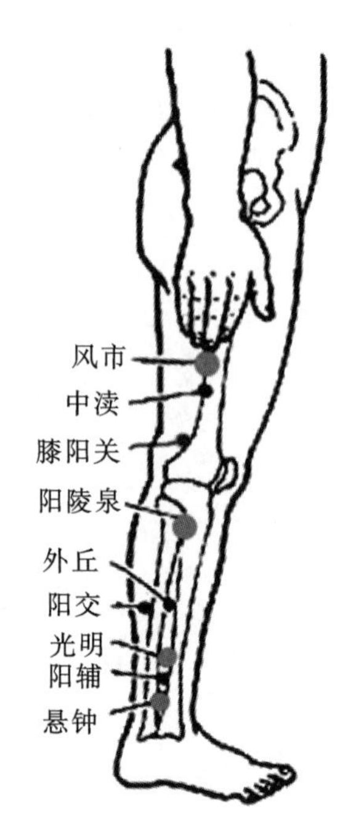

图 1-2-55 风市、阳陵泉、光明、悬钟

12. 悬钟(Xuán zhōng)

【命名】穴处腓骨前缘与腓骨长、短肌肌腱之间向下至外踝形如钟之悬,故名。

【定位】在外踝尖上 3 寸,腓骨前缘(图 1-2-55)。

【功用】舒经通络,强筋健骨。

【主治】腿部脂肪堆积;颈项强痛,偏头痛,目视不明,目痛;下肢痿痹。

【操作】直刺 0.5～0.8 寸。

【备注】又称绝骨,八会穴之髓会。

13. 丘墟(Qiū xū)

【命名】高处称丘,大丘称墟。穴在外踝前下方,如丘似墟,故名。

【定位】在外踝前下方,趾长伸肌腱的外侧凹陷处(图 1-2-56)。

【功用】疏肝利胆,明目止痛;

【主治】肝气郁结所致的损美性疾病如带状疱疹、湿疹、皮肤瘙痒症;目赤肿痛、目翳等目疾;颈项痛、胸胁痛、外踝肿痛等痛症。

【操作】直刺 0.5～0.8 寸。

【备注】原穴。

14. 足临泣(Zú lín qì)

【命名】本穴所属经脉和主治与头临泣相通,故名。加"足"字以别于头。

【定位】在第 4、5 跖骨结合部前方,小趾伸肌腱的外侧凹陷处(图 1-2-56)。

【功用】疏肝解郁,泻火止痛。

【主治】肝气郁结所致的损美性疾病如带状疱疹、湿疹;偏头痛、目赤肿痛、胸痛、足背肿痛,足趾挛痛等痛症;月经不调,乳痛。

【操作】直刺 0.5～0.8 寸。

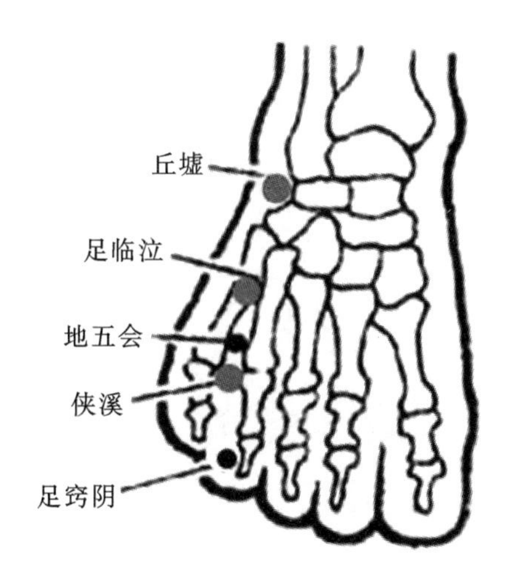

图 1－2－56　丘墟、足临泣、侠溪

【备注】输穴；八脉交会穴(通带脉)。

15. 侠溪(Xiá xī)

【命名】穴在足小趾与次趾指缝之间相夹为溪，故名。

【定位】在第 4、5 趾间，趾蹼缘后方赤白肉际处(图 1－2－56)。

【功用】清肝泻热，清热止痛。

【主治】头痛，眩晕，目赤肿痛，耳鸣，耳聋，颊肿等头面五官病症；胸胁胀痛、乳房胀痛、膝股痛、足背肿痛等痛症；热病。

【操作】直刺 0.3～0.5 寸。

【备注】荥穴。

十二、足厥阴肝经

(一)经脉循行

起于足大趾上毫毛部(大敦)，经内踝前向上，至内踝上八寸处交出于足太阴经之后，上行沿股内侧，进入阴毛中，绕阴器，上达小腹，挟胃旁，属肝络胆，过膈，分布于胁肋，沿喉咙后面，向上入鼻咽部，连接于“目系”(眼球连系于脑的部位)，上出于前额，与督脉会合于巅顶。

“目系”支脉：下行颊里、环绕唇内。

肝部支脉：从肝分出，过膈，向上流注于肺，与手太阴肺经相接。

(二)常用美容腧穴

本经单侧 14 穴，穴起大敦，止于期门(图 1－2－57)。

足厥阴肝经腧穴歌诀

一十四穴足厥阴，大敦行间太冲侵，
中封蠡沟中都近，膝关曲泉阴包临，
五里阴廉急脉穴，章门常对期门深。

1. 大敦(Dà dūn)

【命名】穴在足大趾端，其处大而敦厚，故名。

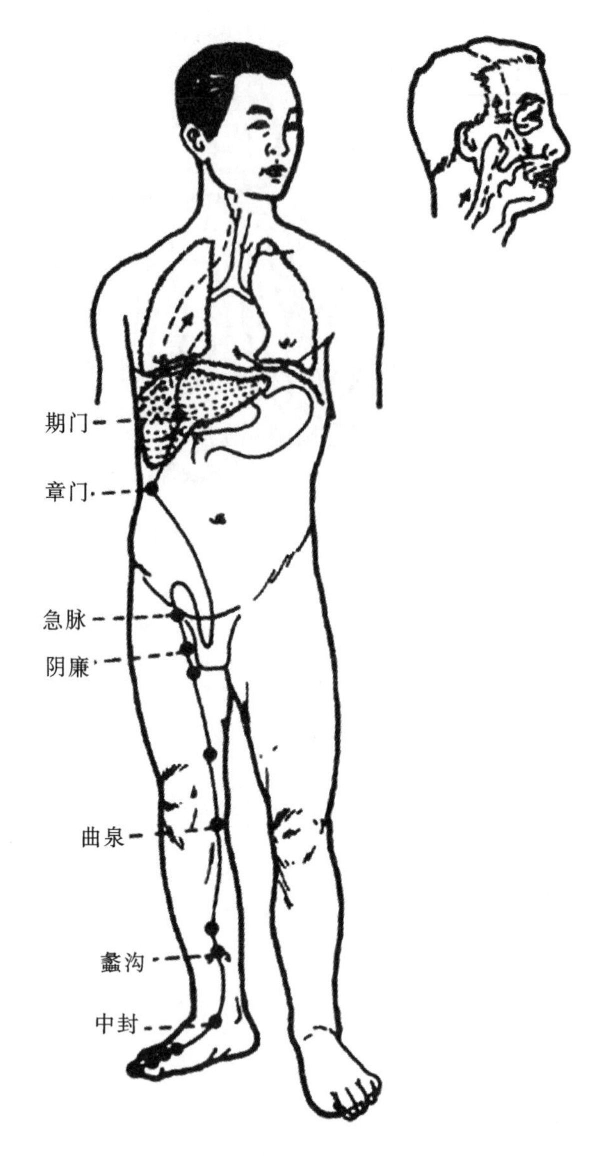

图 1-2-57　足厥阴肝经经脉循行图

【定位】在足大趾外侧，趾甲根角旁 0.1 寸(图 1-2-58)。

【功用】疏肝理气，镇静安神。

【主治】疝气少腹痛；泌尿系病症如遗尿、癃闭、尿血等；月经不调、崩漏；癫痫。

【操作】浅刺 0.1～0.2 寸，或点刺出血。

【备注】井穴。

2. 行间(Xíng jiān)

【命名】行指径路，间指间隙。因穴在大、次趾行缝之间，故名。

【定位】在第 1、2 趾间，趾蹼缘的后方赤白肉际处(图 1-2-58)。

【功用】疏肝理气，泻热通经。

【主治】损美性疾病如腋臭、带状疱疹、湿疹；肝经风热所致的中风、癫痫、头痛、目眩等；月

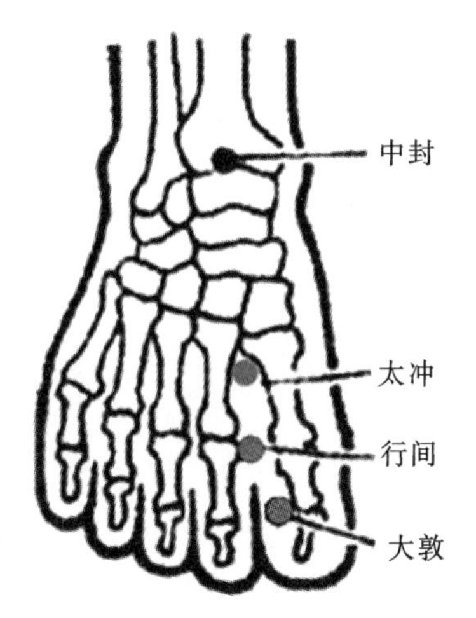

图 1-2-58　大敦、行间、太冲

经不调、痛经、经闭等妇科病症；胸胁满痛。

【操作】直刺 0.5～0.8 寸。

【备注】荥穴。

3. 太冲(Tài chōng)

【命名】太，盛大，冲，指要冲。本穴为足厥阴经之原穴，气血充盛，故名。

【定位】在足背，第 1、2 跖骨结合部的前方凹陷处(图 1-2-58)。

【功用】疏肝理气，清热明目。

【主治】肝气郁结所致的损美性疾病如黄褐斑、慢性湿疹；肝经风热所致的头痛、眩晕、耳鸣、咽痛等；月经不调、痛经、崩漏、带下等妇科经带病症。肝气犯胃所致的胁痛、腹胀、呕吐。下肢痿痹，足背肿痛。

【操作】直刺 0.5～0.8 寸。

【备注】输穴；原穴。

4. 期门(Qī mén)

【命名】期指周期；门指出入通达之处。人体十二经气血始于云门，终于期门，周而复始，故名期门。

【定位】在乳头直下，第 6 肋间隙，前正中线旁开 4 寸(图 1-2-59)。

【功用】理气丰胸，疏肝解郁。

【主治】肝气郁结所致的损美性疾病如黄褐斑、湿疹；女性乳房发育不良；肝气犯胃所致的胁痛、腹胀、呕吐、吞酸、呃逆等。

【操作】斜刺 0.5～0.8 寸，不可深刺，以免伤及内脏。

【备注】肝之募穴；足厥阴、太阳与阴维脉交会穴。

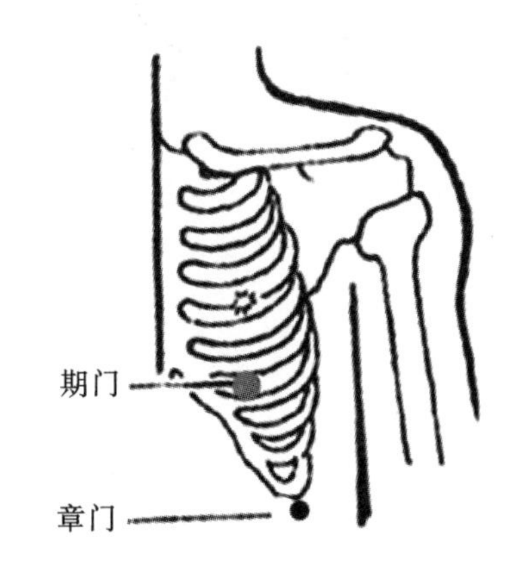

图 1-2-59　期门

十三、任脉

(一)经脉循行

起于小腹内,下出会阴部,向上行于阴毛部,沿腹内向上经前正中线到达咽喉部,再向上环绕口唇,经面部,进入目眶下,联系于目。

(二)常用美容腧穴

本经24穴,穴起会阴,止于承浆(图1-2-60)。

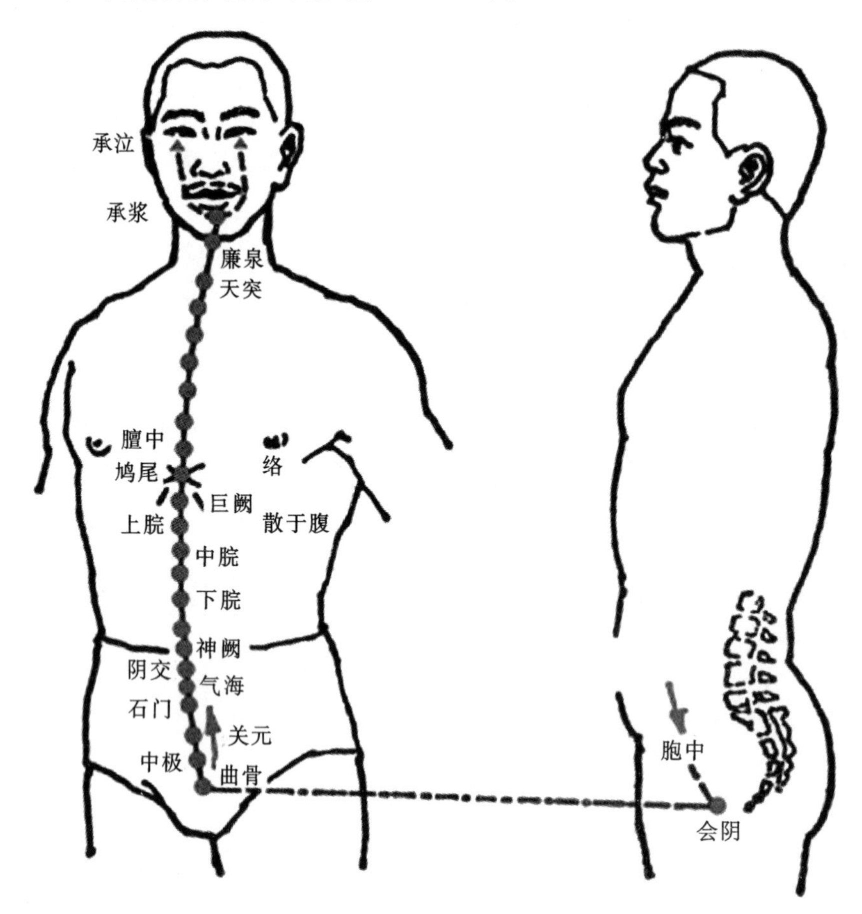

图1-2-60 任脉循行图

任脉腧穴歌诀

任脉二四起会阴,曲骨中极关元针,
石门气海阴交穴,神阙一寸上水分,
下脘建里中上脘,巨阙鸠尾步中庭,
膻中玉堂连紫宫,华盖璇玑天突缝,
廉泉承浆任脉络。

1. 中极(Zhōng jí)

【命名】此穴约当一身上下之中,故名。

【定位】在前正中线上，脐中下 4 寸(图 1－2－61)。

【功用】活血除湿。

【主治】肥胖症；泌尿生殖疾患如遗尿、小便不利、遗精、阳痿、月经不调、带下、崩漏等。

【操作】直刺 1.0～1.5 寸，孕妇慎用。

【备注】膀胱募穴；任脉、足三阴经交会穴。

2. 关元(Guān yuán)

【命名】关指关藏；穴处为元气关藏之处，故名。

【定位】在前正中线上，脐中下 3 寸(图 1－2－61)。

【功用】培元固本、补益下焦。

【主治】肥胖症；泌尿生殖疾患如尿血、尿闭、尿频、遗精、阳痿、早泄、月经不调、痛经、经闭、崩漏、带下等；腹泻、痢疾、便血等肠腑病症；中风脱证、虚劳羸瘦等元气虚损病症。

【操作】直刺 1.0～1.5 寸，孕妇慎用；本穴有强壮作用，为保健要穴。

【备注】小肠募穴；任脉、足三阴经交会穴。

3. 气海(Qì hǎi)

【命名】气，指元气；穴处为人身元气之海，且能主一身之气疾，故名。

【定位】在前正中线上，脐中下 1.5 寸(图 1－2－61)。

【功用】补元气，固精血。

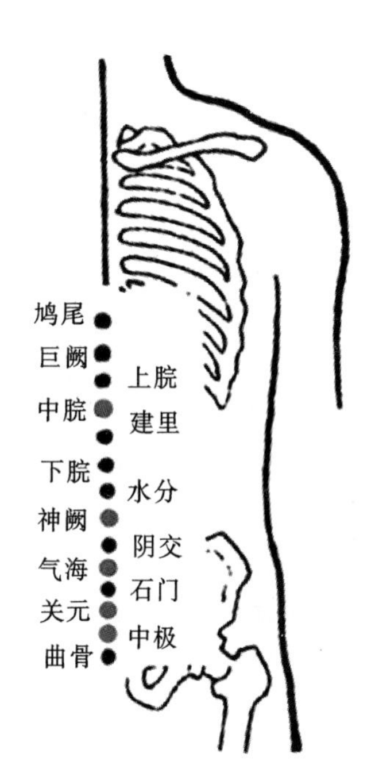

图 1－2－61　中极、关元、气海、神阙、中脘

【主治】肥胖症；气血虚所致的损美性疾病如面色无华或萎黄、早衰、脱发等；泌尿生殖疾患如尿血、尿闭、尿频、遗精、阳痿、早泄、月经不调、痛经、经闭、崩漏、带下等；腹泻、痢疾、便血等肠腑病症；中风脱证、虚劳羸瘦等元气虚损病症。

【操作】直刺 1.0～1.5 寸，孕妇慎用，本穴有强壮作用，为保健要穴。

【备注】膏之原穴。

4. 神阙(Shén què)

【命名】阙，指门楼、宫门，意为神气通行之门户。此指胎儿赖此获得母体营养。故名。

【定位】在脐窝中央(图 1－2－61)。

【功用】温阳救逆，健脾固脱。

【主治】脾虚所致的损美性疾病如面色无华或萎黄、早衰、消瘦、黄褐斑；虚脱、中风脱证等元阳暴脱；腹痛、腹泻、痢疾等肠腑病症。

【操作】禁针，多用大艾柱隔盐灸或艾条灸。

5. 中脘(Zhōng wǎn)

【命名】胃又称“胃脘”，穴近胃体的中部，故名。

【定位】在前正中线上，脐中上 4 寸(图 1－2－61)。

【功用】健脾和胃。

【主治】脾胃不和所致的损美性疾病如肥胖症、消瘦；胃痛、呕吐、吞酸、呃逆、小儿疳积等脾胃病症；失眠、癫狂。

【操作】直刺 1.0～1.5 寸。

【备注】胃募穴；八会穴之腑会；任脉、手太阳、足阳明经交会穴。

6. 膻中(Dàn zhōng)

【命名】《灵枢》："膻中者，心主之宫城也。"此指心包膜部位，穴为心包之募，内外相应，故名。

【定位】在前正中线上，平第 4 肋间隙，两乳头连线的中点(图 1-2-62)。

【功用】调畅气机，健胸美乳。

【主治】胸中气机不畅所致的咳嗽、气喘、胸闷、呃逆、噎膈等；产后乳汁少，乳痈等胸乳病症。

【操作】横刺 0.3～0.5 寸。

【备注】心包募穴；八会穴之气会。

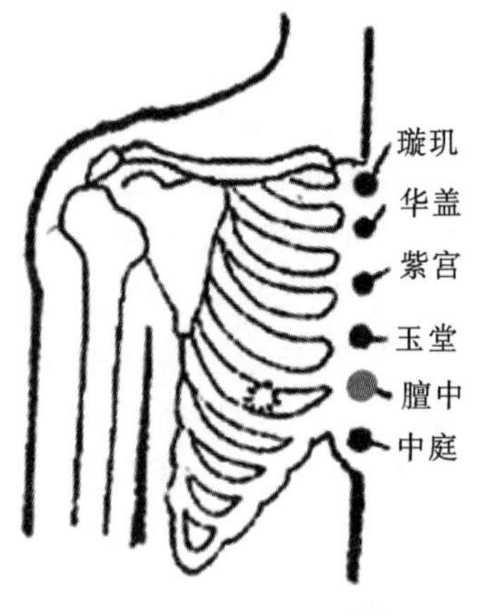

图 1-2-62 膻中

7. 承浆(Chéng jiāng)

【命名】穴居唇下陷中，可承接口中之水浆，故名。

【定位】在颏唇沟的正中凹陷处(图 1-2-63)。

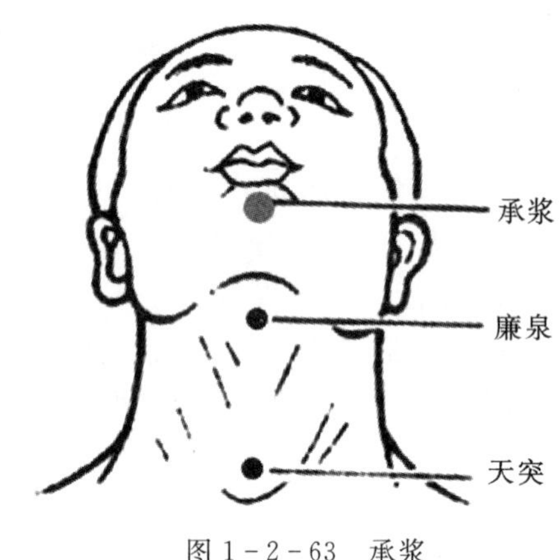

图 1-2-63 承浆

【功用】生津敛液，祛风活络。

【主治】风邪所致的损美性疾病如面瘫、面肌痉挛；口歪、流涎、齿龈肿痛等口部病症。

【操作】斜刺 0.3～0.5 寸。

【备注】任脉、足阳明经交会穴。

十四、督脉

(一)经脉循行

起于小腹内，下出于会阴部，向后、向上行于脊柱的内部，上达项后风府，进入脑内，上行巅顶，沿前额下行鼻柱，止于上唇内龈交穴。

(二)常用美容腧穴

本经28穴,穴起长强,止于龈交(图1-2-64)。

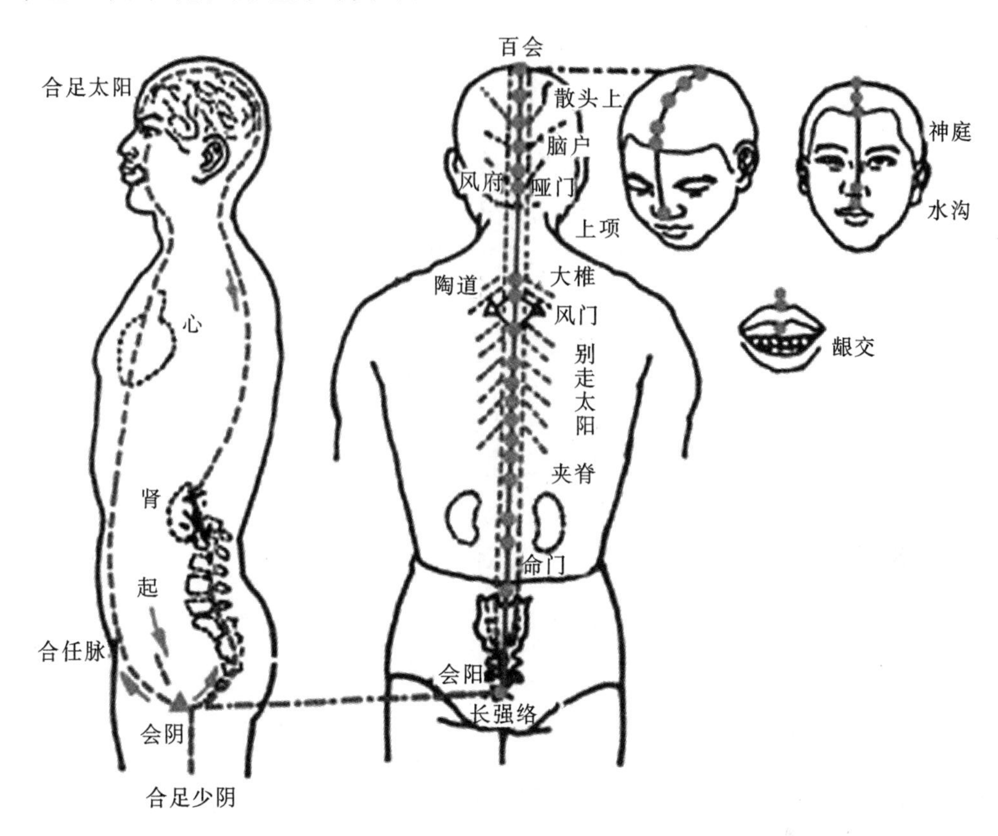

图1-2-64 督脉循行图

督脉腧穴歌诀

督脉二八行于脊,长强腰俞阳关秘,
命门悬枢接脊中,中枢筋缩至阳宜,
六灵五神三身柱,陶道大椎平肩列,
哑门风府上脑户,强间后顶百会率,
前顶囟会下上星,神庭素髎水沟系。

1. 命门(Mìng mén)

【命名】肾气为一身之本,穴当两肾俞之间,为生命的重要门户,故名。

【定位】在后正中线上,第2腰椎棘突下凹陷中(图1-2-65)。

【功用】补肾,壮阳,固精。

【主治】腰部脂肪堆积;肾虚所致的损美性疾病如皮肤干枯、黑眼圈、面色无华、毛发枯槁、早衰等;以及月经不调、痛经、闭经、不孕、带下、阳痿、遗精、遗尿、腹泻等;腰脊强痛、下肢痿痹。

【操作】直刺0.5~1.0寸。

2. 至阳(Zhì yáng)

【命名】背属阳,上背部为"阳中之阳",经至此已入上背,故名。

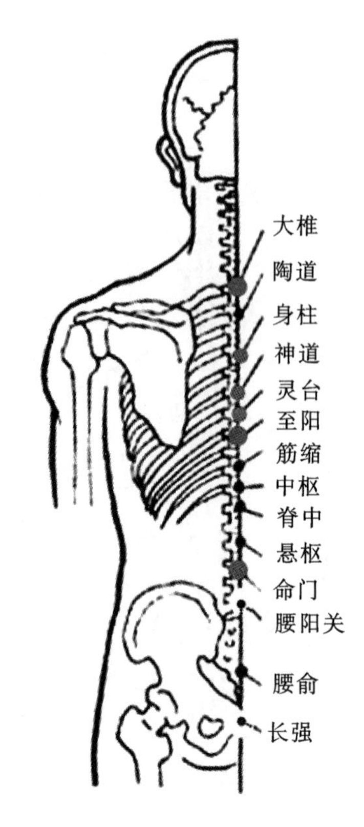

图 1-2-65　命门、至阳、灵台、神道、身柱、大椎

【定位】在后正中线上，第 7 胸椎棘突下凹陷中(图 1-2-65)。

【功用】清热祛湿，利胆退黄。

【主治】背部脂肪堆积；湿热之邪所致的损美性疾病如银屑病、疔疮；黄疸、胸胁胀满等肝胆病症；脊强、腰背痛。

【操作】向上斜刺 0.5～1.0 寸。

3. 灵台(Líng tái)

【命名】灵、神均指心的功能；台指高台与号令之处。此处喻为心神居住与行使职能之所，此穴作用与心、神志相关，故名。

【定位】在后正中线上，第 6 胸椎棘突下凹陷中(图 1-2-65)。

【功用】清热除疮。

【主治】热邪所致的损美性疾病如痤疮、酒渣鼻、口疮、荨麻疹；背部脂肪堆积；项强、脊痛；咳嗽、气喘。

【操作】向上斜刺 0.5～1.0 寸。

4. 神道(Shén dào)

【命名】神，指心神，道指通道此穴在两心俞之间，心藏神，其作用与心相关，为心神出入之道路，故名。

【定位】在后正中线上，第 5 胸椎棘突下凹陷中(图 1-2-65)。

【功用】清热通络，宁心安神。

【主治】热邪所致的损美性疾病如痤疮、酒渣鼻；背部脂肪堆积；心悸、怔忡等心疾；失眠、健忘等精神、神志病；腰脊强痛，肩背痛。

【操作】向上斜刺 0.5～1.0 寸。

5. 身柱(Shēn zhù)

【命名】穴处为全身支柱，上接巅顶，下通腰背，居冲要之地，故名。

【定位】在后正中线上，第 3 胸椎棘突下凹陷中(图 1-2-65)。

【功用】清热解表，祛风解毒。

【主治】风热之邪所致的损美性疾病如疔疮疖肿、痈疽、银屑病；背部脂肪堆积；身热、头痛、咳嗽、气喘等外感病症；腰脊强痛。

【操作】向上斜刺 0.5～1.0 寸。

6. 大椎(Dà zhuī)

【命名】第七颈椎棘突隆起最高，穴在其下，故名。

【定位】在后正中线上，第 7 颈椎棘突下凹陷中(图 1-2-65)。

【功用】清热解表，温经通络。

【主治】热邪所致的损美性疾病如痤疮、荨麻疹、湿疹、银屑病等；热病、咳嗽、气喘等外感表证；头项强痛，脊背强急。

【操作】 向上斜刺 0.5～1.0 寸。

【备注】督脉、手足三阳经交会穴。

7. 风府(Fēng fǔ)

【命名】《素问·风论》："风气循风府而上，则为脑风。"指此为易受风邪侵袭、逐风外出的部位，故名。

【定位】在后发际正中直上 1 寸(图 1-2-66)。

【功用】清热祛风

【主治】风热之邪所致的损美性疾病如风疹、皮肤瘙痒症；头痛、眩晕、颈项强痛、目痛、鼻衄等内、外风为患病症；中风、癫狂痫等神志病证。

【操作】正坐，头微前倾，项部放松，向下颌方向缓慢刺入 0.5～1.0 寸，不可向上深刺，以免刺入枕骨大孔，伤及延髓。

【备注】督脉、阳维脉交会穴。

8. 百会(Bǎi huì)

【命名】穴居巅顶，为百脉所朝、诸阳之会，故名。

【定位】在前发际正中直上 5 寸，或两耳尖连线的中点处(图 1-2-66)。

【功用】开窍安神，升阳举陷。

【主治】局部损美性疾病如脱发、须发早白；痴呆、中风、失眠、健忘、癫狂痫等神志病证；气失固摄而致的下陷证如脱肛。子宫脱垂、胃下垂、久泻。

【操作】横刺 0.5～0.8 寸，升阳益气用灸法。

【备注】督脉、足太阳经交会穴。

9. 上星(Shàng xīng)

【命名】穴处头上，犹如上接星辰，故名。

【定位】在前发际正中直上 1 寸(图 1-2-66)。

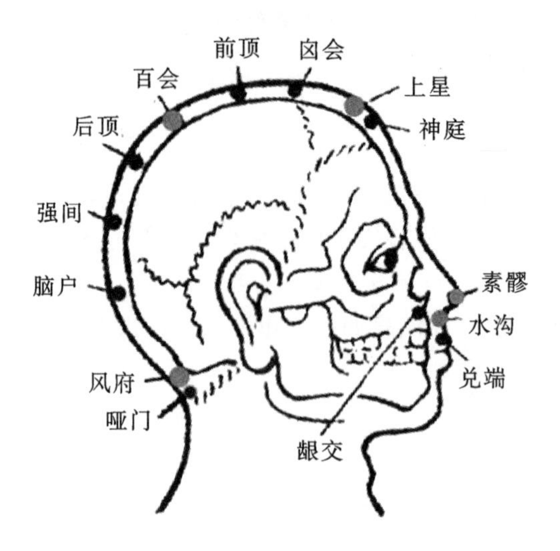

图 1-2-66　风府、百会、上星、素髎、水沟

【功用】熄风清热，宁神通鼻。

【主治】局部损美性疾病如脱发、须发早白；热邪所致损美性疾病如酒渣鼻、面部肿痛；鼻渊、鼻衄等鼻疾；癫狂。

【操作】横刺 0.5～0.8 寸，小儿前囟未闭者禁针。

10. 素髎(Sù liáo)

【命名】素，指鼻茎；髎，指孔穴，穴处鼻尖，故名。

【定位】在鼻尖正中(图 1-2-66)。

【功用】清热开窍，回阳救逆。

【主治】昏迷、休克、新生儿窒息等急危重症；鼻渊、鼻衄等鼻病。

【操作】向上斜刺 0.3～0.5 寸。

11. 水沟(Shuǐ gōu)

【命名】位于鼻下人中，其状如沟，为涕水渗流处。

【定位】在人中沟的上 1/3 与中 1/3 交点处(图 1-2-66)。

【功用】醒神开窍，清热熄风。

【主治】局部损美性疾病如面瘫、面肌痉挛、面部浮肿；昏迷、晕厥、中风、休克等急危重症，为急救要穴之一；癔症、癫狂痫等神志病证；鼻塞、鼻衄、齿痛、牙关紧闭等面鼻部病症。

【操作】向上斜刺 0.3～0.5 寸。

【备注】督脉、手足阳明经交会穴。

十五、常用经外奇穴

1. 四神聪(Sì shén cōng)

【定位】在百会穴前后左右各 1 寸处，共 4 穴(图 1-2-67)。

【主治】局部损美性疾病如脱发、斑秃；头痛、失眠、健忘、癫痫等神志病。

【操作】向百会方向平刺 0.5～0.8 寸。

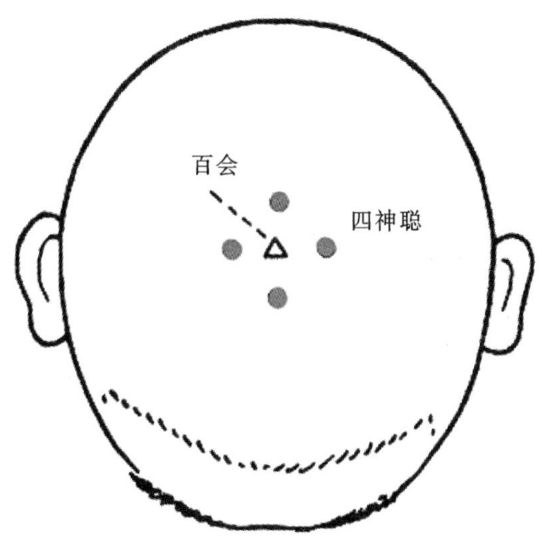

图 1-2-67 四神聪

2. 印堂(Yìn táng)

【定位】两眉头连线的中点(图 1-2-68)。

【主治】风热之邪所致的损美性疾病如痤疮、酒渣鼻、睑腺炎、面瘫;痴呆、失眠、健忘等神志病;鼻衄、鼻渊。

【操作】平刺 0.3~0.5 寸。

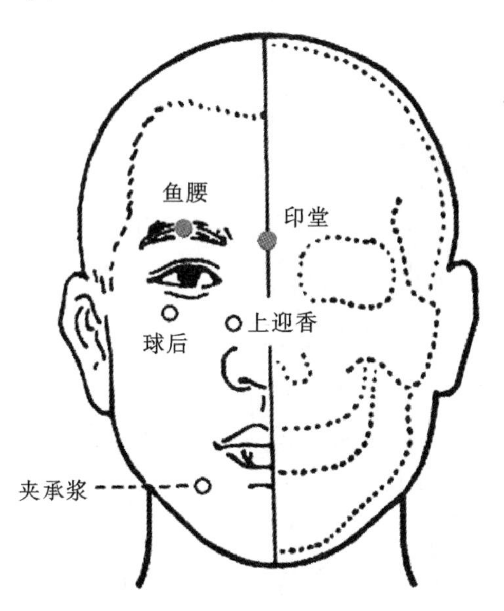

图 1-2-68 印堂、鱼腰

3. 鱼腰(Yú yāo)

【定位】在额部,瞳孔直上,眉毛的中心(图 1-2-68)。

【主治】局部损美性疾病如脱眉、额纹、鱼尾纹、眼睑下垂等;眉棱骨痛、眼睑跳动、目赤肿痛、口眼㖞斜等眼部病症。

【操作】平刺 0.3～0.5 寸。

4. 太阳(Tài yáng)

【定位】眉梢与目外眦之间，向后约 1 寸处凹陷中(图 1-2-69)。

【主治】风邪所致的损美性疾病如面瘫、睑腺炎、面部瘙痒；鱼尾纹；头痛；目疾。

【操作】直刺或斜刺 0.3～0.5 寸，或点刺出血。

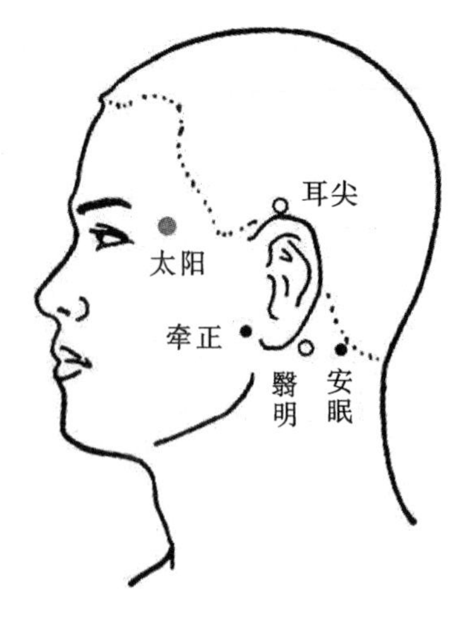

图 1-2-69 太阳

5. 夹脊(jiā jǐ)

【定位】第 1 胸椎至第 5 腰椎，各椎棘突下旁开 0.5 寸(图 1-2-70)。

【主治】一切慢性损美性疾病；上胸背部的穴位治疗心肺、上肢病症；下胸背部的穴位治疗胃肠消化道疾病；腰部的穴位治疗腰腹及下肢疾病。

【操作】斜刺 0.5～1 寸。

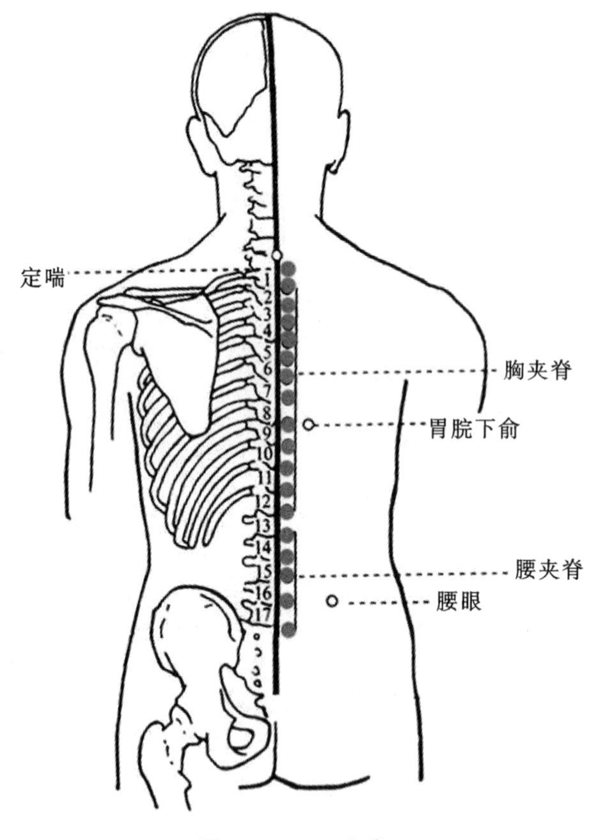

图 1-2-70 夹脊

6. 十宣(Shí xuān)

【定位】在手十指尖端，距指甲游离缘 0.1 寸，左右共 10 穴(图 1-2-71)。

【主治】高热、咽喉肿痛；昏迷、癫痫；手指麻木。

【操作】浅刺 0.1～0.2 寸，或点刺出血。

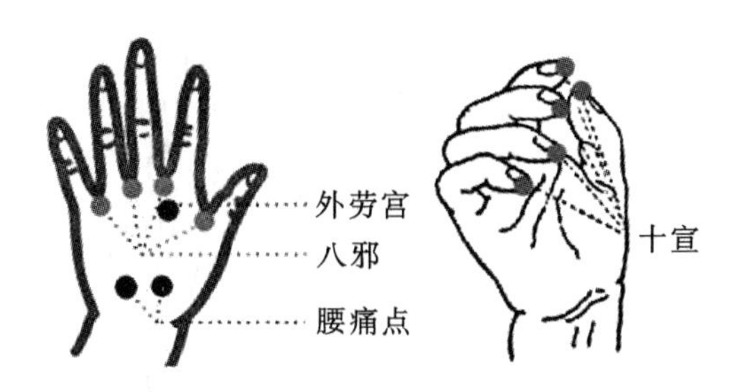

图 1-2-71　十宣、八邪

7. 四缝(Sì fèng)

【定位】第 2 至第 5 指掌面，近端指关节横纹中点，一手 4 穴，左右共 8 穴(图 1-2-72)。

【主治】小儿疳积；百日咳。

【操作】点刺出血或挤出少许黄白色透明液体。

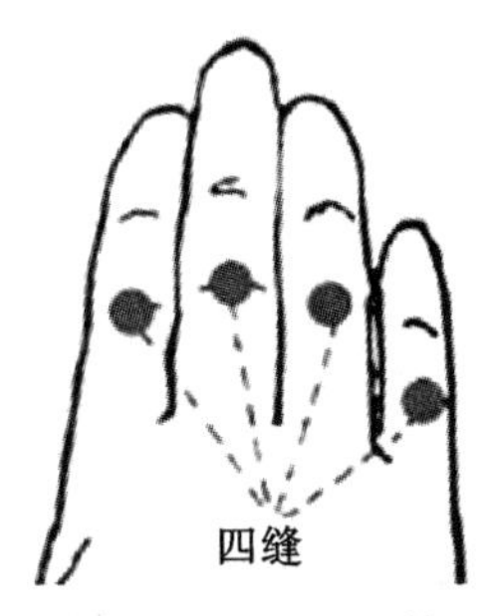

图 1-2-72　四缝

8. 八邪(Bā xié)

【定位】在手背侧，微握拳，第 1 至第 5 指之间，指蹼缘后方赤白肉际处，左右共 8 穴(图 1-2-71)。

【主治】风热之邪所致的损美性疾病如荨麻疹、湿疹、皮肤瘙痒；手指麻木、手背红肿、手指拘挛；烦热、毒蛇咬伤。

【操作】向上斜刺 0.5～0.8 寸，或点刺出血。

9. 膝眼(Xī yǎn)

【定位】屈膝，在髌韧带两侧凹陷处。在内侧的称内膝眼，在外侧的称外膝眼(图 1-2-73)。

【主治】膝痛，下肢痿痹。

【操作】向膝中斜刺 0.5～1.0 寸，或透刺对侧膝眼。

10. 胆囊(Dǎn náng)

【定位】阳陵泉穴下 2 寸处(图 1-2-73)。

【主治】急慢性胆囊炎，胆石症，胆道蛔虫症，下肢痿痹。

【操作】直刺 1.0～2.0 寸。

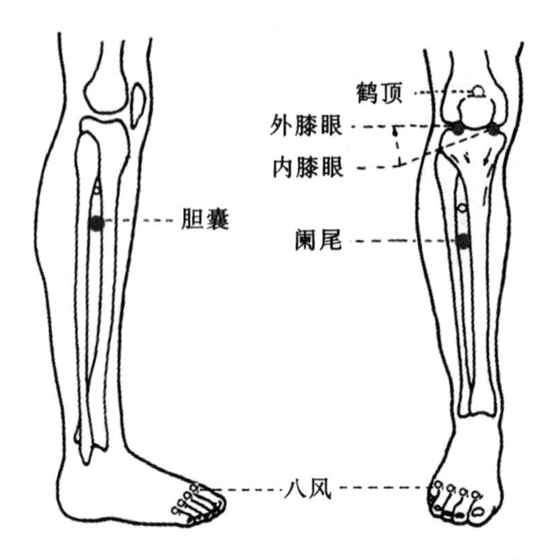

图 1-2-73　膝眼、胆囊、阑尾

11. 阑尾(Lán wěi)

【定位】足三里穴下 2 寸,胫骨前嵴外 1 横指(图 1-2-73)。

【主治】急慢性阑尾炎,消化不良,下肢痿痹。

【操作】直刺 1.5～2.0 寸。

目标检测

一、选择题

(一)单项选择题

1. 三焦经与胆经衔接于(　)

A. 耳旁　B. 耳中　C. 目外眦　D. 目内眦　E. 目中

2. 在躯干足三阳经的分布规律是(　)

A. 太阳在前,阳明居中,少阳位后

B. 阳明在前,太阳居中,少阳位后

C. 少阳在前,太阳居中,阳明位后

D. 太阳在前,少阳居中,阳明位后

E. 阳明在前,少阳居中,太阳位后

3. 有表里关系的经脉是(　)

A. 足厥阴肝经与手阳明大肠经

B. 手厥阴心包经与手太阳小肠经

C. 足少阴肾经与足太阳膀胱经

D. 足少阳胆经与手厥阴心包经

E. 足太阴脾经与手太阴肺经

4. 足厥阴肝经与手太阴肺经衔接于(　)

A. 心中　B. 小指　C. 肺中　D. 大趾　E. 面

5. 下列哪个的特点是“联系内脏，沟通表里”（　）

A. 十二经筋　B. 十二皮部　C. 十二经别　D. 十五络脉　E. 奇经八脉

6. 十二经循行中，阴经与阳经的交接部位是（　）

A. 胸部　B. 头面部　C. 上肢部　D. 手足部　E. 下肢部

7. 以“手足阴阳脏腑”命名的是（　）

A. 十二经别　B. 十五络脉　C. 十二经脉　D. 奇经八脉　E. 十二皮部

8. 小肠经和心经衔接于（　）

A. 无名指　B. 小指　C. 中指　D. 食指　E. 拇指

9. 从足阳明胃经运行到下一条经是（　）

A. 手少阴心经　B. 足太阳膀胱经　C. 足少阳胆经

D. 足太阴脾经　E. 手阳明大肠经

10. 在胸中衔接的经脉是（　）

A. 手太阴肺经与手厥阴心包经

B. 手少阳三焦经和手少阴心经

C. 足少阴肾经和手厥阴心包经

D. 足太阴脾经与手少阴心经

E. 足厥阴肝经和手太阴肺经

（二）多项选择题

以下每道考题共同使用 A、B、C、D、E 五个备选答案，请从中选择一个最佳答案填在括号内。每个备选答案可能被选择一次、多次或不被选择。

A. 足太阴脾经

B. 足太阳膀胱经

C. 足阳明胃经

D. 足少阴肾经

E. 足厥阴肝经

1. 胸中线旁开 4 寸的经脉是（　）

2. 腹中线旁开 2 寸的经脉是（　）

3. 背中线旁开 1.5 寸的经脉是（　）

A. 3 寸　B. 8 寸　C. 5 寸　D. 12 寸　E. 14 寸

4. 臀横纹至膝中的骨度分寸是（　）

5. 肩胛骨内缘至后正中线的骨度分寸是（　）

A. 上肢外侧前缘

B. 上肢外侧后缘

C. 下肢外侧前缘

D. 下肢外侧后缘

E. 上肢内侧中间

6. 足阳明胃经循行于（　）

7. 手厥阴心包经循行于（　）

8. 手阳明大肠经循行于(　)

A. 足阳明胃经

B. 手阳明大肠经

C. 手厥阴心包经

D. 手太阴肺经

E. 足少阴肾经

9. 经气传接给手少阳三焦经的经脉是(　)

10. 经气接续于足太阳膀胱经的经脉是(　)

二、简答题

1. 十二经脉的循行走向是什么?
2. 十二经脉的衔接规律是什么?
3. 试述十二经脉的流注次序。
4. 指寸的定位方法有几种? 分别说明。
5. 经络系统的组成是什么?
6. 写出下列腧穴的定位:肾俞、足三里、丰隆。
7. 写出下列腧穴的主治要点:印堂、合谷、三阴交。

三、论述题

1. 试述腧穴的分类及各类腧穴的特点。
2. 举例说明腧穴的治疗作用。
3. 试述八脉交会穴的名称和主治规律。
4. 试述背俞穴的概念、分布规律和数量。
5. 试述十二经在四肢的分布规律。

中篇（技能篇）

美容针灸推拿基本技术

第一章　美容针灸基本技术

学习目标

【学习目的】 通过学习毫针刺法、三棱针法、皮肤针法、电针法、火针法、水针法、皮内针法、耳针法、滚针法、灸法、埋线法、拔罐法、刮痧法、推法和拿法等疗法，了解常用的针灸推拿美容技术的概述、作用、适应证、操作注意事项，掌握各种操作方法，为在实践中熟练应用奠定基础。

【知识要求】

1. 掌握毫针刺法、三棱针法、皮肤针法、电针法、火针法、水针法、皮内针法、耳针法、滚针法、灸法、埋线法、拔罐法、刮痧法、推法和拿法的操作方法以及耳穴的定位和主治。

2. 熟悉毫针刺、推拿操作前准备、各种针法的作用和适应证。

3. 了解各种针刺法的一般常识、操作注意事项。

【能力要求】

1. 通过练习，能熟练进行毫针刺法、三棱针法、皮肤针法、电针法、火针法、水针法、皮内针法、耳针法、滚针法、灸法、埋线法、拔罐法、刮痧法、推法和拿法的操作。

2. 熟练应用毫针刺法、三棱针法、皮肤针法、电针法、火针法、水针法、皮内针法、耳针法、滚针法、灸法、埋线法、拔罐法、刮痧法，推拿等疗法用于美容保健，能灵活处理常见的损美性皮肤病。

第一节　针　法

一、毫针刺法

(一)概述

毫针刺法是运用各种金属制作的毫针针具刺激人体相应的腧穴，激发经络腧穴对人体的良性调节作用，而达到形神俱美的一种美容方法。临床应用最为广泛，主要用于针刺穴位。

(二)操作前准备

1. 毫针的选择

分为按针具规格选择与按针具分类选择两种。

按针具规格选择：临床应根据患者的体质、体型、年龄、病情和腧穴部位等不同，选用长短、粗细不同规格的毫针。毫针针刺时一般面部选用用短、细毫针，身体选用 1 寸以上毫针。

按针具分类选择：现临床上多用一次性消毒针具，应选用针身光滑、坚韧、富有弹性、不易变形，针尖端正不偏、尖中带圆的一次性消毒针具。也可以选择多次消毒针具，但是要专人专用。

2. 毫针的检查

毫针使用前后的检查是很重要的,如发现有损坏等不合格者,应予剔除;或仅有微小问题,需经修整后才可使用。

(1)检查针尖:针尖应光洁度高,端正不偏,且无钩曲或发毛现象。

(2)检查针身:针身应无斑剥、锈痕、弯曲或上下不匀称等。如针身粗糙、弯曲,有折痕、斑剥、锈蚀明显者,肉眼观察即可发现,要及时修正或剔除。

(3)检查针根:针根如有剥蚀损伤,往往容易折断,应及时剔除。

(4)检查针柄:针柄的缠丝应牢固无松动。

(三)操作方法

1. 毫针的基本进针方法

进针法是将毫针刺入腧穴皮下的技术方法。临床常用的进针法有双手、单手、管针三类。

(1)双手进针法。押手(按压穴位局部的手,称为"押手")按压穴位,刺手(持针操作的手,称为"刺手")持针刺入,双手配合进针的操作方法。常用的有以下 4 种方法。

1)爪切进针法:押手拇指或食指的指甲掐切固定在腧穴旁,刺手持针,针尖紧靠押手指甲缘迅速将针刺入穴位。此法多适用于短针的进针(见图 2-1-1)。

2)夹持进针法:押手拇、食指捏持针体下段,刺手拇、食指持针柄,将针尖对准穴位,双手配合,迅速将针刺入皮下,直至所要的深度。此法多适用于长针的进针(见图 2-1-2)。

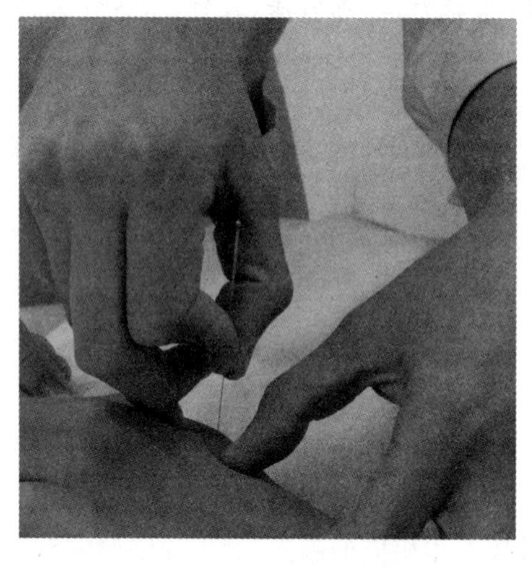

图 2-1-1　爪切进针法

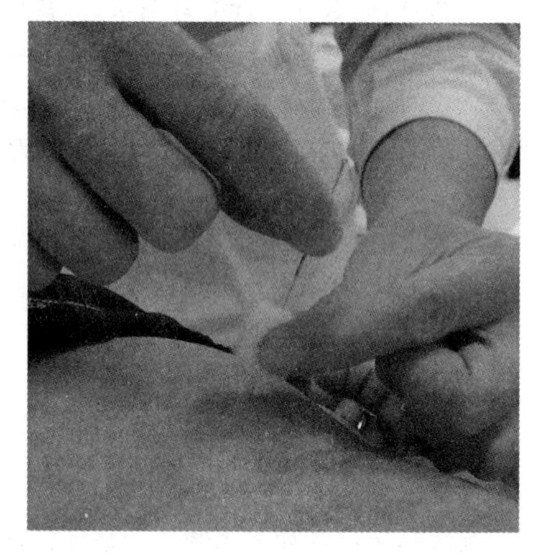

图 2-1-2　夹持进针法

3)舒张进针法:押手食、中指分张,置于穴位两旁以绷紧、固定皮肤,刺手持针从押手食、中指之间刺入穴位。此法多适用于皮肤松弛或皱纹部位(见图 2-1-3)。

4)提捏进针法:押手拇、食指将针刺部位皮肤轻轻提捏起,刺手持针从提起部的上端刺入。此法多适用于皮肉浅薄处(见图 2-1-4)。

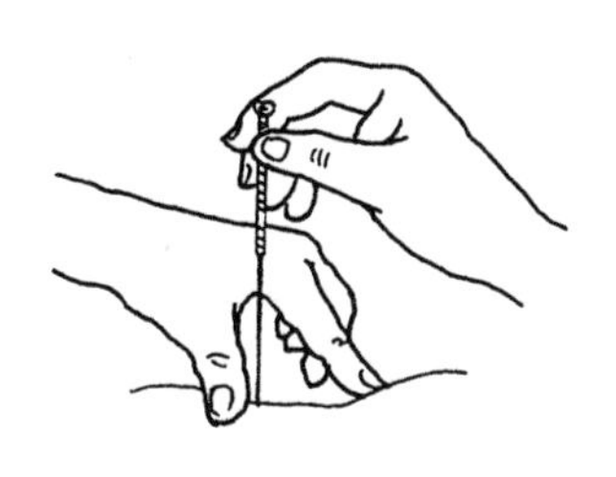

图 2-1-3　舒张进针法

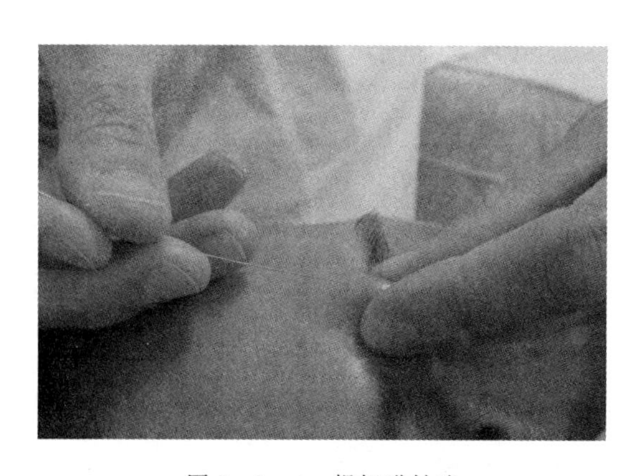

图 2-1-4　提捏进针法

(2)单手进针法。用刺手拇、食指持针，中指端紧靠穴位，指腹抵住针体下段，当拇食指向下用力按压时，中指随之屈曲，将针刺入，直刺至所要求的深度。多用于较短的毫针(见图 2-1-5)。

(3)管针进针法。将毫针先插入所配套的针管内，放在穴位表面，押手扶紧针管，刺手食指对准针柄迅速下击，使针尖迅速刺入皮肤，押手将针管去掉，刺手再将针刺入穴内。此法进针不痛，多用于儿童和惧针者(见图 2-1-6)。

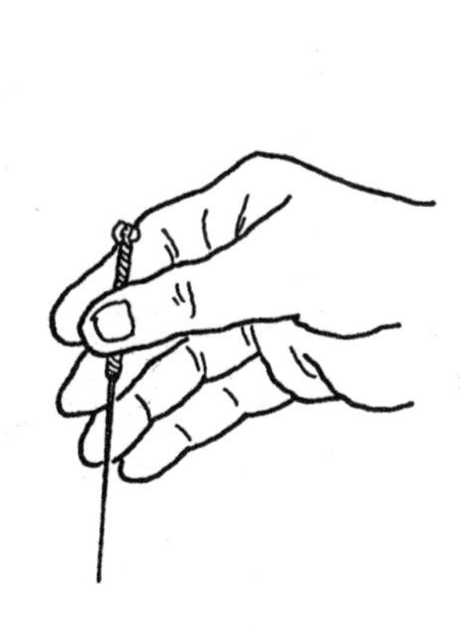

图 2-1-5　单手进针法

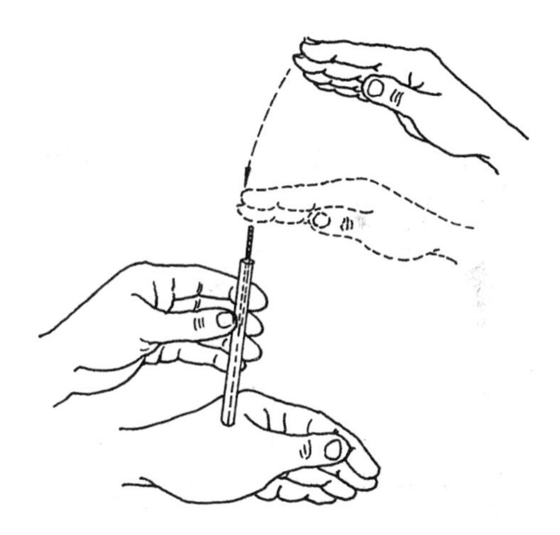

图 2-1-6　管针进针法

2. 毫针的基本行针手法

毫针的基本行针方法有提插法和捻转法。

(1)提插法。毫针进针达到一定深度后，将针从浅层插至深层，再由深层提到浅层，一上一下，如此反复均匀的提插动作，称提插法。

提插幅度大，频率快，针感强；提插幅度小，频率慢，针感相对较弱。因此，提插的幅度与频率需根据病人体质、年龄、部位深浅、病情缓急轻重而确定。

(2)捻转法。毫针针体进入穴位一定深度后，用拇指和食指持针，通过拇、食指指腹来回旋转捻动，反复交替而使针体转动。

捻转幅度大，频率快，针感强；捻转幅度小，频率慢，针感相对弱。捻转时，其幅度与频率可因人而异。

3. 毫针出针法

毫针出针的方法，一般以押手拇、食指二指持消毒干棉球轻压针刺部位，刺手持针作小幅度捻转，并随势将针缓慢提至皮下，然后出针。出针时，依补泻要求，分别采取是否按压针孔等不同的出针方法。出针后，除特殊需要外，均需用消毒干棉球轻压针孔片刻，以防出血。

4. 毫针针刺疗程

针刺治疗疾病一般可每日 1 次，急性病痛可每日 2 次，慢性疾病病势较缓者可隔日 1 次，6～10次为一疗程。每个疗程间可休息 3～5 日。应根据疾病的具体情况而定。

(四)异常情况的预防和处理

一般情况下，针刺治疗是一种简便又安全的疗法，但由于术者操作不慎，或针刺手法不适当，或对人体解剖部位缺乏全面的了解等。有时也会出现某种异常情况，如晕针、滞针、弯针、断针、针后异常感、气胸等。

1. 晕针

晕针是在针刺过程中患者发生的晕厥现象。轻者感觉精神疲倦，头晕目眩，恶心欲吐；重者突然出现面色苍白，心慌气短，出冷汗，甚而神志昏迷，猝然仆倒等。此时应立即停止针刺，全部取针。扶患者平卧，保暖，流通空气。轻者给温茶或温开水，即可恢复。不能缓解者，在行上述处理后，可指按或针刺急救穴，如人中、素髎、合谷、内关、涌泉等，也可灸百会、关元等。若仍人事不省、呼吸细微、脉细弱者，可采取西医急救措施。在病情缓解后，仍需适当休息。

2. 滞针

滞针是指针在体内，运针时捻转不动，提插、出针均感困难。若勉强捻转、提插，患者则感到疼痛。此时应嘱患者消除紧张，等待片刻后，局部肌肉放松即可顺利出针；或延长留针时间，用循、摄、按、弹等手法，或在滞针附近加刺一针，以缓解局部肌肉紧张。如因单向捻针而致者，需反向将针捻回，如因患者体位移动，需帮助其恢复原来体位。滞针时切忌强力硬拔。

3. 弯针

针身在体内形成弯曲，使提插、捻转和出针均感困难，患者感到针处疼痛。出现弯针后，不要再行任何手法。弯曲度较小的，可按一般出针法，将针慢慢拔出；针身弯曲度较大时，可顺着弯曲方向慢慢将针退出。弯针时切忌强拔、猛退针，以防引起断针、出血等。

4. 断针

在行针或退针过程中，突然针体折断，或出针后发现针身折断。一旦发生断针，医生应冷静沉着，嘱患者不要移动肢体。如果尚有部分露于皮肤外，应尽快选适当的器械(血管钳、指甲钳等)夹牢后拔出，切不可用手指捏拔或挤压针周围组织。如针全部断在组织内，应在针孔处做出标记，然后经 X 光定位后手术取出。

5. 针后异常感

针后异常感是指出针后患者遗留酸痛、沉重、麻木、酸胀等不适的感觉。出现这种情况一般出针后让患者休息片刻，不要急于离去。用手指在局部上下循按。或可加艾条施灸，即可消失或改善。

6. 出血和血肿

出针后针刺部位出血或肿胀疼痛，继之皮肤呈现青紫、结节等。多由于针刺过程中损伤小血管而引起。出血者应立即用棉球按压较长的时间和稍施按摩。若微量的皮下出血而引起局部小块青紫，一般不必处理，可自行消退。若局部肿胀疼痛较剧，青紫面积大而且影响活动功能时，可先做冷敷止血后，再做热敷，以促使局部瘀血消散吸收。

7. 气胸

气胸是指针具刺穿了胸腔且伤及肺组织，气体积聚于胸腔，从而造成气胸，出现呼吸困难等现象。一旦发生气胸，应立即出针。采取半卧位休息，切勿恐惧而翻转体位。一般漏气量少者，可自然吸收。对严重病例如发现呼吸困难、发绀、休克等现象需组织抢救。

(五)针刺时的注意事项

在针刺治疗时，还应注意以下几个方面：

(1)患者处于饥饿、疲劳，精神过度紧张时，不宜立即进行针刺。身体瘦弱，气虚血亏的患者，针刺手法不宜过强。

(2)妇女妊娠3个月以下者，不可针刺少腹部腧穴；妊娠3个月以上者，不可针刺腹部、腰骶部腧穴。三阴交、合谷、昆仑、至阴等具有活血作用的腧穴，在怀孕期禁刺，在月经期若非为了调经，亦禁刺。

(3)常有自发性出血或损伤后出血不止者，不宜针刺。

(4)皮肤有感染、溃疡、瘢痕或肿瘤的部位，不宜针刺。

(5)所刺深部有重要脏器的腧穴，不宜直刺、深刺，不宜大幅度的提插、捻转。肝、脾肿大，肺气肿，尿潴留患者更应慎重。

(6)针刺眼区时出针要及时按压针孔，以防出血。

(7)面部祛皱、祛眼袋等不宜行针操作。

二、其他针法

(一)三棱针法

三棱针法，即用三棱针(见图2-1-7)刺破血络或腧穴，放出适量血液或挑断皮下纤维组织以达到美容目的的技术方法。它具有行气活血、泄热排毒、消肿止痛等作用。临床上应用广泛，在美容临床上常用于顽癣、痤疮、睑腺炎、斑秃、丹毒等损容性疾病。

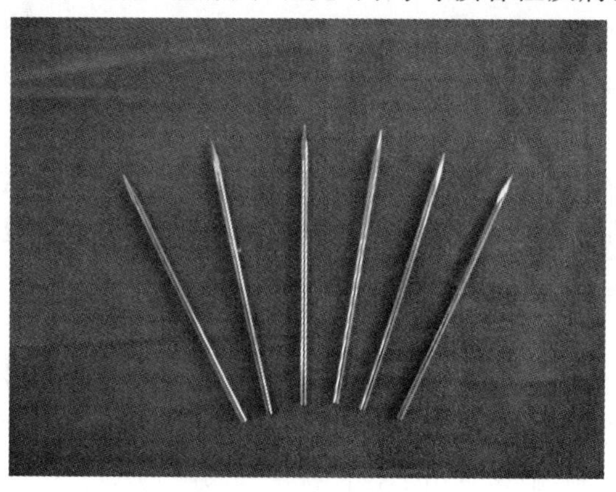

图2-1-7　三棱针

1. 操作方法

常用三棱针操作方法一般有点刺法、散刺法和挑刺法。

(1)点刺法。常规消毒后,用三棱针迅速点刺腧穴或血络,放出少量血液或挤出少量液体的方法。操作时,针刺前先推按针刺部位,使血液积聚于此处,经常规消毒后,左手拇、食、中三指夹紧被刺部位,右手持针,用拇、食两指捏住针柄,中指指腹抵住针身下端,迅速刺入1～2分,随即将针退出,轻轻挤捏针孔周围,使出血少许,然后用消毒干棉球按压针孔。此法多用于四肢末端及肌肉浅薄处。如十宣、十二井穴和耳尖及头面部等穴。

(2)散刺法。散刺法是在病变局部及其周围进行连续点刺以治疗疾病的方法。操作时,由病变外缘呈环形向病变中心点刺,最后用消毒干棉球按压止血。以加快瘀血或水肿的代谢,达到祛瘀生新、通经活络的目的。此法多用于局部瘀血、血肿或水肿、顽癣等。

(3)挑刺法。将穴位或反应点皮肤挑破出血或挑断皮下白色纤维状物以治疗疾病的方法。操作时,局部常规消毒,左手固定挑刺点皮肤,右手持三棱针将针横向刺入穴位皮肤,挑破皮肤0.2～0.3mm,然后将针深入表皮下,挑断皮下白色纤维样组织数根,以挑尽为止。术后用碘伏消毒,敷上无菌纱布用胶布固定。或先用0.5%普鲁卡因在挑刺点打一皮丘,再行挑刺。多用于胸背部、腰部,可治疗睑腺炎、痤疮等。

2. 注意事项

(1)严格消毒,注意无菌操作,防止感染。

(2)三棱针刺激较强,治疗过程中患者体位宜舒适,谨防晕针。

(3)体质虚弱者、孕妇、产后及有自发性出血倾向者,不宜使用本法。

(4)点刺时手法宜稳、准、快,不可用力过猛,防止刺入过深,切勿伤及动脉。一般出血不宜过多。

(5)若需出血量较大时,可在点刺处加拔火罐,每次选穴不宜过多,一般不超过10个。

(6)每日或隔日治疗1次,1～3次为一疗程,出血量多者,每周1～2次。

(二)皮肤针法

皮肤针法是运用皮肤针(见图2-1-8)叩刺人体一定部位或穴位的一种美容技术方法,具有激发经络功能,调整脏腑气血,以达到防病治病的目的。

皮肤针的适应证范围很广,在美容临床上多用于皮神经炎、斑秃、癣、面瘫等损美性疾病以及慢性肠胃病、便秘、头痛、失眠、腰痛、痛经等美容基础性疾病。

1. 操作方法

(1)操作要点。针具和叩刺部位消毒后,右手持针,拇、中、无名指握住针柄,食指伸直按住针柄中段,运用腕力弹刺,使针尖垂直叩击皮肤后,立即弹起,如此反复进行。

(2)叩刺部位。可根据病情选择不同的刺激部位。一般有循经叩刺、穴位叩刺、局部叩刺3种。

1)循经叩刺:指沿着经脉路线进行叩刺的一种方法,常用于项背腰骶部。

2)穴位叩刺:指在穴位上进行叩刺的一种方法,主要是根据穴位的主治作用,选择适宜的穴位或阳性反应点进行叩刺,临床常用于各种特定穴及阿是穴等。

3)局部叩刺:指在患部进行叩刺的一种方法,可在局部进行向心性的围刺或散刺。常用于局部病症,如扭伤后局部的瘀肿疼痛、顽癣、斑秃等。

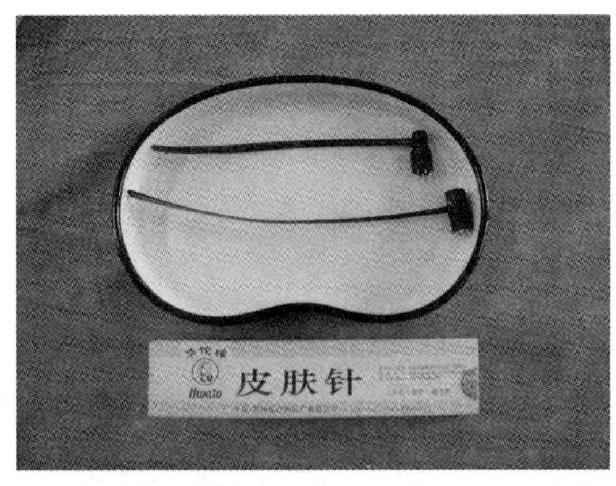

图 2-1-8　皮肤针

(3)刺激强度。皮肤针的刺激强度,可依据刺激部位、患者感觉和病情而决定,一般分轻、中、重 3 种。

1)轻刺:用力轻,针尖与皮肤接触时间短暂,以皮肤出现潮红、充血,无明显疼痛感为度。适用于头面部、老弱、妇幼患者,以及病属虚证、久病者。

2)重刺:用力重,针尖与皮肤接触时间较长,以皮肤有明显潮红、微出血,患者可感较强疼痛为度。适用于压痛点、背部、臀部、年轻体壮患者,以及病属实证、新病者。

3)中刺:介于轻刺与重刺之间,以局部有较明显潮红,有疼痛感,但不出血为度,适用于一般部位,以及一般患者。

2. 注意事项

(1)操作前应检查针具,观察针面是否平齐,针尖是否光洁无毛钩。

(2)针具可用 75%的酒精浸泡或擦拭消毒,专人专用或用一次性针具。

(3)叩刺时动作要轻快,垂直刺入皮肤,以免造成患者疼痛。

(4)局部如有溃疡或创伤者或急性传染性疾病和急腹症等不宜使用本法。

(5)孕妇及有自发性出血倾向者,不宜使用本法。

(6)叩刺后有出血者,应进行清洁和消毒,注意防止感染。

(三)电针法

电针法,是指毫针刺入腧穴得气后,再通以接近人体生物电的脉冲电流,结合利用针、电两种刺激,以防治疾病的方法(见图 2-1-9)。

电针的适应范围和毫针刺法基本相同,且在止痛、镇静、促进血液循环、调整肌张力等方面作用较好,故临床上常用于治疗各种痛证、痹证及内脏功能失调,以及癫狂和关节、软组织损伤等疾病。

1. 操作方法

(1)选穴。电针取穴与毫针法相同。一般选用 1～6 对穴位。

(2)电针操作。

1)毫针针刺得气后接上电针仪。

2)依次将电位输出器调至“0”位的每对输出电极分别接在一对毫针针柄上,然后打开电源,选好波型、频率,逐渐调节电位输出器以加大电流强度,以患者能够承受为宜。若只需单穴

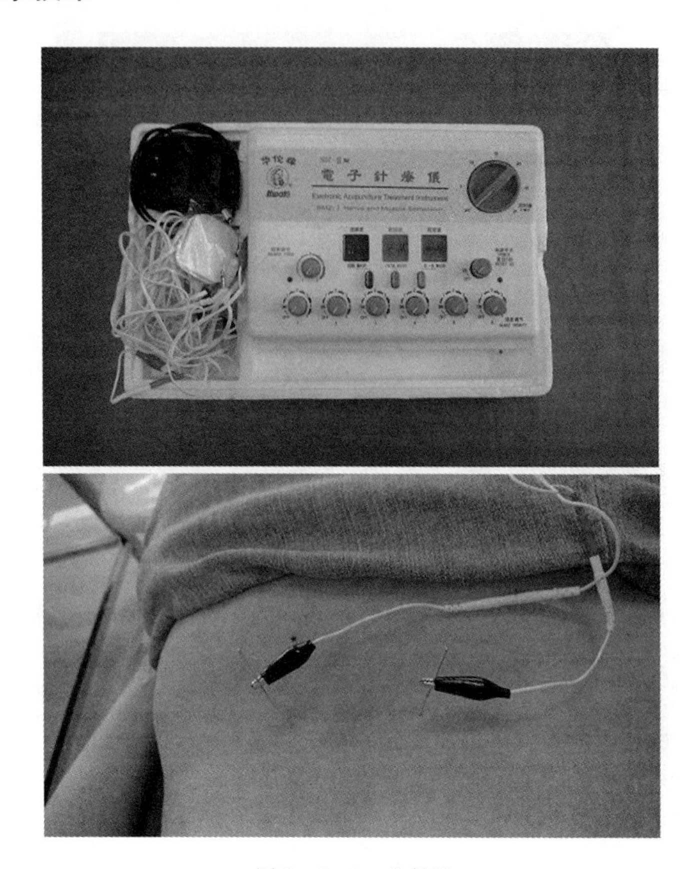

图 2-1-9 电针法

电针时，可将一电极接在毫针上，另一电极接在用水浸湿的纱布上，作无关电极。一般将同对输出电极连接在身体同侧，特别是胸、背部使用电针时，不可将 2 个电极跨接在身体两侧，避免电流回路经过心脏。近延髓、脊髓部位使用电针时，电流输出量应小。

3）通电时间以患者病情、年龄等确定，一般在 15～30 分钟左右。

4）电针治疗结束时，应先将电位输出器调至“0”位，然后关闭电源开关，取下电极，最后出针。

2. 注意事项

（1）电针仪使用前必须检查其性能是否正常。

（2）电针治疗前应先向患者解释电针过程中出现的情况，特别是首次使用电针者。

（3）调节电位输出器时，应逐渐的缓慢的从小到大，不可突然增强，以防止过度刺激造成弯针、折针或晕针等情况，年老体弱、精神紧张者，尤应注意。

（4）接电针时，应避免电针电流回路通过心脏、延髓、脊髓。安装心脏起搏器者，应禁止应用电针。

（5）孕妇慎用电针。

（四）火针法

火针疗法是将火针针身经过加热、烧红后迅速刺入人体一定部位并快速退出，达到祛邪治病的一种针刺疗法。多用于治疗痣、疣、斑、顽癣、血管瘤、汗管瘤、皮脂腺囊肿等问题性皮肤。

1. 操作方法

施术部位先常规消毒。左手固定施术部位，右手持针，在酒精灯上烧灼火针，烧针时先烧针身，后烧针尖。根据治疗需要可将针烧至微红、通红或白亮（见图 2-1-10），分别用于浅表皮肤的烙熨、较浅的点刺和较深的点刺（见图 2-1-11）。当针体根据需要烧好后，迅速准确刺入皮损处进行烧灼，进针角度以垂直刺入为多，对于疣、赘生物可采用斜刺或割切灼烙。美容临床上用的火针种类繁多，有细火针、粗火针、平头火针、多头火针等。主要根据病灶部位的大小、深浅而选择不同的火针。

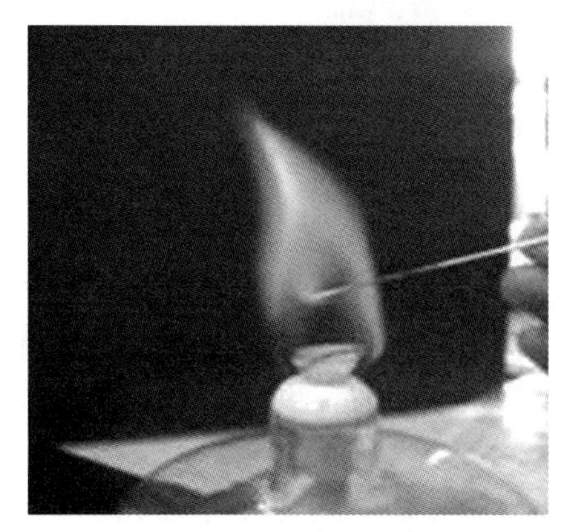

图 2-1-10　火针法烧针

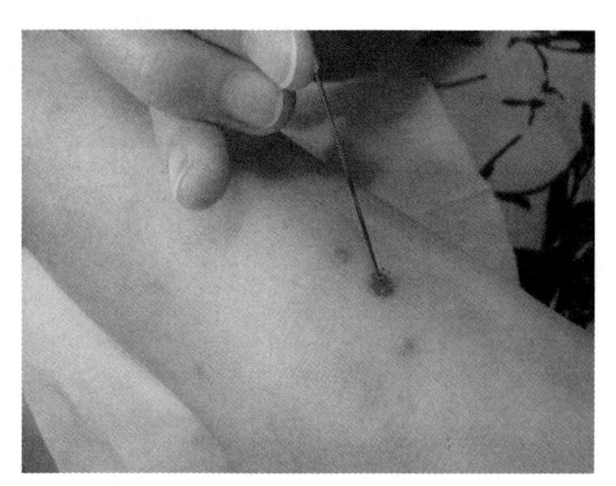

图 2-1-11　火针法点刺

2. 注意事项

（1）施术前应给就医者解释火针的感应，使其消除畏惧心理，取得就医者的配合。火针操作要求术者动作敏捷、准确，尽量减少患者灼刺的痛苦。患者以卧位为最佳。

（2）汗管瘤、面部痤疮等皮损部位过多、过密时，宜分次治疗。

（3）火针治疗后治疗区域会结痂，一般 1～2 天内即可形成一黑色结痂，大约 1～2 星期左右结痂会自行脱落。故一周内应尽量保持干燥，清洗或者碰水后尽快用干净毛巾轻轻吸干。

（4）点痣治疗后应避免治疗处的日晒以免造成晒伤，导致色素沉淀，尤其结痂脱落后的一段时间内，尤其要注意防晒。

（5）火针治疗后应尽量少吃辛辣、海鲜、牛羊肉等刺激物。

（6）火针治疗后勿随意搔抓以免引起脱痂、发炎或感染，进而导致疤痕或者色素沉着产生。

（五）水针法

水针法即穴位注射法，在腧穴中或一定部位注入药物，通过这种双重作用来调整机体功能，以达到美容目的的技术方法（见图 2-1-12）。在美容临床上常用于脱发、斑秃、黄褐斑、瘾疹、带状疱疹、瘙痒症、眼袋、皱纹等。

1. 操作方法

（1）针具选择。根据药物、剂量大小及针刺部位浅深，选用不同规格的注射器和针头，常用 1mL、2mL、5mL 注射器。若肌肉肥厚部可使用 10mL 或 20mL 注射器。针头可选 5～7 号普通注射针头、牙科用 5 号长针头以及肌肉封闭用的长针头等。

（2）操作方法。选择恰当的注射器和针头，抽取适量药液，将施术局部消毒后，右手持注射

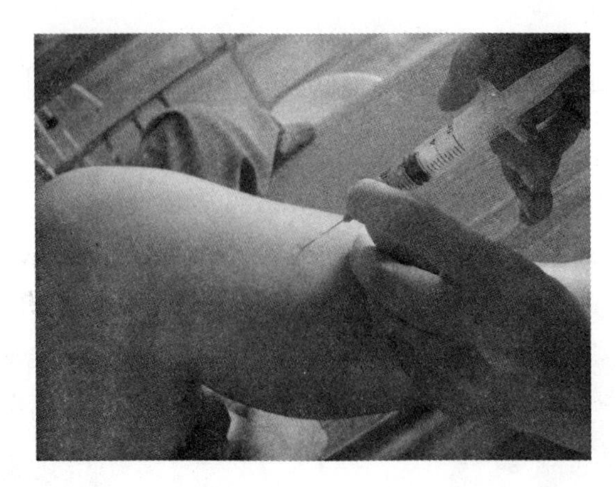

图 2-1-12 水针法

器对准穴位或阳性反应点，快速刺入皮下，然后将针缓缓推进，达一定深度并得气，回抽无血后，再将药液缓慢注入。若注入药液较多，可采取由深至浅边推药液边退针，或分几个方向注射药液的方法。注射完毕抽出针头后，要及时用消毒干棉球揉按针孔，并嘱患者休息片刻，以缓解针刺及药物对局部的刺激感。

(3)注射剂量选择。水针的用药剂量差异较大，取决于注射部位、药物的性质和浓度，但总量不能超过药物规定的最大剂量。一般耳穴每穴注入0.1mL，面部每穴注入0.3～0.5mL，四肢部每穴注入1～2mL，胸背部每穴注入0.5～1mL，腰臀部每穴注入2～5mL。

(4)穴位选择。本法配穴处方同毫针刺法。临床上常结合经络、经穴触诊法选取"阳性反应点"、俞、募、郄、原穴等。选穴宜少而精。急症患者每日1～2次，慢性病一般每日或隔日1次，6～10次为一疗程。反应强烈者，可隔2～3日1次，穴位可左右交替使用。每个疗程间可休息3～5日。

2. 注意事项

(1)严格无菌操作，防止感染。

(2)应用时要正确、安全使用药物，按皮试要求操作。

(3)药液注入时要注意避开关节腔、脊髓腔、血管和神经干。

(4)穴位注射后局部常有明显的酸胀感，随后局部或更大范围内可能会有轻度不适，一般24小时后消失。

(5)小儿、老人、体弱、敏感者，药液剂量应酌减。

(6)其他注意事项同毫针刺法。

(六)皮内针法

皮内针法，是将特制的小型针具刺入腧穴并固定于该部皮内或皮下，通过长时间的刺激，以调整经络脏腑功能，达到防治疾病的方法。皮内针针具有麦粒型和图钉型两种。

1. 操作方法

(1)麦粒型皮内针。用镊子夹住针柄，针身位于针柄下方，对准腧穴，沿皮下横向刺入，针身可刺入0.5～0.8cm，针柄留于皮外，询问患者该部位无异物疼痛感后用胶布顺着针身刺入的方向粘紧固定(图2-1-13)。

(2)图钉型皮内针。用镊子挟住针圈,对准腧穴,垂直刺入,询问患者该部位无异物疼痛感后用胶布粘紧固定。也可将针圈贴在胶布上,手执胶布直接将针垂直压入所刺穴位(图 2-1-14)。

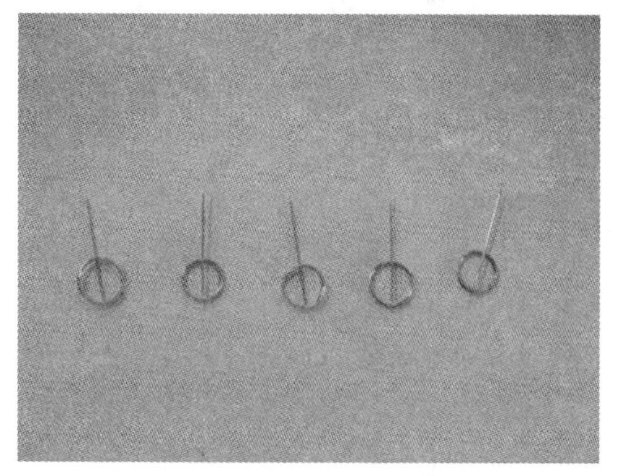

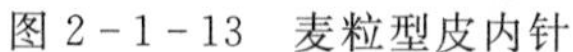

图 2-1-13　麦粒型皮内针

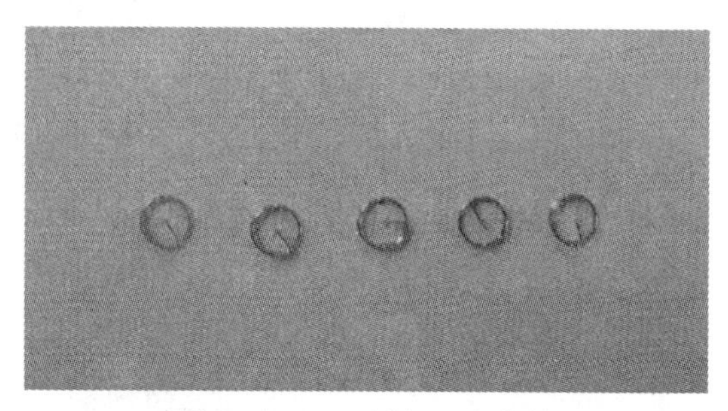

图 2-1-14　图钉型皮内针

(3)留针时间。根据病情决定留针时间长短,一般为 3～5 日。若天气炎热,以 1～2 日为宜,以防感染。留针期间,嘱患者每隔 4 小时用手按压埋针处 1～2 分钟,以加强刺激,提高疗效。

2. 注意事项

(1)操作时,应严格无菌操作,将皮内针、镊子和埋针部皮肤进行严格的消毒。

(2)留针部位应以不疼痛、不妨碍正常活动为主。关节附近、胸腹部等部位不宜埋针,以防影响正常的功能活动。

(3)埋针后,若患者感觉疼痛或肢体活动受阻,应将针取出重埋。

(4)埋针期间,针处不可沾水污,宜保持干燥清洁,以防感染。

(七)耳针法

耳针法是指采用毫针或其他器具刺激耳廓上的特定区域,以达到防治疾病的方法。也是美容临床常用的方法。其应用范围广泛,简便易行,安全可靠。操作方法常有压籽法、放血法、针刺法、埋针法、水针法等。美容临床上常有于治疗黄褐斑、白癜风、油风、痤疮以及肥胖等损容性疾病,还可以驻颜、祛皱、生发。

1. 操作方法

(1)选穴。选准耳穴(图 2-1-15)是取得疗效的关键,操作前应在所选穴区内用探棒或火柴或针柄等钝圆的棒头用同等力量按压以寻找明显的压痛点,或用耳穴探测仪探测出阳性反应点作为刺激部位。一般是选用单侧耳穴,两耳交替。

(2)操作方法。

1)压籽法(图 2-1-16):耳郭消毒后,用硬而光滑的物体(如王不留行籽、绿豆、菜籽、磁珠等)或药丸(如六神丸)等在探测到的耳穴表面贴压并用胶布固定以防治疾病的一种方法。该法简便易行,不仅能持续起到刺激作用且不进入皮肉内,安全无副作用,患者易于接受,从而成为临床最常用耳穴疗法。贴压后,嘱患者每日自行按压刺激 3～5 次,每次每穴按压 30～60 秒钟,以耳穴疼痛,耳部发热、发胀为度,每隔 2～4 日 1 次,10 次为一疗程,疗程间休息 3～7 天。

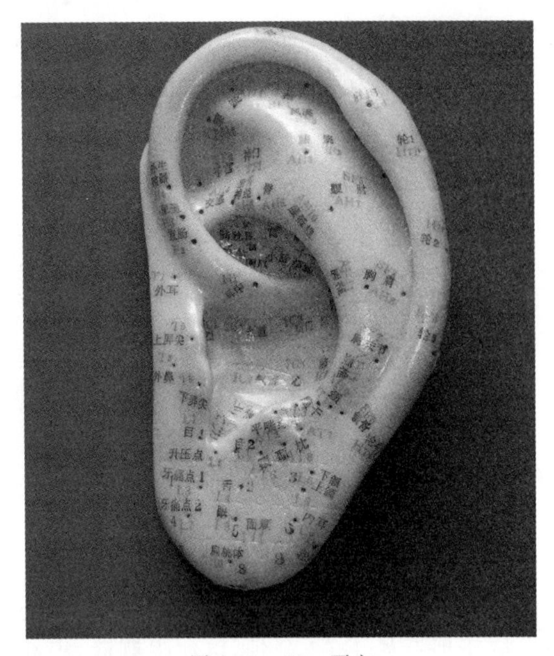

图 2-1-15 耳穴

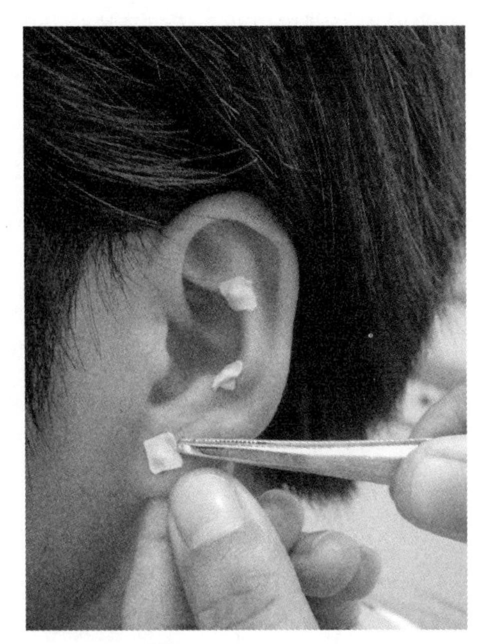

图 2-1-16 压籽法

2)刺血法:具体操作同三棱针点刺法。美容临床上以耳尖、耳背放血多见。

3)毫针法(图 2-1-17):同毫针刺法,患者采取坐位或卧位,针刺深度一般以刺入 2～3 分为宜。根据病情需要确定留针时间,一般留针半小时,出针后用消毒干棉球按压针孔。针具一般选用 0.5 或 1 寸毫针。

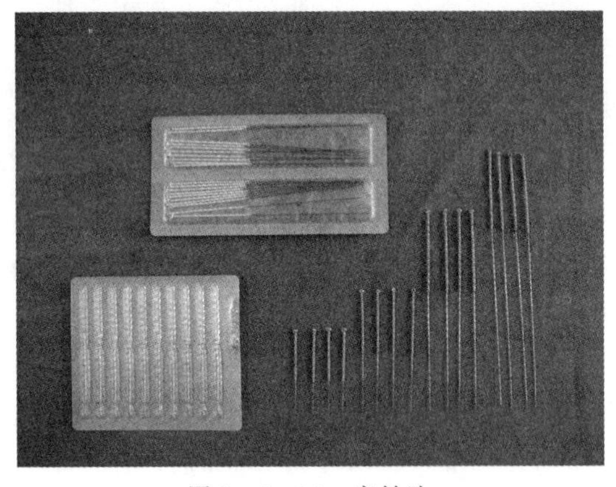

图 2-1-17 毫针法

4)埋针法:将皮内针埋入耳穴的方法,操作同皮内针法。

5)水针法:将药物注入耳穴的方法。针具一般使用结核菌素注射器配 26 号针头。其他操作事项同上面"(六)水针"所述。

2. 注意事项

(1)由于耳针比体针更易感染,所以必须重视耳廓的消毒。

(2)耳部有炎症,溃疡,不宜耳针。

(3)针后如针孔红肿,可用2.5%碘酒擦拭,防止化脓性软骨膜炎的发生。

(4)孕妇慎用。

(5)严重心脏病、高血压等患者慎用。

(八)滚针法

滚针法,又称“微针疗法”。是利用滚针穿透皮肤角质层,将护肤活性成分或营养成分直接导入皮下组织而发挥美容功效的方法。近年,在美容临床上广为流传并应用广泛,特别是在皮肤美容作用方面十分显著,常用于妊娠纹、肥胖、脱发、毛孔粗大、皱纹、痘印、斑、肤色暗哑、黑眼圈等美容问题。

1. 针具

滚针针具见图2-1-18。

滚针针具是在皮肤针的基础上改进而来,是在一个直径1.5~2.5cm,高2~3cm的滚筒壁上均匀有序地装置多排不锈钢短针,每排6~12枚不等。根据规格不同,短针粗细疏密也不相同。

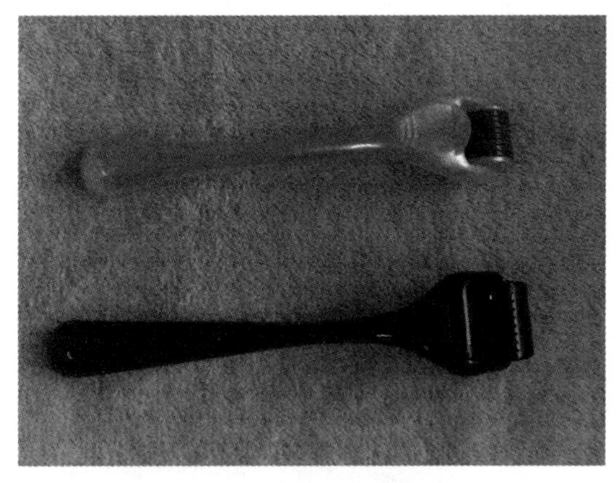

图2-1-18 滚针针具

2. 操作方法

患者取坐位、仰卧位或俯卧位,以舒适且充分暴露治疗部位为宜。施术部位常规消毒,右手拇、食指置于针柄中段,其余三指握紧针柄末端,在施术部位上轻轻来回地推滚,用力大小因人而异,以患者感到舒适、皮肤潮红为度。当在问题皮肤、面部、颈部等治疗部位滚动时要涂以相应的治疗液,常用的治疗液有:护肤营养液、表皮生长因子、胶原蛋白、白蛋白、胎盘组织液、维生素C等。

3. 注意事项

(1)操作前应检查针具好坏,观察针面是否排列整齐、无缺损松动,针身是否垂直于滚筒,针尖是否光洁无毛钩,运用时滚筒滚动是否灵活等。

(2)严格消毒,以防感染。

(3)未成年、妊娠或哺乳期女性禁用。

(4)恶性、消耗性疾病以及治疗部位皮肤溃疡或疮疡者等不宜使用本法。

(5)施术当天不宜洗脸。

(6)治疗期间需要做好防晒。

第二节　灸　法

灸法是指以艾绒或其他灸材烧灼、薰熨体表的一定部位或腧穴，通过温热性刺激经络腧穴的作用，以达到美容目的的技术方法。其具有温通经络、温散寒邪、活血逐痹、消瘀散结、回阳固脱、防病保健等作用。在美容临床上多用于治疗斑秃、蛇串疮、瘾疹、湿疹、白驳风、鸡眼、肥胖、面色晦暗等多种损美性病症。

美容临床上常用的施灸方法有艾炷灸、艾条灸、温针灸、温灸器灸等。

一、艾炷灸

艾炷（图 2－1－19）即将纯净的艾绒放在平板之上，用拇、食、中三指边捏边旋转，把艾绒捏紧成规格大小不同的圆锥状物称为艾炷。将艾炷放在穴位上施灸称艾炷灸。艾炷灸可分为直接灸和间接灸两类。

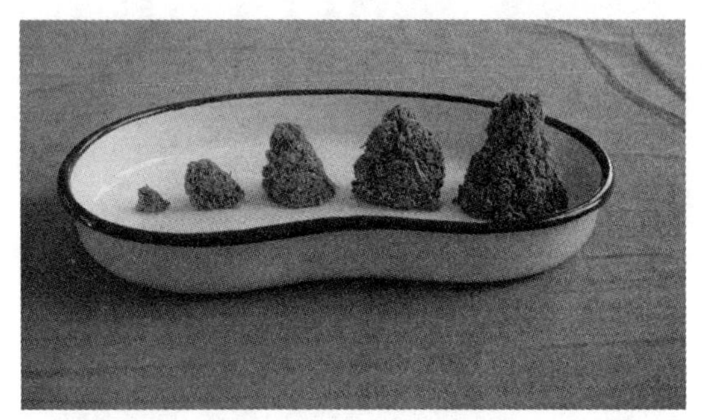

图 2－1－19　艾炷

1. 直接灸

直接灸见图 2－1－20。

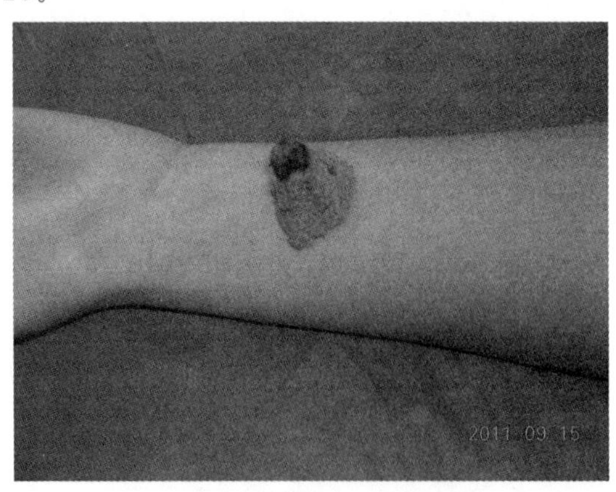

图 2－1－20　直接灸

直接灸即将艾炷直接置在皮肤上施灸的一种方法。根据灸后对皮肤刺激程度的不同，又分为无瘢痕灸和瘢痕灸。

(1)无瘢痕灸：又称非化脓灸，临床上多用中、小艾炷。灸前先在施术部位涂以少量的凡士林或其他介质，以增加黏附性，然后将艾炷放上，从上端点燃，当燃至患者感到烫时，用镊子将艾炷挟去，换炷再灸，一般灸 3～7 壮，以局部皮肤充血、红晕为度，灸后皮肤不致起泡，不留瘢痕。此法适用于慢性虚寒性疾病，如眩晕、慢性腹泻、四肢冰凉、风寒湿痹和皮肤疣等。

(2)瘢痕灸：又称化脓灸，临床上多用小艾炷，如麦粒大。灸前先在施术部位涂以少量大蒜汁或其他介质，以增加黏附性和刺激作用，然后放置艾炷，从上端点燃，直至燃尽，除去灰烬，再换炷燃尽，可灸 7～9 壮。当燃近皮肤，患者有灼痛感时，可用手在施灸部位四周拍打以减轻疼痛。灸毕，在施灸穴位上贴敷消炎药膏，大约 1 周可化脓形成灸疮。灸疮 5～6 周愈合，留有瘢痕，故称瘢痕灸。该方法对皮肤损伤较大，且形成瘢痕，在美容临床上多不采用。如由于病症需要，灸前必须征求患者的同意及合作。

2. 间接灸

间接灸即艾炷点燃后不直接接触皮肤而施灸的一种方法。美容临床上常用的方法有隔姜灸和隔盐灸。

(1)隔姜灸：用新鲜生姜切成直径大约 2～3cm，厚约 0.2～0.3cm 薄片，中间穿刺数孔，上置艾炷放在施灸部位，然后点燃艾炷，当艾炷燃尽后，可易炷再灸(图 2-1-21)。在施灸过程中，若患者感到灼热不可忍受时，可将姜片向上提起，或缓慢移动姜片，或再垫块姜片。灸量以艾炷大小及病症需要而定，以皮肤红晕不起泡为度。此法应用很广，可治疗多种损美性疾病，特别是慢性虚寒性质的，如癣、黄褐斑、肥胖、痛经、风寒湿痹等。

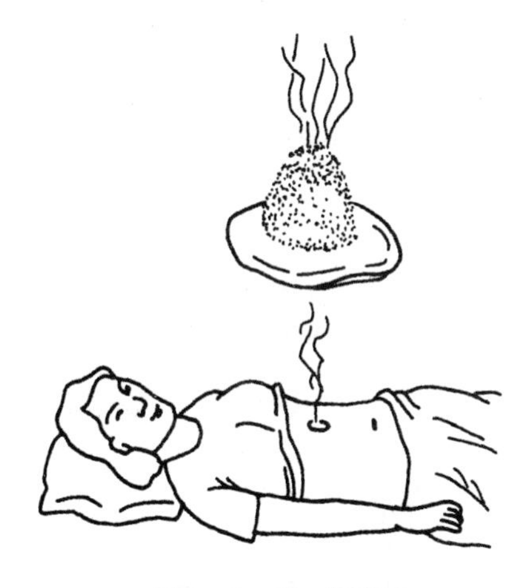

图 2-1-21　隔姜灸

(2)隔盐灸：又称神阙灸。用纯净干燥的食盐填敷于脐部，使其与脐平，上置艾炷施灸，如患者稍感灼痛，即更换艾炷。也可在盐上放置姜片后再施灸。这种方法在美容临床上多用于保健，强身健体，一般灸 1～5 壮。若用于回阳救逆固脱，则需不计壮数，连续施灸，以四肢回温，症状改善为度。

二、艾条灸

艾条灸即将艾条一端点燃，对准穴位或患处施灸的一种方法(图 2-1-22)。临床上有纯艾条和药艾条两种。按操作方法不同可分为悬起灸和实按灸两种。其中悬起灸是美容临床上常用的施灸方法，应用广泛，按操作方法不同又分为温和灸、雀啄灸和回旋灸。

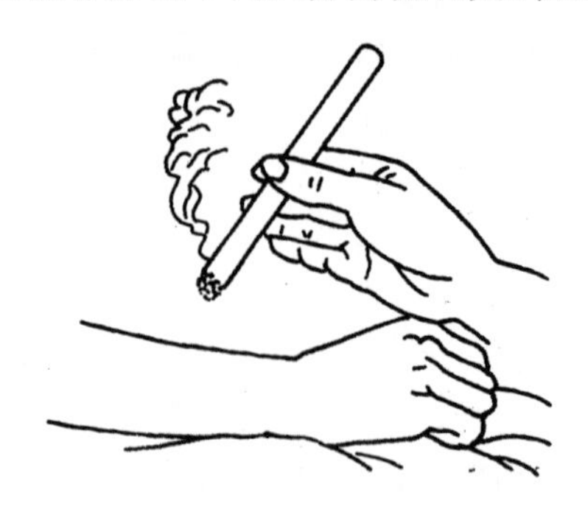

图 2-1-22　艾条灸

1. 温和灸

艾条点燃端固定对准施术部位，距皮肤约 2～3cm 处进行艾灸，使患者局部有温热感而无灼痛为宜，若有灼热难耐感，则可稍将艾条上提施灸或移走，以不灼痛为度。一般每部位灸10～15分钟，至皮肤红晕为度。如果遇到局部知觉减退或小儿等，医者可将食、中两指，置于施灸部位两侧来测知患者局部受热程度，以便随时调节施灸时间和距离，防止烫伤。

2. 雀啄灸

艾条点燃端与施灸部位并不固定在一定的距离，而像鸟雀啄食一样，一上一下，给施灸部位一个变量的刺激。

3. 回旋灸

艾条点燃端与施灸部位的皮肤保持一定的距离，然后向左右方向移动或反复旋转施灸。

三、温针灸

温针灸是针刺与艾灸相结合的一种方法(图 2-1-23)。即在针刺得气的基础上，将针留在适当的深度，在针柄上穿进长约 2cm 的艾条段施灸，或在针尾上搓捏少许艾绒点燃施灸，直至燃尽，除去灰烬，施灸完毕再将针取出，在施灸过程中应防止灰火脱落烫伤皮肤。

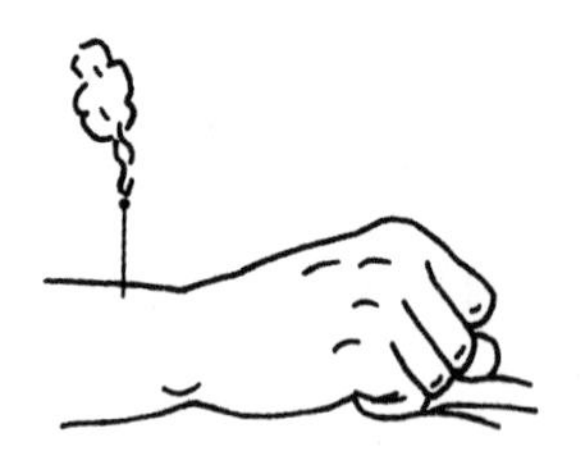

图 2-1-23　温针灸

四、温灸器灸

温灸器是一种专门用于施灸的器具，用温灸器施灸的方法称温灸器灸，临床常用的有温灸盒、灸架和温灸筒等(图 2-1-24)。

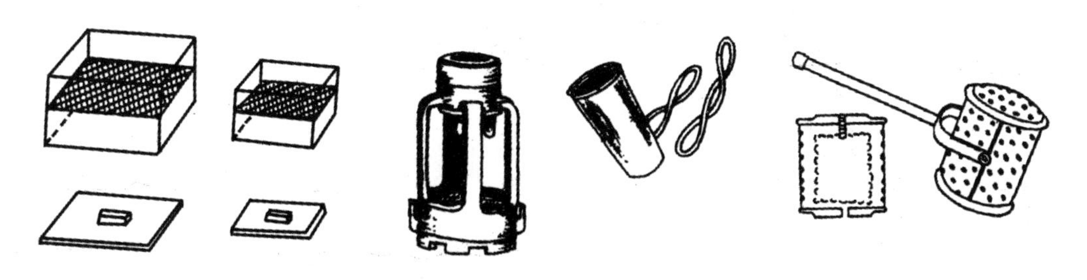

图 2-1-24　温灸器灸

1. 温灸盒灸

将适量的艾绒或艾条置于灸盒内的金属网上，点燃后将灸盒放于施术部位即可。适用于腹、腰等面积较大部位。

2. 灸架灸

将艾条点燃，燃烧端插入灸架的顶孔中，对准施术部位施灸，并用橡皮带固定。适用于全身体表穴位。

3. 温灸筒灸

将配套的艾条点燃后置于温灸筒内，固定不脱落后，执筒柄于患处施灸即可，在施灸过程中，如果太烫可垫层薄毛巾，以防烫伤。适用于颜面部位或怕烫需来回移动温灸器者。

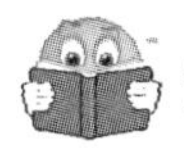

知识链接

《扁鹊心书·须识扶阳》说："人于无病时，常灸关元、气海、命门、中脘，虽未得长生，亦可保百年寿也。"是说人在无病时常常艾灸关元、命门、中脘、气海等穴，可以激发人体正气，增强人的抗病能力，虽然不能长生不老，但也能使人精力充沛，健康长寿。

第三节　埋线法

埋线法是指是在腧穴皮下埋藏羊肠线，通过连续性刺激经络、腧穴来调整机体阴阳气血平衡的一种美容治疗技术。本法具有效力持久的作用，适宜慢性、反复发作的病证。美容临床上多用于治疗面瘫、白癜风、痤疮、黄褐斑、肥胖等损美性疾病。

知识链接

埋线疗法在古代并无记载，是现代人在长期临床实践中，在针灸经络腧穴理论的指导下发展而来的一种传统中医与现代科技理论相结合的新式治疗方法。其理论基础来源于《灵枢·经脉》篇中的"留针"理论；现代科学原理为：埋入的蛋白线刺激经络穴位后，体内肌肉合成代谢升高，分解代谢降低，肌蛋白、糖类合成增高，乳酸、肌酸分解降低；另外蛋白线埋入后可产生局部组织的无菌性炎症，这些反应对穴位会产生一种缓慢、柔和、良性的长效刺激效应，改善血液循环，从而提高机体免疫力，长期发挥疏通经络作用，达到"深纳而久留之，以治顽疾"的效果。

本法是中医临床近年来研究的一个热点，特别是在治疗慢性、复发性疾病方面取得长足的进步，得到越来越多医患的认可。

埋线疗法在中医临床上有穿刺针埋线法、三角针埋线法、切开埋线法，但后两种对皮肤肌肉损伤较大，且疼痛感强，因此现在临床上常用穿刺针埋线法，本节仅介绍该法。

一、常用针具

1. 腰椎穿刺针

腰椎穿刺针见图2-1-25。

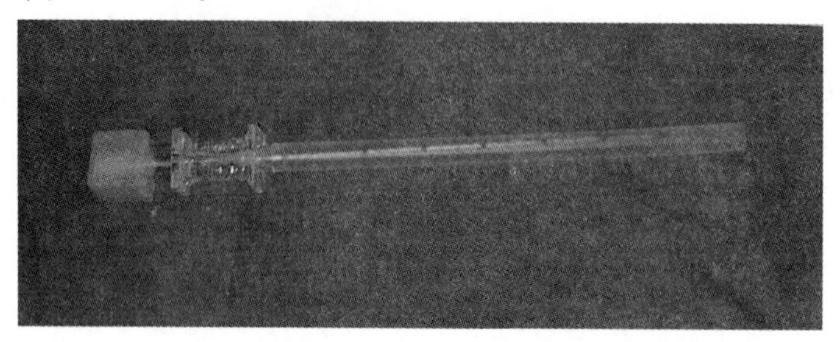

图2-1-25 腰椎穿刺针

2. 一次性埋线器具

一次性埋线器具见图2-1-26。

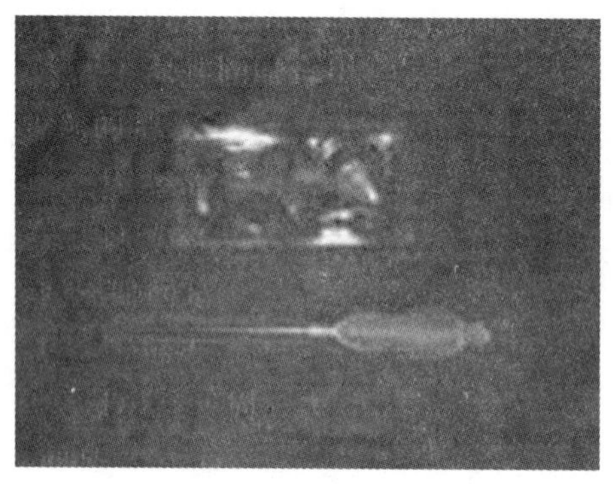

图2-1-26 一次性埋线器具

二、操作方法

局部常规消毒后，用镊子镊取一段已消毒的约1～2cm长的羊肠线，套放于埋线针针管前端内，后置配套针芯，左手拇、食指绷紧或提起施术部位皮肤，右手持针，利用腕力，快速将针刺入，缓慢推进到所需深度，当出现针感后，右手稳住针管，左手食指对准针芯帽迅速一击，使针管内的羊肠线进入皮下组织或肌层内，继而退出针管，并用消毒干棉球按压针孔片刻，待针孔无出血后敷盖消毒纱布或创口贴。

三、选穴原则及疗程

埋线多选肌肉丰厚的部位，以腰、臀、腿部最常用，选穴原则与针刺疗法相同，但取穴宜精宜简。每次埋线1～3穴,可间隔2～4周治疗1次。

四、术后反应

由于局部针具刺激损伤及羊肠线刺激,在1～5天内,埋线处会出现红、肿、热、痛等无菌性炎症反应,属于正常反应。施术后患肢局部温度可能会升高,可持续3～7天。少数患者在埋线后4～24小时内会出现全身体温上升,一般约在38℃左右,局部无感染现象,一般持续2～4天后体温会恢复正常,临床上应注意观察。

五、注意事项

(1)严格无菌操作,防止感染。

(2)埋线要在肌肉丰满的地方,埋入后羊肠线头不可暴露在皮肤外面。

(3)注意埋线的深度,谨防伤及内脏、大血管和神经干等部位。

(4)在同个穴位上做多次埋线时,应偏离前次埋线部位。

(5)局部皮肤有感染或溃疡时不宜使用本法。

(6)严重心脏病患者、孕妇等均不宜使用本法。

第四节　拔罐法

拔罐法是利用燃火或其他方法排出罐中空气,形成负压,使其吸附于腧穴或治疗部位,造成局部充血,使毛细血管扩张,对腧穴、经络产生刺激,以通畅气血、宣散邪阻、调节体内的代谢,从而达到美容治疗功效。美容临床常用于面瘫、蛇串疮、白癜风、神经性皮炎、痤疮、荨麻疹等病。

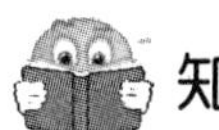

知识链接

拔罐疗法是中医学传统的外治疗法,古人常使用兽角作为治疗工具,因此又称为"角法"。《太平圣惠方》论及:"凡痈疽发背,肿高坚硬脓稠焮盛,色赤者,宜水角;陷下,肉色不变,软漫稀者,不宜水角",又谓:"疽之萌生而水角,则内热之毒畏冷,逼之却入腠理,深可衰也"。这说明拔罐已成为当时痈疽的治疗手段之一,利用拔罐负压原理拔出脓血,以清热排毒;并指出了痈疽拔罐的适宜症状。可见当时拔罐法在外科已非常盛行。

一、罐具种类

罐的种类很多,经过历史演变、社会发展,罐具已从原始的兽角、竹筒,发展成为金属罐、陶瓷罐、玻璃罐,抽气罐、挤压罐及多功能电子罐等。常用的有玻璃罐、竹罐、抽气罐、多功能罐等(图2-1-27,图2-1-28)。

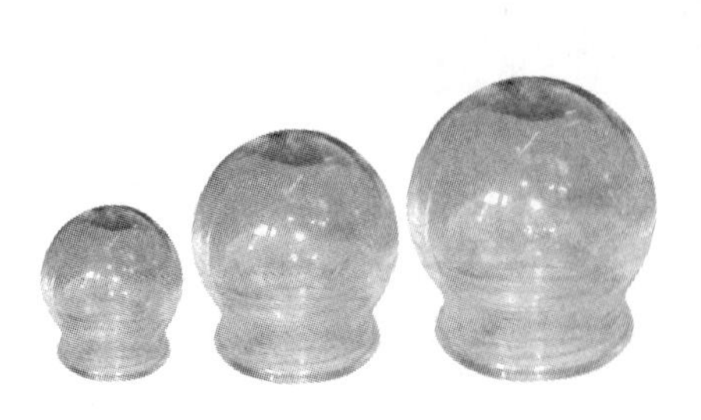

图 2-1-27　玻璃罐

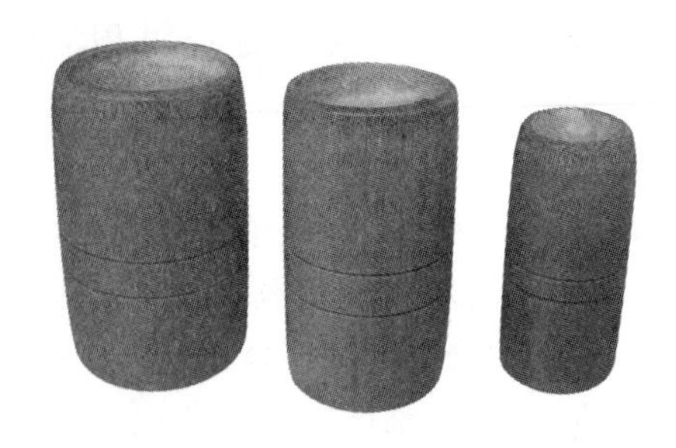

图 2-1-28　竹罐

二、操作方法

(一)火罐法

本法多用于玻璃罐,是利用燃火使罐内形成负压,借此将罐吸附于施术部位上。火罐法的吸拔力大小与罐具的大小和深度、罐内负压情况、扣罐的速度等因素相关。如罐具深而大,在火力旺时操作,扣罐动作快,则罐的吸拔力大;反之则小。可根据治疗需要灵活掌握,常用的方法有闪火法、投火法和贴棉法三种。

1. 闪火法

用持针器夹住 95%酒精棉球,点燃后在罐内中短暂停留后,迅速退出并立即将罐扣在施术部位上。此法是常用的拔罐方法,须注意火不要烧罐口,需防酒精过多,以免烫伤皮肤(图2-1-29)。

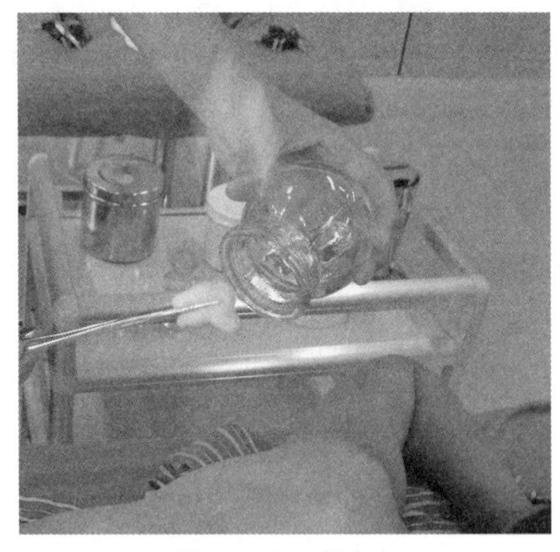

图 2-1-29　闪火法

2. 投火法

投火法指将纸折成宽条状,蘸酒精,点燃后投入罐内,迅速将罐扣在施术部位。此法适用侧面拔罐。

3. 贴棉法

贴棉法指用厚薄适中的棉花片，浸透95%酒精，贴在罐内壁的中段，点燃后迅速扣在施术部位上。此法多用于侧面拔罐，需防酒精过多，滴下烫伤皮肤。

4. 架火法

用不易燃烧和不易导热的物体，如小瓶盖（其直径要小于罐口）等，放在应拔的部位上，然后上置小块酒精棉球或滴几滴酒精，点燃后迅速将罐扣下。

(二)水罐法

本法多用于竹罐，将竹罐倒置在锅内，加药水煮沸后倒挟竹罐底端，甩去罐内沸水，并迅速用湿毛巾紧扪罐口，乘热扣压在施术部位上。此法可用于任何部位拔罐，但其吸拔力小、操作需敏捷。

(三)抽气法

本法用于抽气罐，先将抽气罐紧扣在需拔部位，用抽气筒将罐内空气抽出，使之产生所需负压而吸附，此法适用于任何部位。

三、拔罐法的操作

拔罐法在古代主要用来吸拔脓血，随着医疗实践的不断发展，操作方法从留罐发展到走罐、闪罐，以及与毫针、电子、磁疗、药物、红外线等结合的多功能罐法，不仅扩大了拔罐的适应范围，也增强了拔罐法的疗效。根据病变部位及病情性质，可分别采用不同拔罐方法。

(一)留罐法

留罐法是拔罐法中最常用的一种。即吸罐后将罐留置在所拔部位一定时间，一般10～15分钟。夏季留罐时间可适当减少，以免皮肤起泡。可根据病变范围分别采用单罐法或多罐法（图2-1-30）。

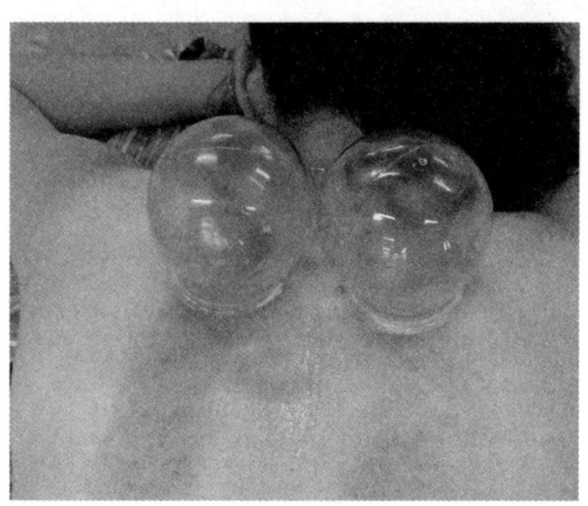

图2-1-30　留罐法

(二)闪罐法

闪罐法即用火罐法将罐吸上后立即取下，如此反复吸拔多次，至皮肤潮红为度。一般使用中号玻璃罐。适用于吸拔不紧、留罐有困难处，或局部皮肤麻木、功能减退的患处也适用此法。

(三)走罐法

先在走罐所经部位涂上润滑介质,将罐吸拔好后,以手握住罐底,稍向后倾斜,即推动方向前方略提起,慢慢向前来回推拉数次,至皮肤潮红为度(图 2-1-31)。一般选用罐口平滑厚实的玻璃罐。本法适用于面积较大,肌肉丰厚的部位,如腰背部、大腿等处。

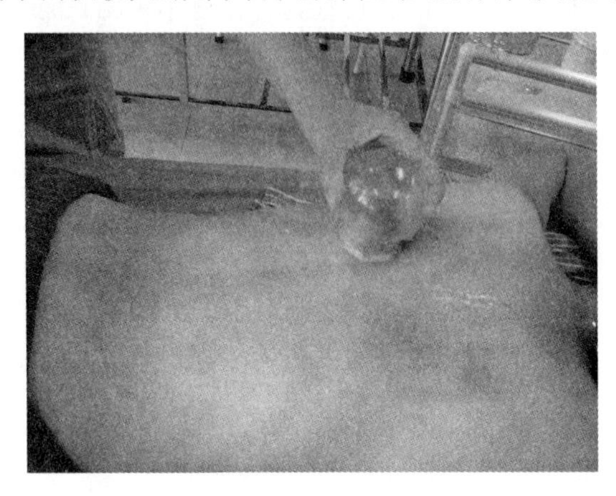

图 2-1-31 走罐法

(四)刺血拔罐法

刺血拔罐法即先用三棱针、皮肤针或滚针等针具,刺破血络、阳性反应点或局部皮肤,使其出血,然后拔以玻璃罐,以此加强刺血法疗效(图 2-1-32)。此法应用较广泛,美容临床上多用于各种急慢性组织损伤、神经性皮炎、痤疮、皮肤瘙痒症、丹毒等病证。

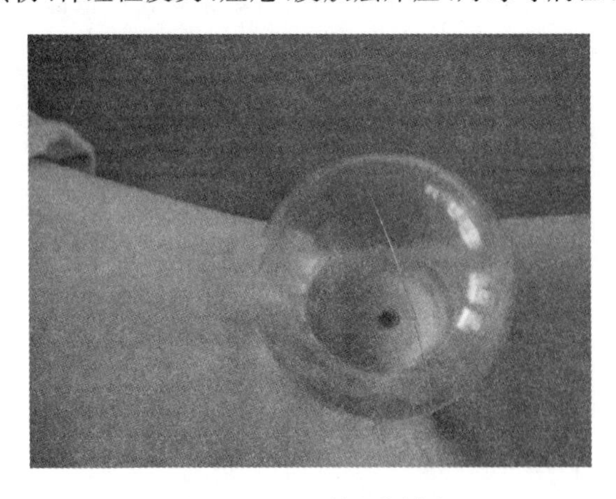

图 2-1-32 刺血拔罐法

(五)留针拔罐法

留针拔罐法即针刺和拔罐相结合的一种方法。操作时先针刺到一定深度得气后,再以针为中心,将罐吸拔上,留罐 10～15 分钟,然后起罐、出针。一般适用于肌肉丰厚部位。

(六)药罐法

常用的药罐法有煮药罐和贮药罐两种。

1. 煮药罐

将药物装入麻袋，扎紧袋口，清水煮至适当浓度，再把竹罐口朝下放入药液内煮15分钟以上。使用时，按水罐法吸拔在治疗部位，多用于风湿痹痛等病症。

2. 贮药罐

在抽气罐内先盛贮适量药液，常用的有辣椒水、生姜汁等，或根据病情配制的药液，然后按抽气罐操作方法，使罐吸附在皮肤上。

四、起罐法

用一手握住罐体，另一手将罐口边缘的皮肤轻轻按下，使空气进入罐内，或将进气阀拉起，待空气缓缓进入罐内后，罐即落下。切不可硬拔，以免损伤皮肤。

五、注意事项

(1)拔罐时要选择适当体位，选择大小适宜的罐具。

(2)操作时动作必须迅速，才能使罐吸附有力；酒精不能蘸取过多，以防滴落烫伤皮肤。

(3)多用于肌肉丰满部位，骨骼凸凹不平、毛发较多的部位、颜面部不适宜拔罐。

(4)若烫伤或留罐时间太长而皮肤起水泡时，小泡可让其自行吸收，防止擦破即可。水泡较大时，挑破皮肤将水放出，涂以龙胆紫药水，以防感染。

(5)皮肤有过敏、溃疡、水肿和大血管分布部位不宜拔罐。

(6)高热抽搐者和孕妇的腹、腰骶部位不宜拔罐。

(7)拔罐后局部会有充血、瘀血现象，一般2～3天会自动消退，等消退后在同部位可再吸拔。

(8)如遇晕罐现象，应立即起罐，令患者卧床休息即可缓解。

第五节 刮痧法

刮痧美容法是传统刮痧法的现代发展和延续，它是采用刮具在人的面部或身体上进行刮拭、点、挑、叩击等手法，以达到舒经通络、平衡阴阳、祛风散寒、行气活血，从而增加人体容颜美或形体美的方法。

一、刮痧美容的原理

(一)调节脏腑，平衡阴阳

刮拭多选择背部膀胱经、督脉和胸部任脉，督脉有总督一身阳经的作用，任脉有统领一身阴经的作用，故刮此二脉，有助于人体阴阳调和；刮拭背部膀胱经上五脏六腑的俞穴，对脏腑有良好的调节作用。

(二)增强正气，祛除邪气

刮痧可通过经络系统调节脏腑功能而增强人体之正气。刮拭皮肤，可使阳气振奋，腠理开通，将皮部、体内郁积的各种邪气排出体外。

(三)舒经通络,行气活血

刮痧施术的部位主要是经络系统之十二皮部。皮部是十二经脉及其所属络脉在皮表的分区,也是络脉之气散布的所在。刮痧通过刺激十二皮部的细小络脉,使经络疏通,气血通畅,达到健美形体,亮泽肌肤,养颜美容的目的。

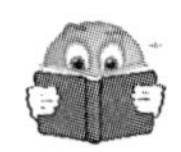

知识链接

痧表现为红色、紫红色、黯青色或青色的斑点、斑片,其颜色、形态和部位深浅是由该处病理产物多少,即缺氧的程度决定的。完全健康的人,刮拭无“痧”出 ;病情较轻、病程较短者,刮出之“痧”颜色鲜红,部位表浅;病情重,病程长者,痧色黯红或青紫,出痧部位较深。

二、刮痧美容器具

刮痧板一般是用具有清热解毒作用且不导电、不传热的水牛角制成的,具有不同弯度、不同角度、不同长短及边缘不同厚薄的几何形状。刮痧板一般有如下几种形状。

(一)鱼形刮板

外形酷似金鱼,主要用于面部,常左右手各执 1 只配合使用。鱼嘴部和尾部专门用于点穴,鱼身和背、腹部多用于经络的刮拭和摩、抚(图 2-1-33)。

(二)梳形刮板

外形一端似梳,另一端似菱角(图 2-1-34)。主要用于头部毛发美容,梳的一端用于头部毛孔的疏通,同时刺激发根毛囊,以减少脱发,激发新生,并使白发变黑。一般先沿着任、督二脉梳理 30 次,再梳理两侧膀胱经各 30～50 次。

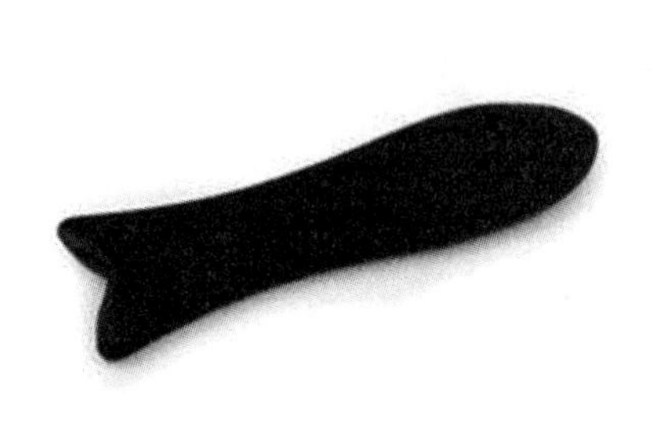

图 2-1-33 鱼形刮板

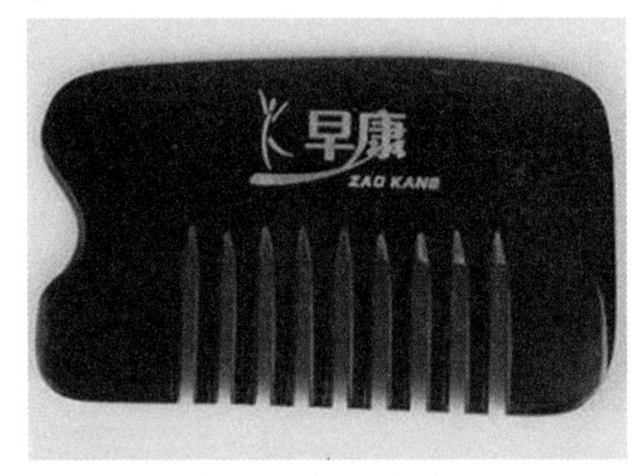

图 2-1-34 梳形刮板

菱形的一端用于打通任脉和督脉,并可刮拭头部穴位与身体各局部。

(三)三角形刮板

外形呈三角形,底线端边如波纹状,斜边稍带弧度,顶角稍圆(图 2-1-35)。专用于肢体刮拭。底边波纹状恰好可让指、趾关节通过,斜边刚好能刮拭手掌及掌背,顶角用以点按四肢穴位。斜边的另一特点是符合颈部的弧形。

(四)长方形刮板

较宽大、厚重,四面光滑,横刮竖刮均方便(图 2-1-36)。应用范围广泛,可用于全身肌肉厚实部位,尤其是背部、腹部,疏通经络效果较佳。

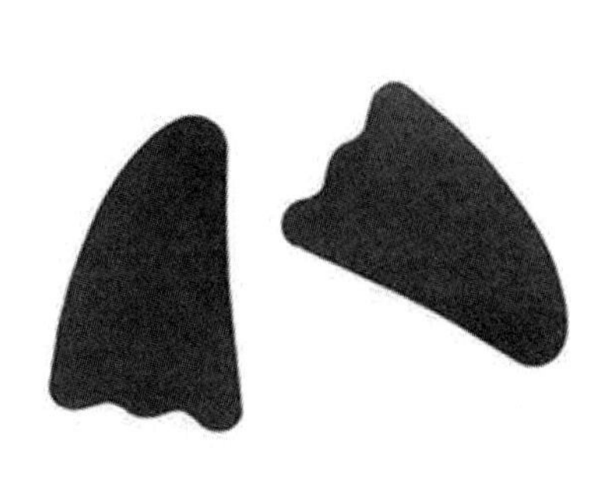

图 2-1-35 三角形刮板

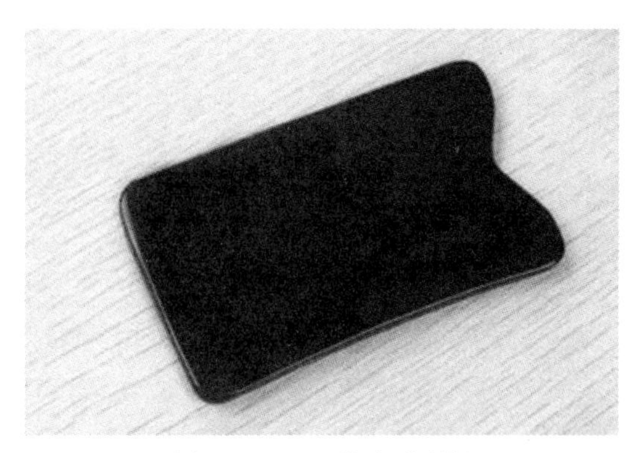

图 2-1-36 长方形刮板

三、刮痧美容的适应证

1. 损容性病证

粉刺,黧黑斑,肠胃疾病,睑腺炎,湿疮,瘾疹(荨麻疹),蛇串疮(带状疱疹),药毒(药疹),牛皮癣(神经性皮炎),皮肤瘙痒症,白癜风,银屑病,脂溢性脱发,斑秃,口眼㖞斜,针眼,近视,肥胖症等各种损容性病证。

2. 损容性缺陷

皱纹、眼袋、眼睑下垂、皮肤晦暗、皮肤粗糙等损容性缺陷。

四、刮痧美容的禁忌证

(1)皮肤创伤、不明原因的包块、感染病灶、痣瘤之处。

(2)对物理性刺激或对刮痧介质敏感之皮肤,感染性皮肤病。

(3)年老久病、消瘦、过饥、过饱、过渴、过度疲劳者。

(4)重度心脏病、肾脏病、肝硬化腹水、全身重度浮肿。

(5)有出血倾向疾病者。

(6)孕妇头颈部、腹部、三阴交、合谷等处,妇女乳头部。

五、面部刮痧美容法

(一)面部刮痧美容器具

鱼形刮板。

(二)面部刮痧美容介质

面部刮痧精华油、祛斑精华油、美白精华油、抗皱精华油等。

(三)面部刮痧美容的注意事项

(1)禁用化学制品作为刮痧板使用,施术时注意避风保暖。刮痧后3小时方可洗浴。

(2)面部刮痧刮至面部微微发红发热即可,不可刮出紫痧。不能干刮,要用介质配合,薄皮肤及敏感性皮肤要垫上纱布间隔刮。

(3)大血管显现处禁用力重刮。皮肤病皮损无渗出、糜烂、红肿热痛等及皮下无痛性良性结节,可直接在皮损处刮拭,否则只能在皮损周围刮拭。

(4)严重痤疮、换肤后不足2个月者、面部手术伤口未愈合者皆禁止刮痧。

(5)皮肤毛细血管扩张者忌刮。

(6)饥饿或饭后半小时内忌刮痧,刮痧后1小时内不能用冷水洗脸,4小时内不能化妆,不能热敷。

(7)刮痧板不能用热水浸泡,表面可用75%乙醇消毒。最好专人专板,不共用。

(8)初次刮痧后,若第二天出现轻微红点,起痧单颗2~3粒,属正常现象,刮2~3次后即不会再发生。

(四)面部刮痧操作程序

(1)洁面。

(2)去角质。

(3)用刮痧板均匀地涂抹按摩乳(油)于脸部平抚,让皮肤吸收。

(4)面部刮痧手法。

(5)点按的穴位如图2-1-37~图2-1-44所示,每个动作可重复3~5遍。

1)用鱼嘴点按承浆—大迎—听会—下关—太阳穴。

2)用鱼嘴点按地仓—颊车—听宫—上关—太阳穴。

3)用鱼嘴点按人中—迎香—颧髎—上关—太阳穴。

4)用鱼尾点按睛明—承泣—球后—瞳子髎—太阳穴。

5)用鱼尾轻抬睛明—攒竹—鱼腰—丝竹空—太阳穴。

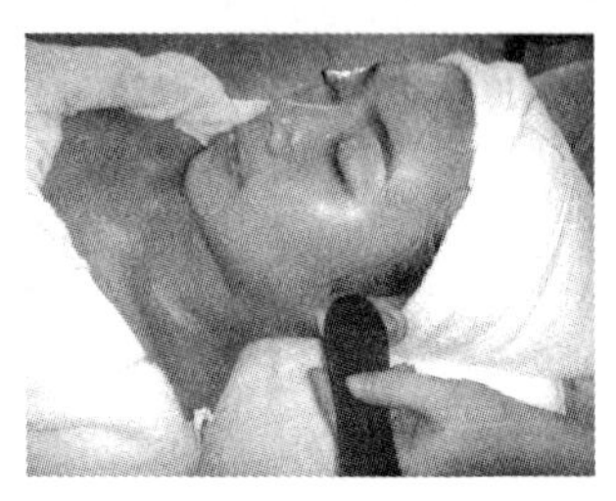

图2-1-37

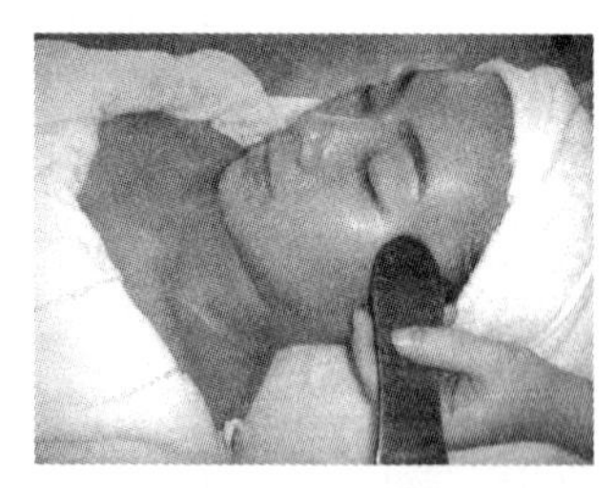

图2-1-38

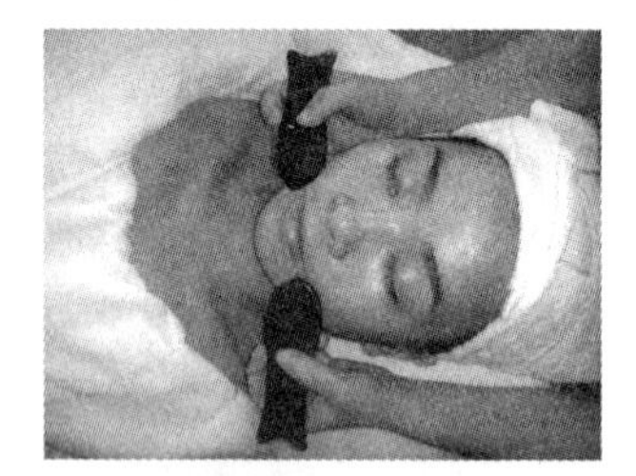

图2-1-39

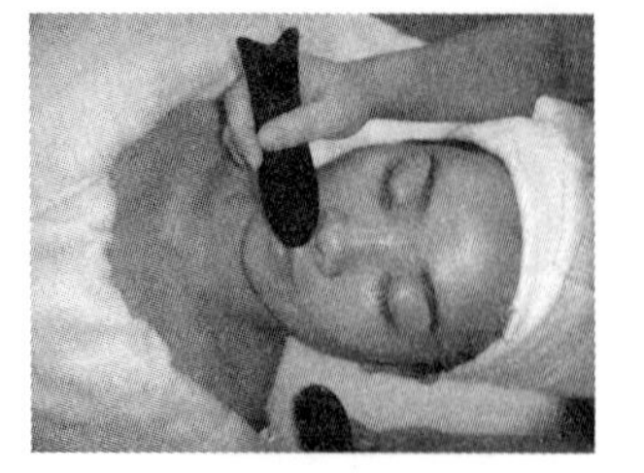

图2-1-40

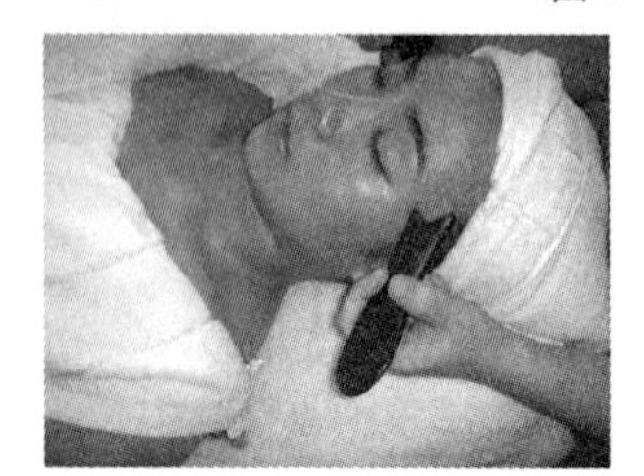

图2-1-41

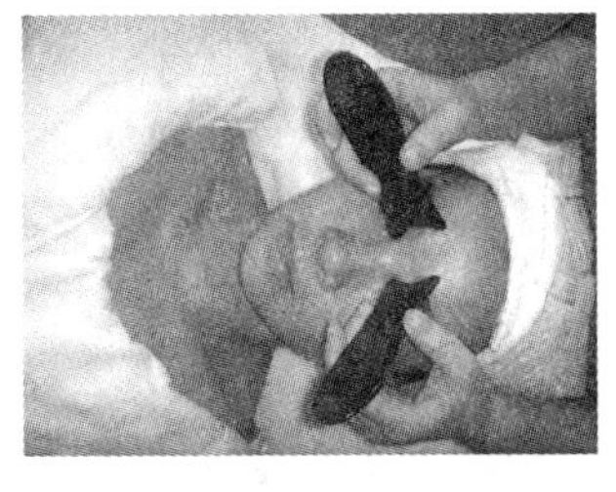

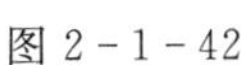

图 2-1-42

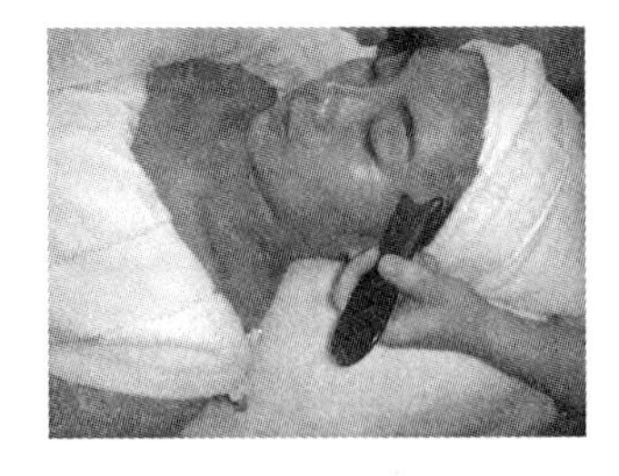

图 2-1-43

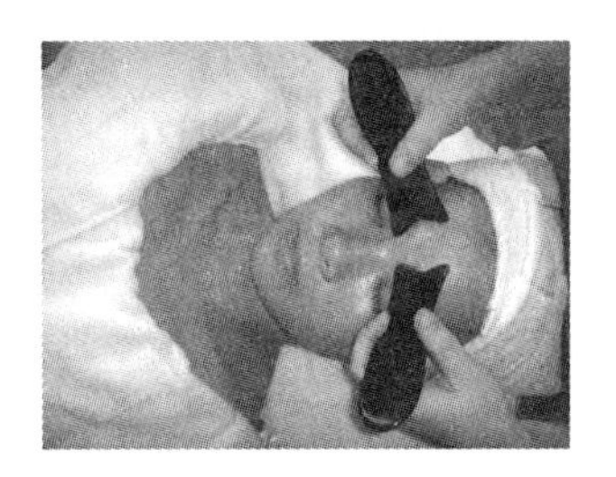

图 2-1-44

(6)眼部用刮痧板做眼部淋巴引流，右侧左手拿刮痧板 45°平推，手拿刮痧板平拉，经太阳穴至耳根后向下做颈部淋巴引流，左边同上(图 2-1-45，图 2-1-46)。

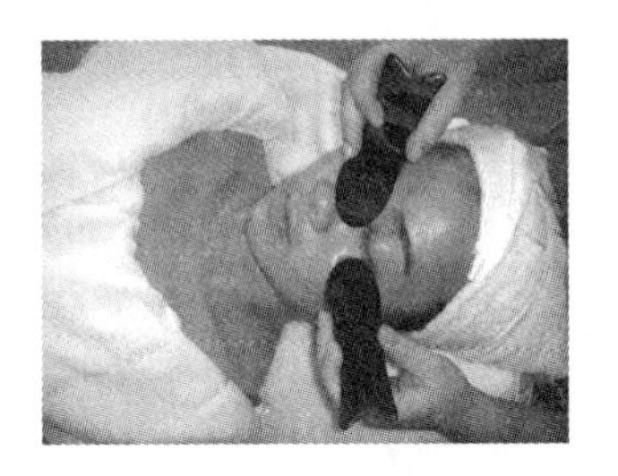

图 2-1-45

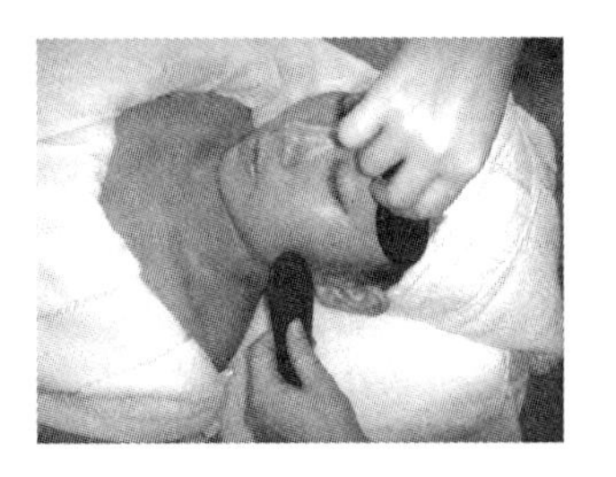

图 2-1-46

(7)用一对刮痧板侧面夹眉毛，推至太阳穴至耳根后向下做颈部淋巴引流(图 2-1-47，图 2-1-48)。

(8)用一对刮痧板侧面夹揉双眉推至太阳穴至耳根后向下做颈部淋巴引流(图 2-1-49)。

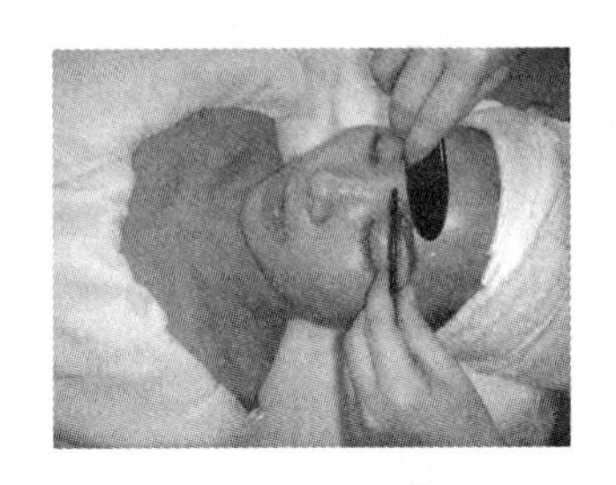

图 2-1-47

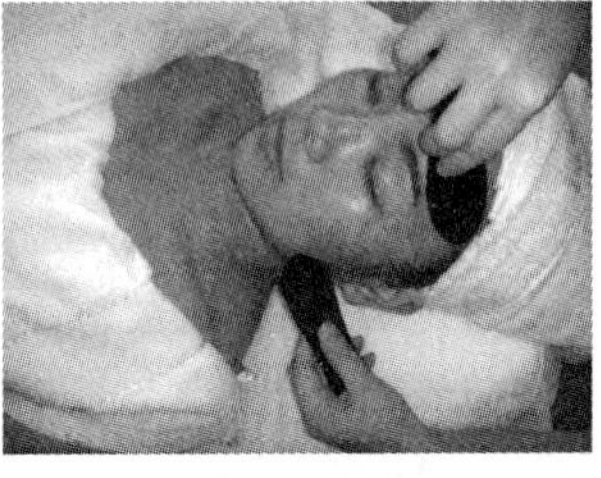

图 2-1-48

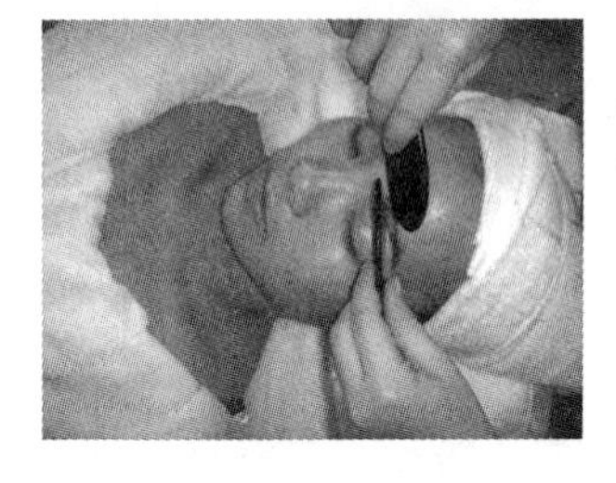

图 2-1-49

(9)用鱼尾同时点按印堂至神庭穴(图 2-1-50，图 2-1-51)。

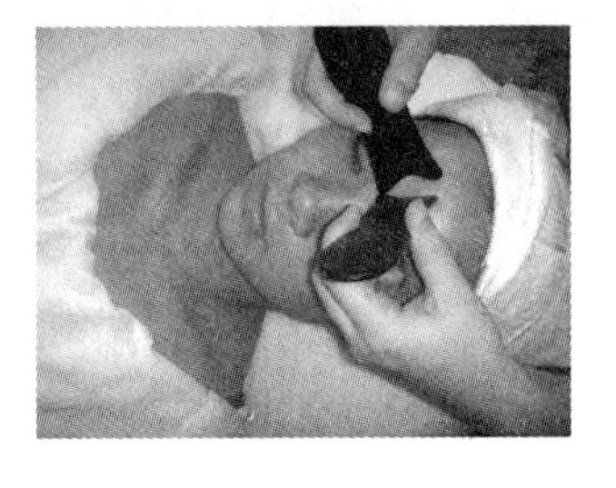

图 2-1-50

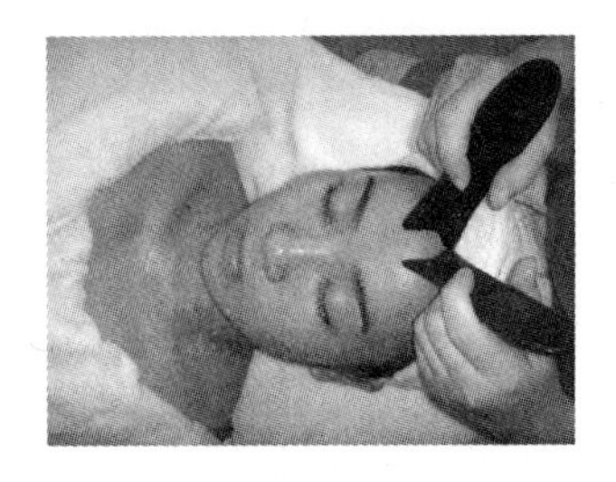

图 2-1-51

(10)用一对刮痧板侧面在额头交叉对拉，然后上下来回轻扫(图 2－1－52，图 2－1－53)。

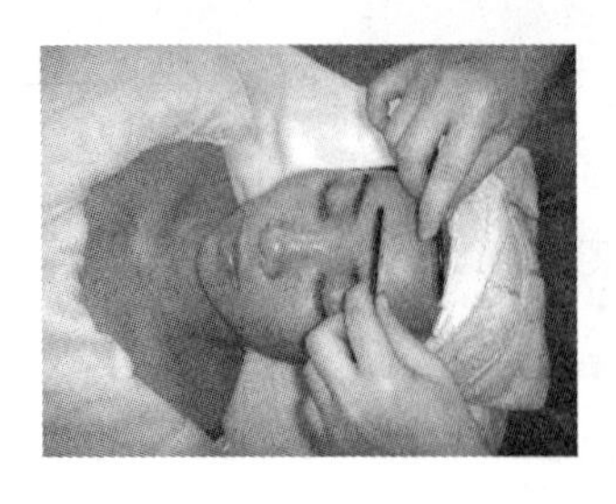

图 2－1－52

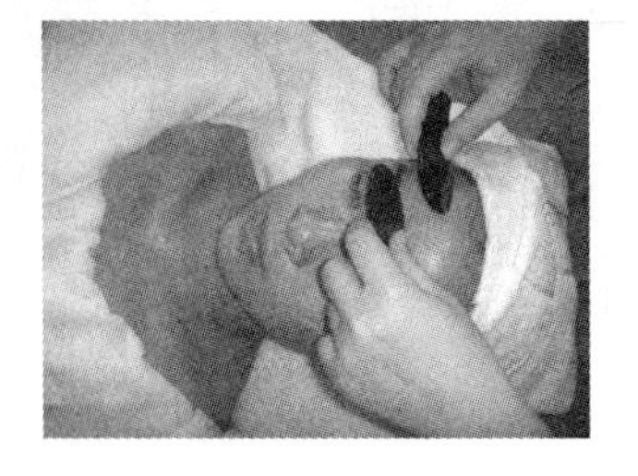

图 2－1－53

(11)用鱼嘴同时点按太阳、神庭、头维、翳风、风池至耳根后，绕到耳前用刮痧板侧面刮颈部做淋巴引流(图 2－1－54～图 2－1－59)。

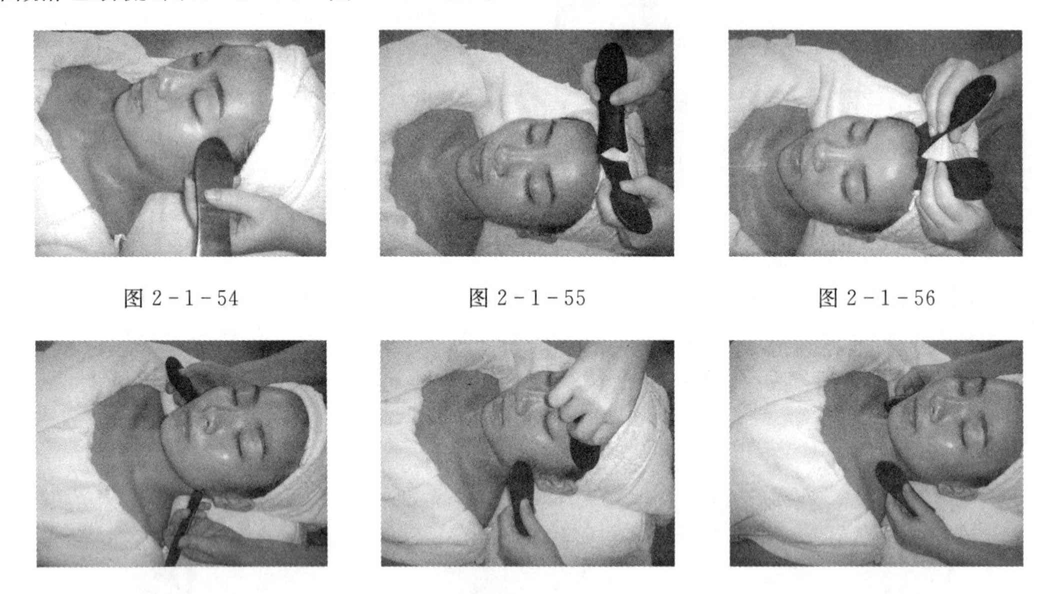

图 2－1－54　　图 2－1－55　　图 2－1－56

图 2－1－57　　图 2－1－58　　图 2－1－59

(12)用刮痧板侧面围绕嘴周上下来回拉抹，然后用刮痧板侧面(鱼尾向下鱼嘴向上)提拉法令纹(图 2－1－60，图 2－1－61)。

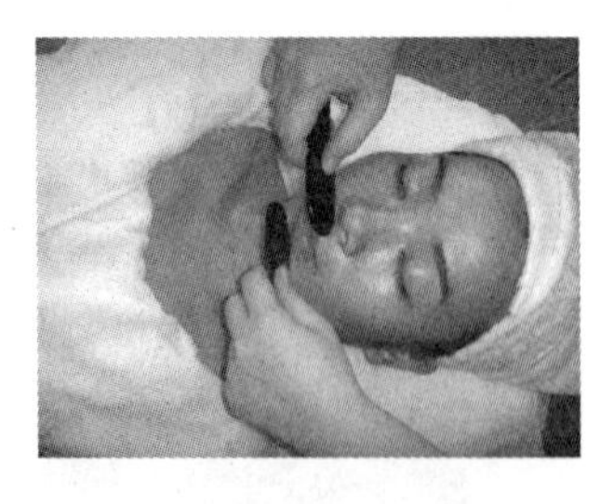

图 2－1－60

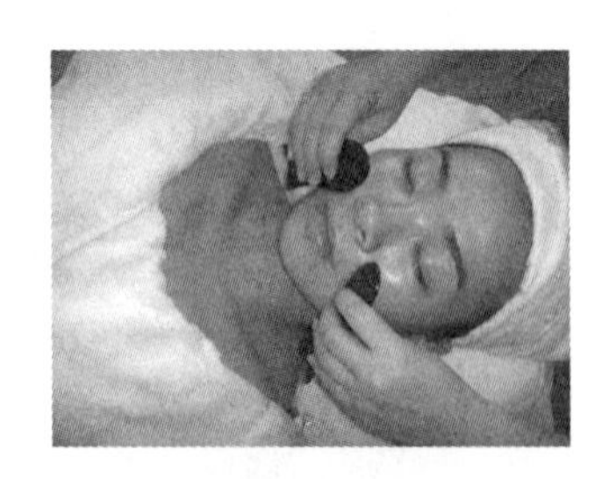

图 2－1－61

(13)用刮痧板侧面先刮大圈(面颊)，后刮小圈(靠近颧骨位置)，如图 2－1－62～图 2－1－64 所示。

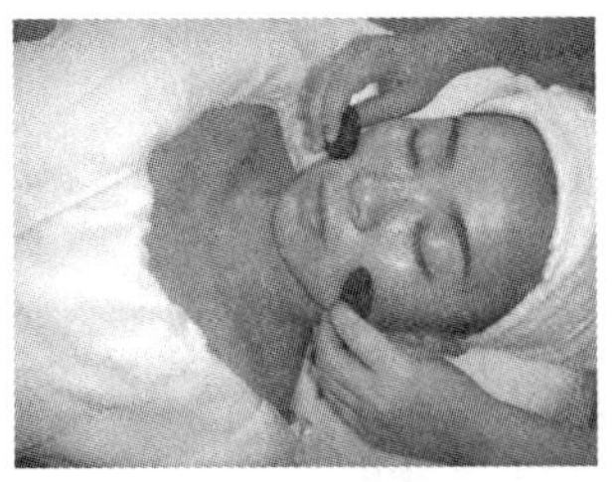

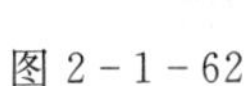

图 2-1-62

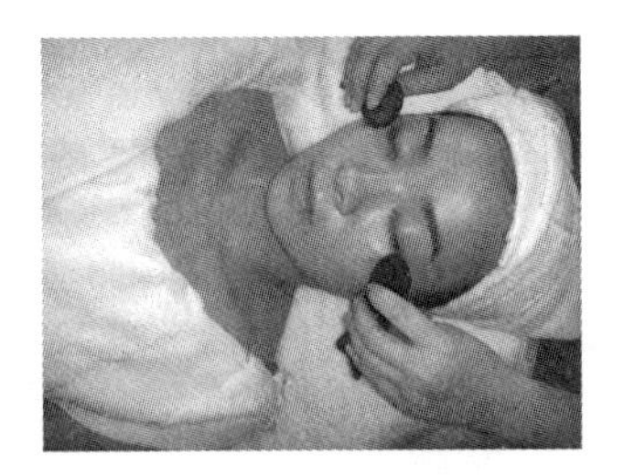

图 2-1-63

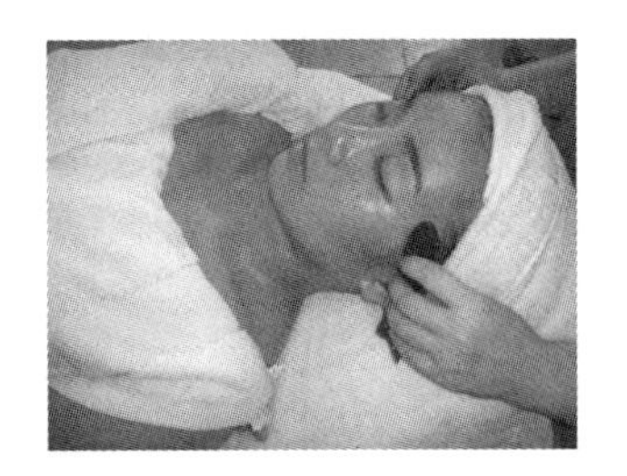

图 2-1-64

(14)用刮痧板侧面围绕嘴周上下来回拉抹,然后用刮痧板侧面(鱼尾向下鱼嘴向上)提拉法令纹(图 2-1-65,图 2-1-66)。

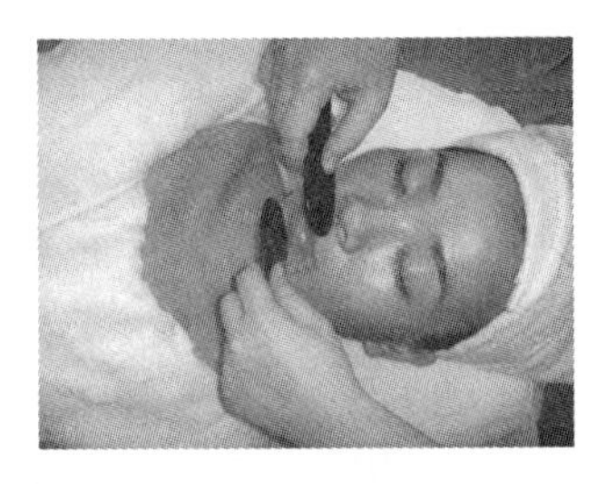

图 2-1-65

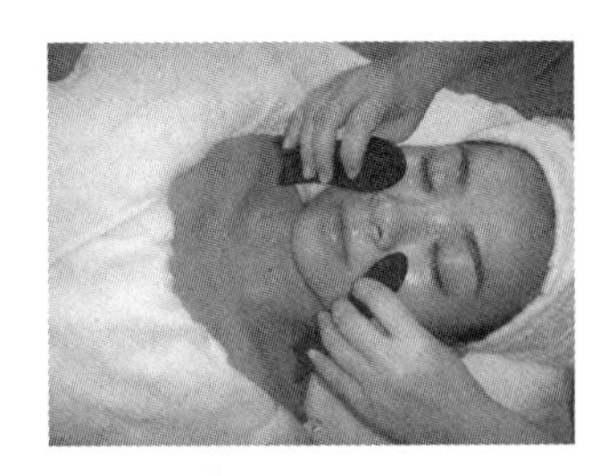

图 2-1-66

(15)用刮痧板平面由额头开始压揉全脸(图 2-1-67,图 2-1-68)。

(16)用刮痧板侧面围绕面部拉抹,然后用刮痧板侧面(鱼尾向下鱼嘴向上)提拉法令纹(图 2-1-69)。

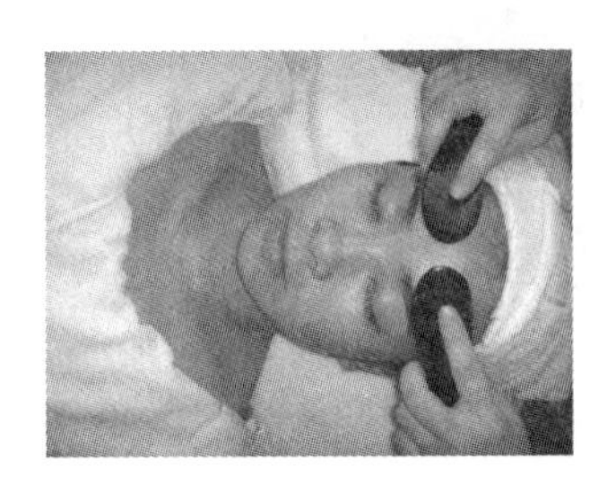

图 2-1-67

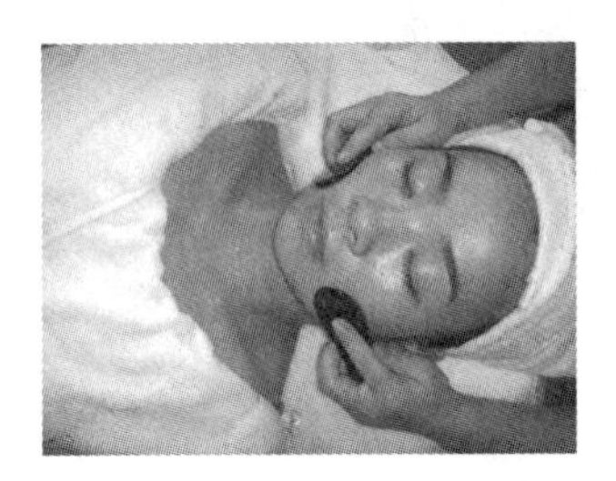

图 2-1-68

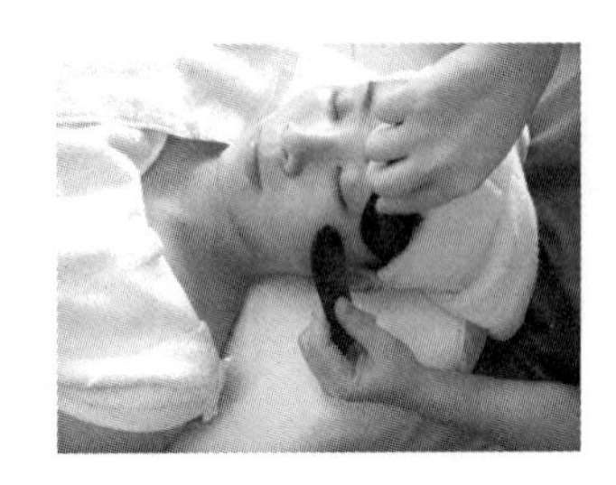

图 2-1-69

(17)先用鱼嘴揉按鼻翼至鼻头,然后用鱼尾由下向上轻扫鼻梁(图 2-1-70,图 2-1-71)。

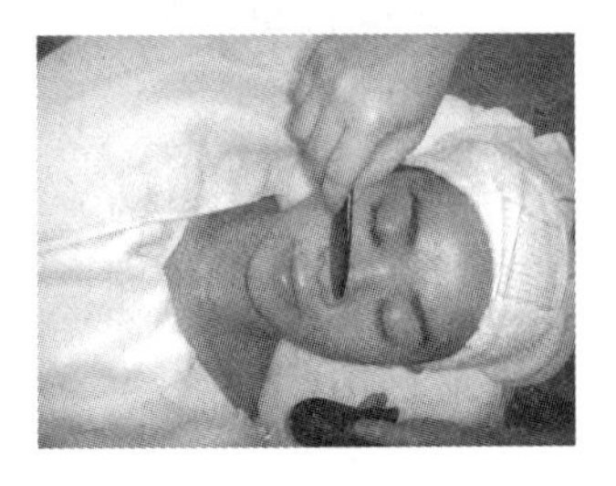

图 2-1-70

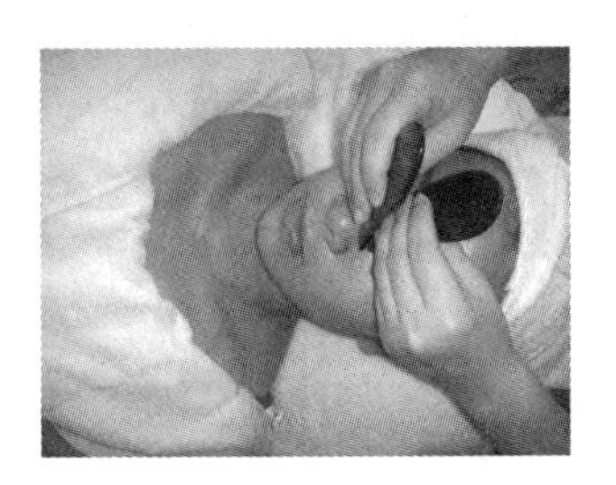

图 2-1-71

(18)用刮痧板平面由额头开始轻拍全脸(图 2-1-72,图 2-1-73)。

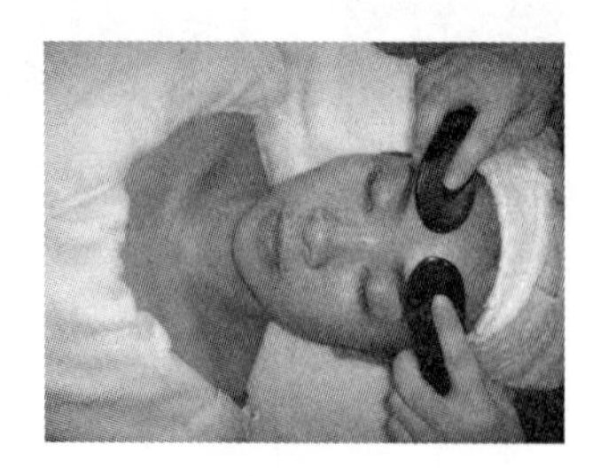

图 2-1-72

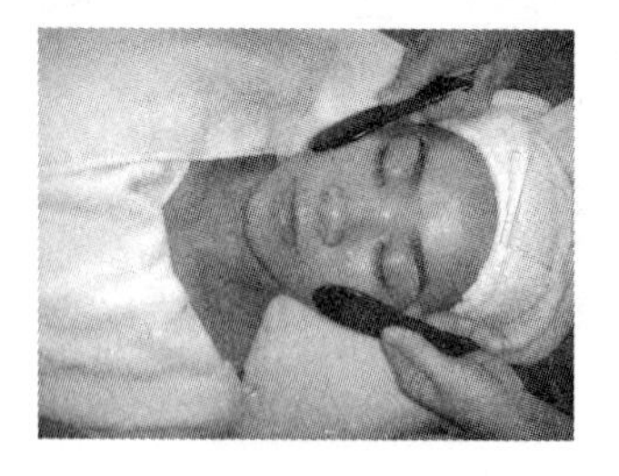

图 2-1-73

(19)用一对鱼尾轻抬下巴至翳风,点扣承浆至听会,地仓至听宫,迎香至太阳穴,再从上额头中间向两边分三行点扣至太阳穴(图 2-1-74～图 2-1-77)。

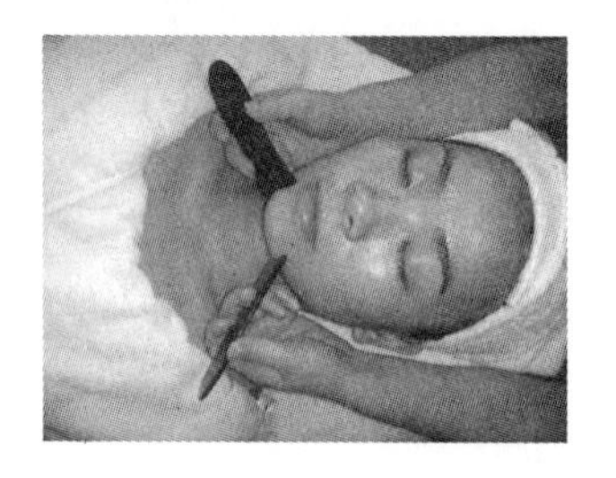

图 2-1-74

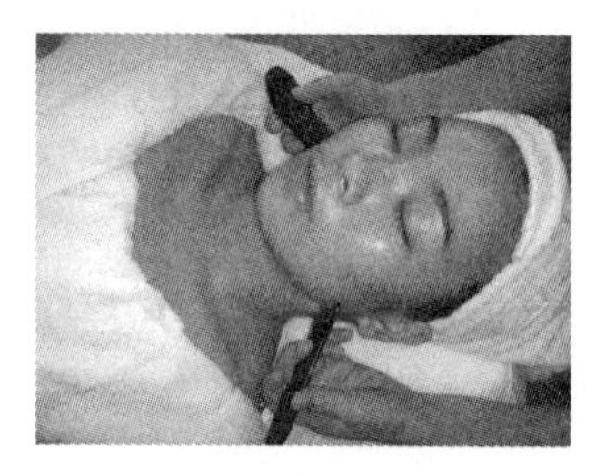

图 2-1-75

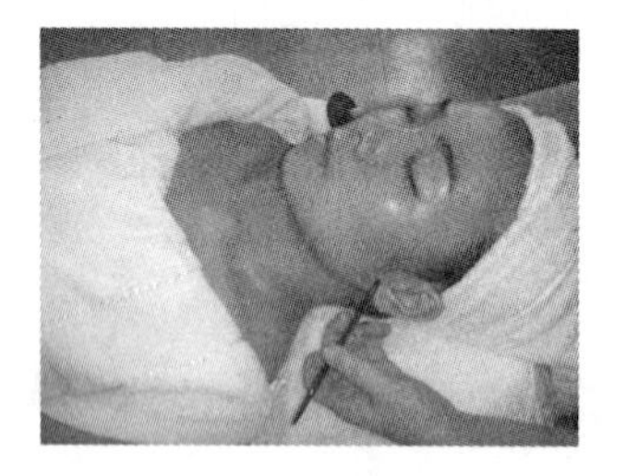

图 2-1-76

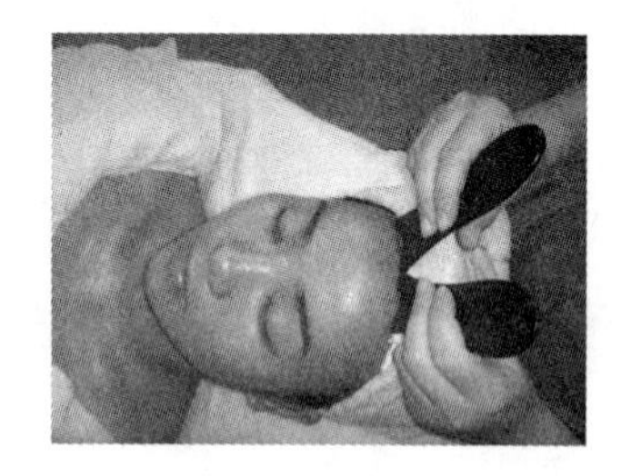

图 2-1-77

(20)用刮痧板平面由额头开始压揉全脸(图 2-1-78,图 2-1-79)。

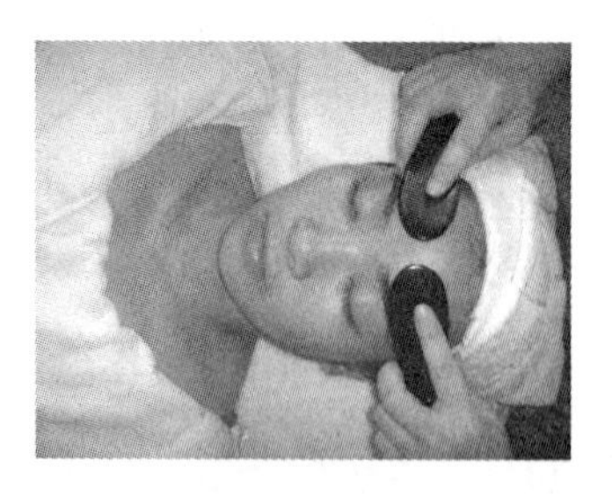

图 2-1-78

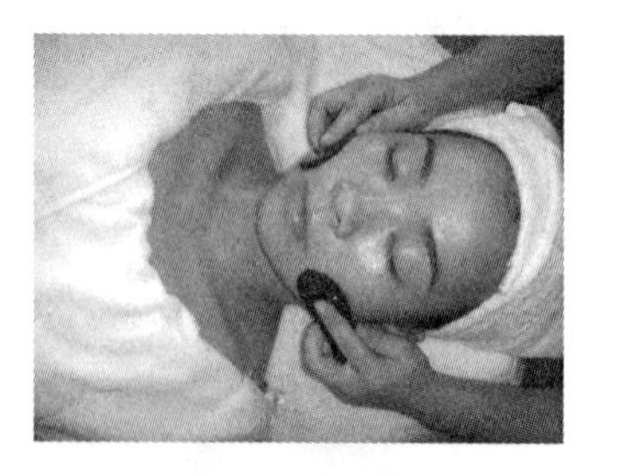

图 2-1-79

(21)用鱼嘴在面部走胃经(S形),由下巴经过地仓、人中、迎香、睛明、攒竹、丝竹空,然后点按太阳穴(先做右边后做左边)(图 2-1-80,图 2-1-81)。

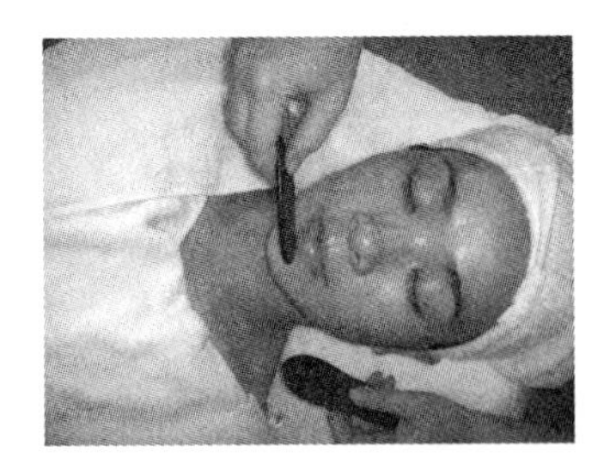

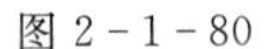

图 2-1-80

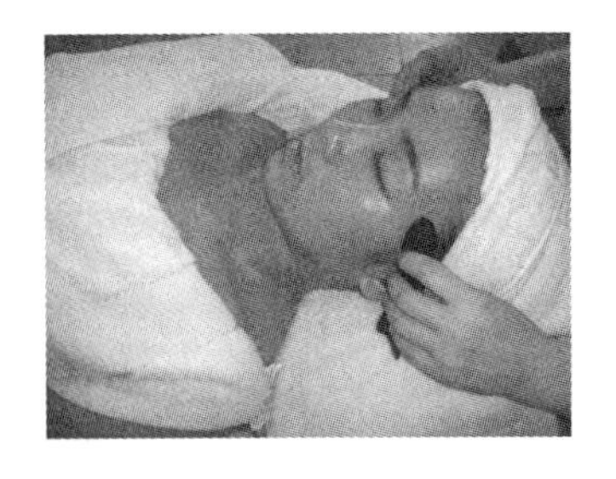

图 2-1-81

(22)用刮痧板由额头开始全面催眠,感觉像鱼在面上游泳一样(图 2-1-82,图 2-1-83)。

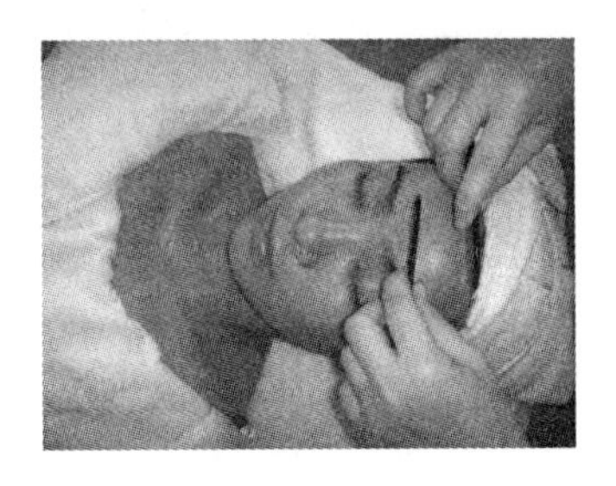

图 2-1-82

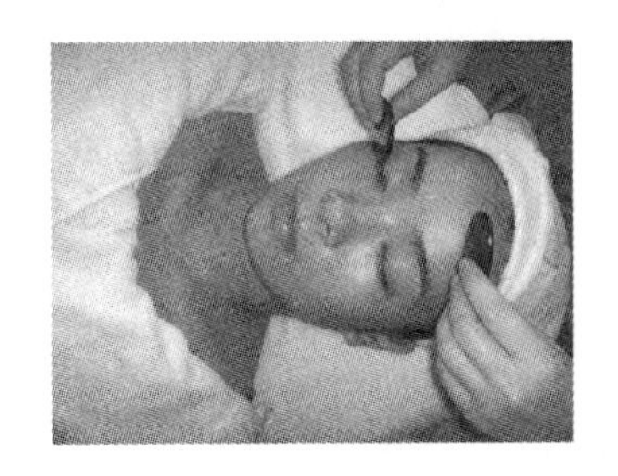

图 2-1-83

(五)分部刮痧方法

1. 头面部刮痧

先从太阳经头维、颔厌至风池刮拭头两侧(图 2-1-84);再以百会为中心呈辐射状由头顶向头周围刮拭(图 2-1-85);再从神庭经印堂到素髎刮拭(图 2-1-86),从天突经廉泉至承浆刮拭(图 2-1-87);然后顺序刮拭额、颞、面颊、颌、颈部(图 2-1-88),均从中间向两侧刮拭。头面的刮拭一般用平补平泻法或补法,不强求出痧,皮肤出现红热即可。若面部有皱纹,可沿皱纹伸展的方向在皱纹部位刮拭(图 2-1-89)。

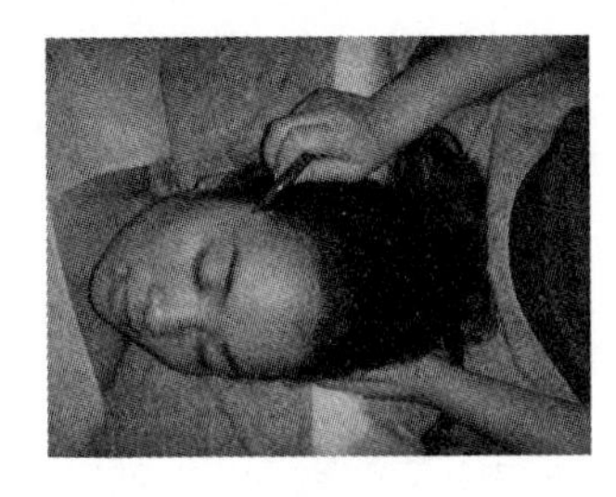

图 2-1-84

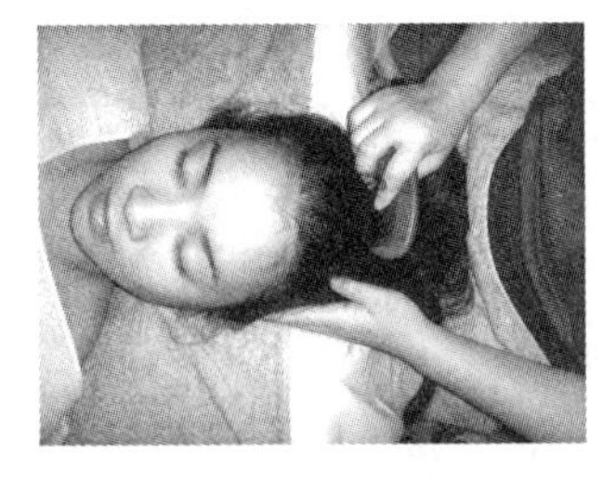

图 2-1-85

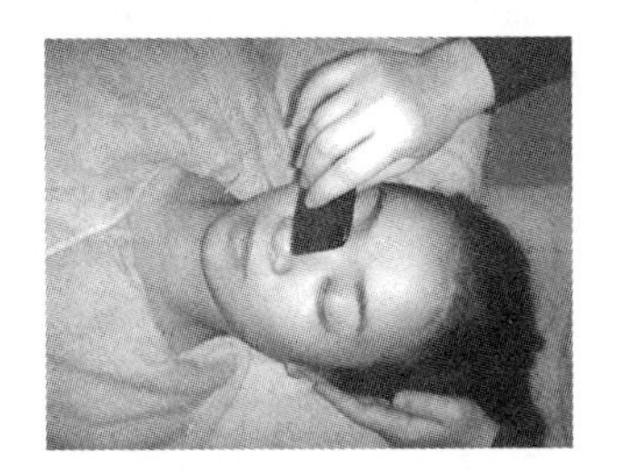

图 2-1-86

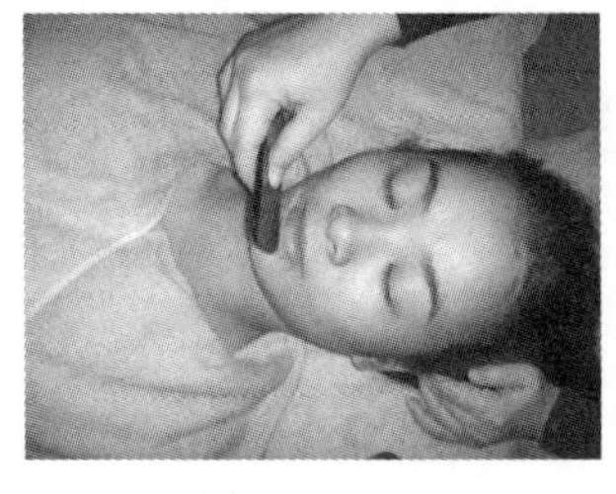
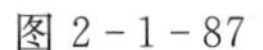

图 2-1-87

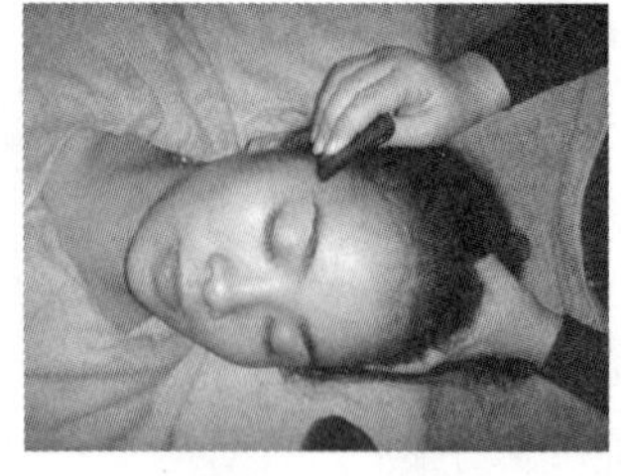

图 2-1-88

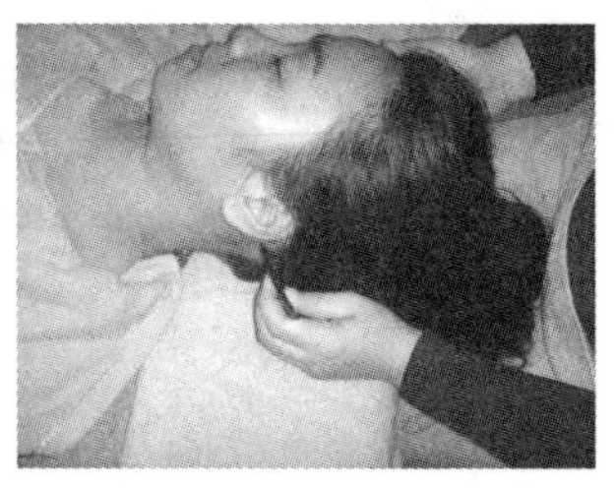

图 2-1-89

2. 背部刮痧

先刮拭背部正中线，从大椎穴至长强穴（图 2-1-90）；再刮拭背部两侧夹脊穴和足太阳膀胱经循行部位（图 2-1-91，图 2-1-92）。刮拭背部正中线不可用力过大，以免伤及脊椎。身体瘦弱棘突明显者，可由上而下用刮板棱角点按两棘突之间（图 2-1-93）。

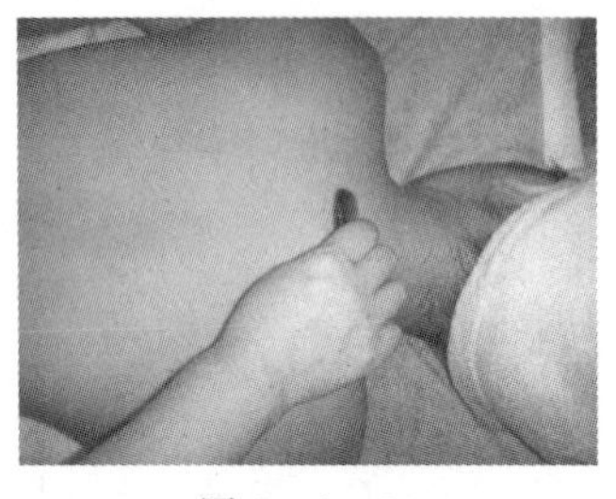

图 2-1-90

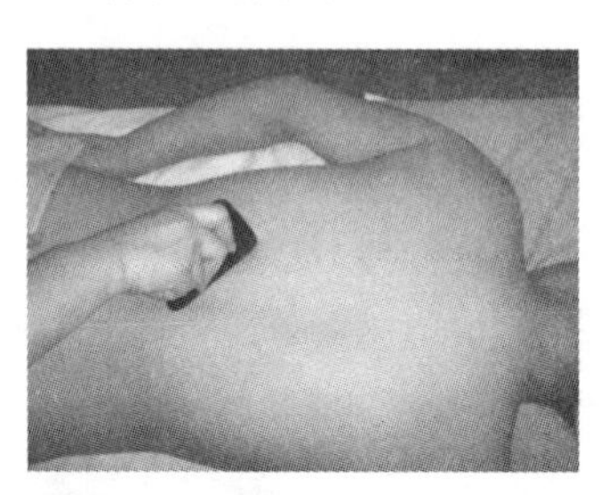

图 2-1-91

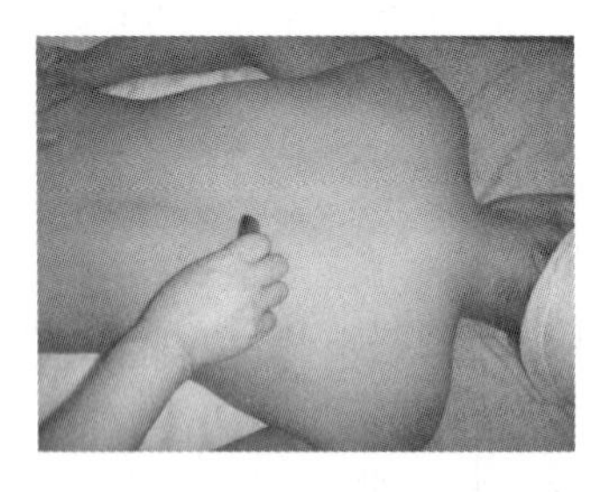

图 2-1-92

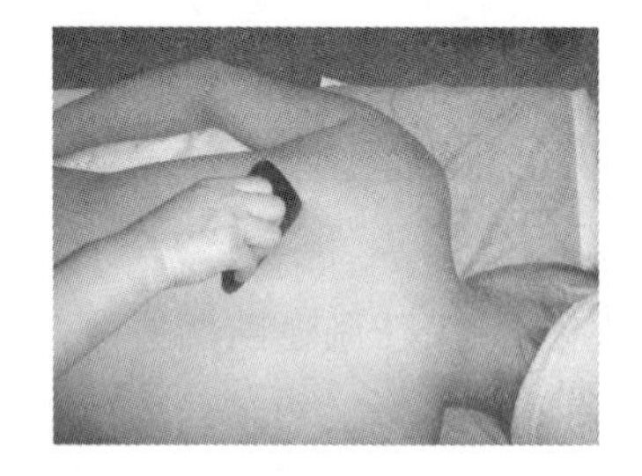

图 2-1-93

3. 胸部刮痧

先刮拭胸部正中线，从天突穴经膻中至鸠尾穴（图 2-1-94，图 2-1-95）；再刮拭胸部两侧，从正中线由内向外沿肋骨走向刮拭（图 2-1-96）刮拭胸部正中线时应用力轻柔，不可用力过大。胸部两侧刮拭一般采取平补平泻或补法，对于久病、体弱、胸部肌肉消瘦的患者，可用刮板棱角沿两肋间隙之间刮拭、妇女乳头禁刮。

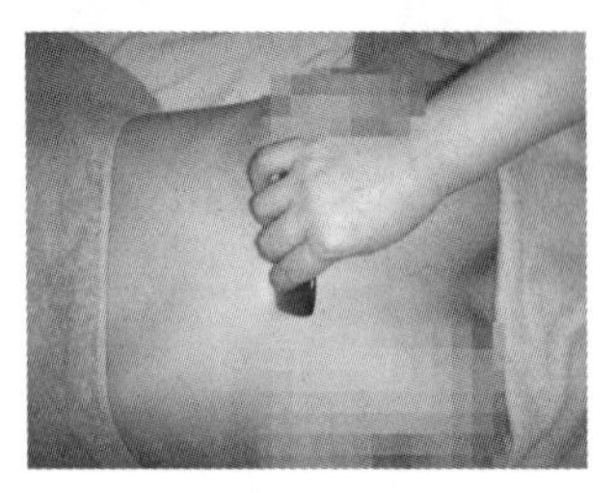

图 2-1-94

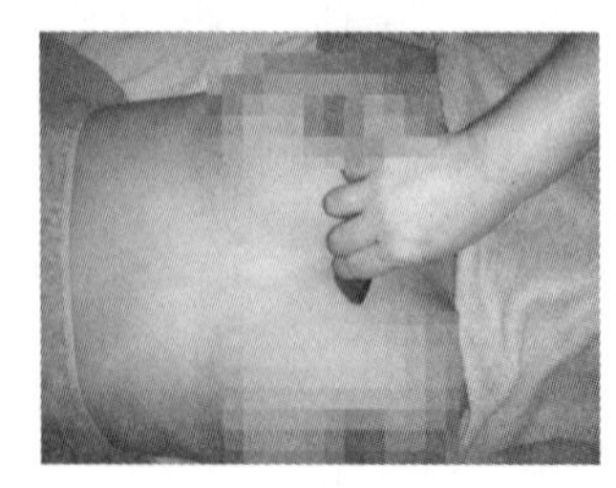

图 2-1-95

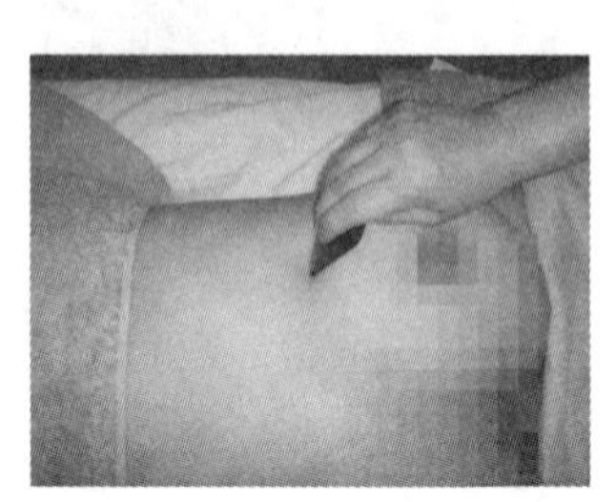

图 2-1-96

4. 腹部刮痧

先刮拭腹部正中线(图 2－1－97),从鸠尾穴至曲骨穴;再顺序从左至右刮拭腹部两侧,均从上往下刮(图 2－1－98,图 2－1－99)。空腹或饭后 30 分钟以内禁止腹部刮痧。神阙穴禁止刮痧。肝硬化腹水、胃出血、腹部近期手术、肠穿孔等患者禁止刮腹部。

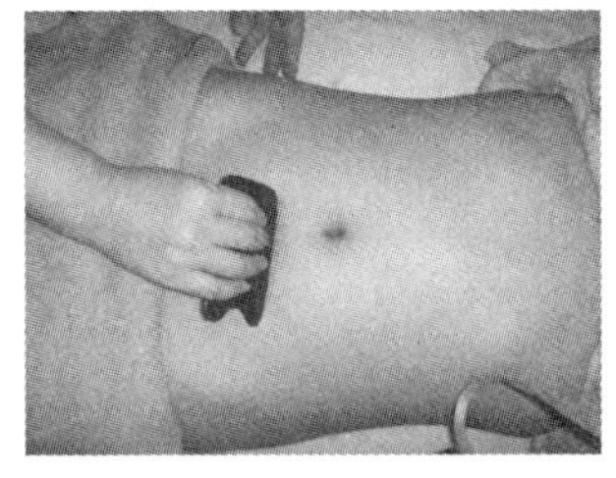

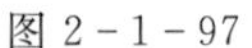

图 2－1－97

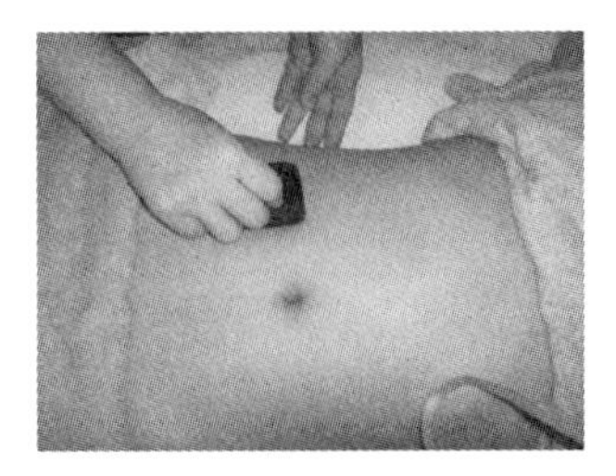

图 2－1－98

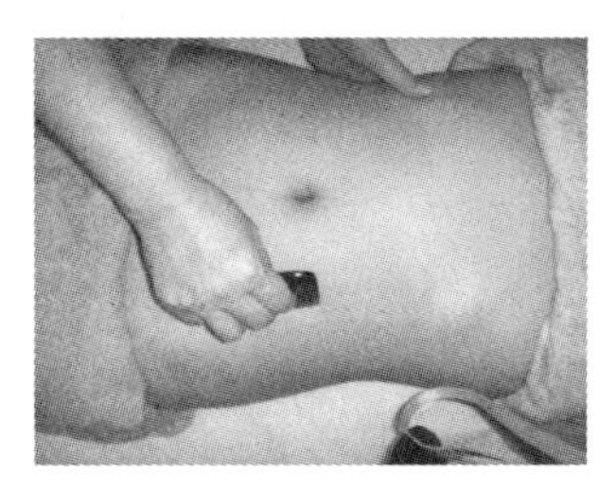

图 2－1－99

5. 四肢刮痧

先刮拭上肢内侧,再刮拭上肢外侧,均从上向下刮拭(图 2－1－100,图 2－1－102);然后顺序刮拭下肢内侧、前面、外侧、后面(图 2－1－103,图 2－1－105),均从上向下刮拭,若下肢静脉曲张、水肿,则从下向上刮拭。四肢刮痧应尽量拉长,遇关节部位不可强力重刮。

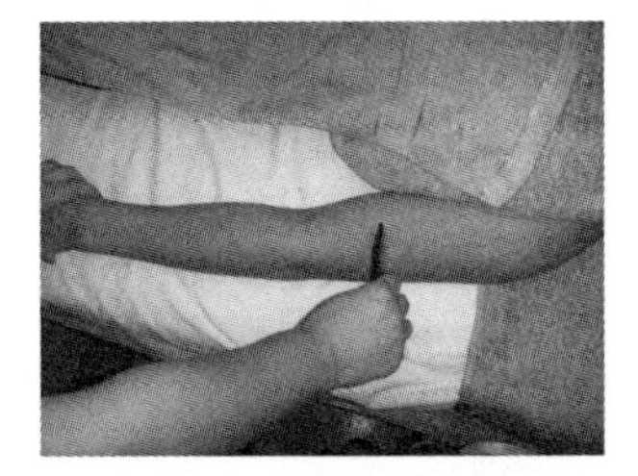

图 2－1－100

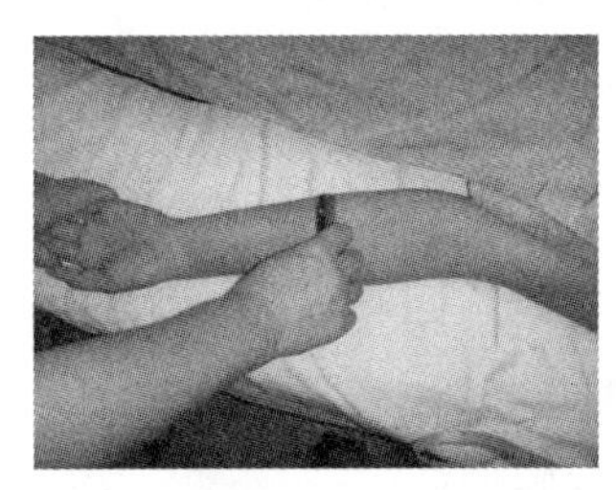

图 2－1－101

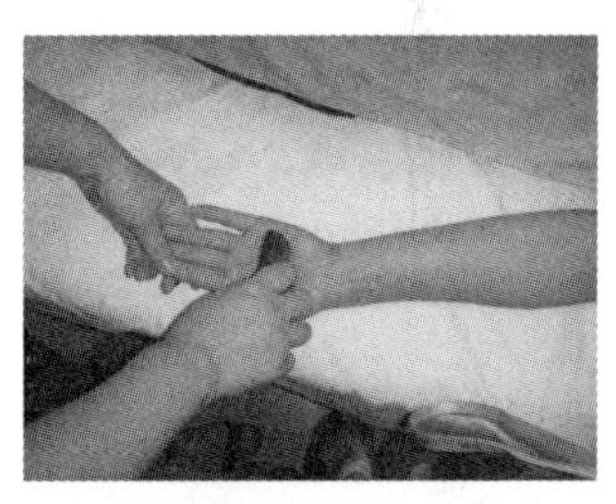

图 2－1－102

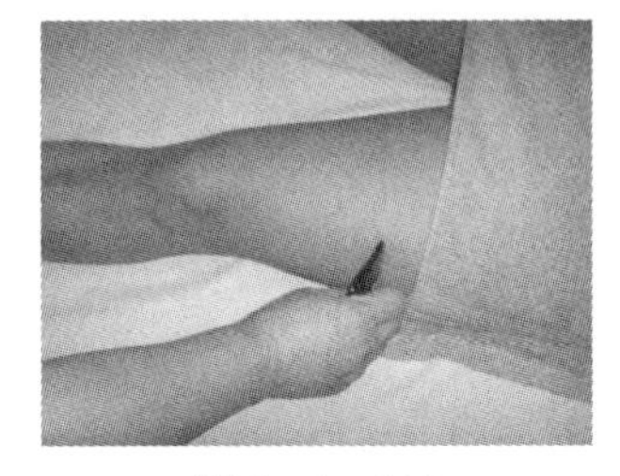

图 2－1－103

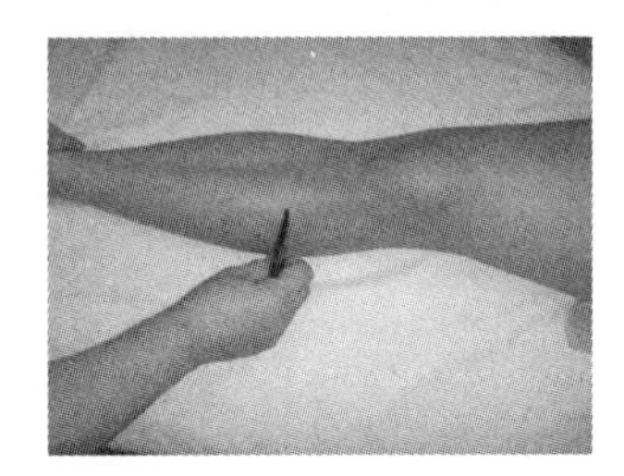

图 2－1－104

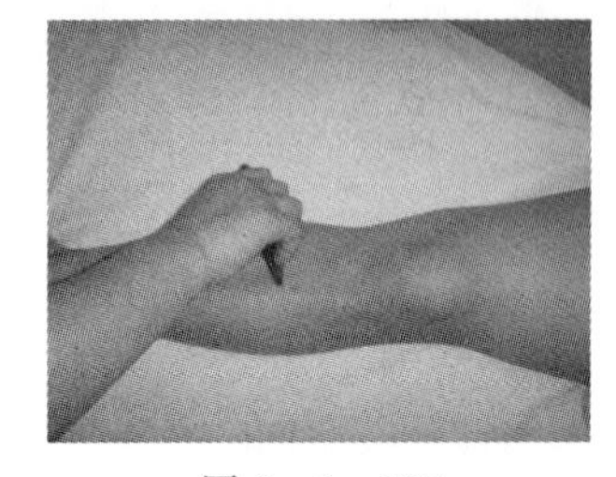

图 2－1－105

目标检测

一、选择题

(一)单项选择题

1. 针灸美容疗法包括(　)

A. 灸法和放血法　　B. 针法和放血法

C. 针法和灸法　　D. 针法和罐法

2. 斜刺进针常用于(　)

A. 任何腧穴　　B. 肌肉较浅薄处
C. 肌肉丰厚处　　D. 皮薄肉少部
3. 电针通电时间一般是(　)
A. 5 分钟　　B. 5～10 分钟
C. 15～30 分钟　　D. 60 分钟以上
4. 下列病灶局部首选火针治疗的是(　)
A. 斑秃　　B. 酒渣鼻
C. 皮炎　　D. 疣
5. 天气炎热时,皮内针留针时间一般是(　)
A. 1～2 日　　B. 3～5 日
C. 5～7 日　　D. 一周以上
6. 艾绒直接放在皮肤上点燃施灸,以局部皮肤红晕为度,灸后不起泡,不留疤的是(　)
A. 隔物灸　　B. 化脓灸
C. 瘢痕灸　　D. 无瘢痕灸
7. 艾灸适宜的病症是(　)
A. 高热　　B. 虚寒性病症
C. 急病　　D. 阴虚发热
8. 耳针法,取得疗效关键是(　)
A. 选准耳穴　　B. 用力按压
C. 刺激量强　　D. 双耳同时选用
9. 下列埋线选穴部位不正确的是(　)
A. 大腿部　　B. 腰部
C. 臀部　　D. 头部
10. 埋线疗法适宜的治疗间隔时间是(　)
A. 每天一次　　B. 隔天一次
C. 一周一次　　D. 2～4 周一次
11. 埋线的选穴原则正确的是(　)
A. 穴位宜多　　B. 穴位宜精简
C. 肌肉浅薄部位　　D. 手足末端部位
12. 闪火法的正确操作是(　)
A. 将纸折成宽条状,蘸酒精,点燃后投入罐内,迅速将罐扣在施术部位
B. 点燃酒精棉球,在罐内短暂停留后,迅速退出并立即将罐扣在施术部位
C. 将棉花片浸透酒精,贴在罐内壁,点燃后迅速扣在施术部位
D. 选好部位,将酒精棉球架在不易导热的物体上,点燃后迅速将罐扣下
13. 拔火罐时,最适宜的酒精浓度是(　)
A. 30%　　B. 50%　　C. 75%　　D. 95%
14. 留罐适宜时间一般是(　)
A. 小于 5 分钟　　B. 5～10 分钟
C. 10～15 分钟　　D. 半小时以上

15. 隔盐灸部位是( )

A. 神阙穴　　B. 足三里

C. 三阴交　　D. 膻中穴

(二)多项选择题

1. 提插补法的正确操作是( )

A. 先浅后深　　B. 先深后浅

C. 重插轻提　　D. 重提轻插

E. 频率慢

2. 影响针刺临床疗效的因素有( )

A. 进针角度　　B. 针刺深浅

C. 手法的补泻　　D. 取穴正确与否　　E. 刺激强度

3. 三棱针法的作用有( )

A. 行气活血　　B. 泄热排毒

C. 温经通络　　D. 培元固本　　E. 消肿止痛

4. 皮肤针轻刺正确的操作方法有( )

A. 用力轻

B. 用力重

C. 针尖与皮肤接触时间短暂

D. 针尖与皮肤接触时间长

E. 皮肤出现潮红、充血,无明显疼痛感为度

5. 毫针的基本行针方法有( )

A. 飞法　　B. 振法

C. 提插法　　D. 震颤法

E. 捻转法

6. 关于埋线法的描述,正确的有( )

A. 连续性刺激　　B. 短暂性刺激

C. 适宜慢性病证　　D. 适宜急性病证

E. 效力持久

7. 埋线法适宜的病症有( )

A. 面瘫　　B. 白癜风

C. 高热　　D. 黄褐斑　　E. 肥胖

8. 拔罐法的原理描述正确的有( )

A. 排出罐中空气

B. 对腧穴、经络产生刺激

C. 通畅气血、调节体内代谢

D. 使毛细血管痉挛

E. 形成负压

9. 影响火罐吸拔力大小的因素有( )

A. 罐具的大小　　B. 罐具的深度

C. 扣罐的速度　　　　　　D. 罐内负压情况

E. 扣罐力量

10. 闪罐法常用的部位有（　）

A. 局部皮肤麻木患处

B. 局部功能减退患处

C. 吸拔不紧、留罐有困难处

D. 肌肉丰厚处

E. 背腰部

二、简答题

1. 常见针刺美容法有哪些？

2. 毫针的基本进针方法有哪些？

3. 埋线疗法有哪些注意事项？

4. 常用拔罐方法有哪些？

5. 常用的施灸美容方法有哪些？

三、论述题

1. 论述针刺异常情况的预防和处理。

2. 论述刮痧美容的机理。

第二章　美容推拿基本技术

学习目标

【学习目的】　通过学习推法、拿法、按法、摩法、揉法、点法、抹法、颤法、拍打法、叩法等三十种推拿疗法，了解常用的推拿美容技术的概述、动作要领、应用、功效，掌握各种推拿美容操作方法，为在实践中熟练应用奠定基础。

【知识要求】

1. 掌握推法、拿法、按法、摩法、揉法、点法、抹法、颤法、拍打法、叩法、捏法、掐法、擦法、扫散法、提法、拨法、抖法、弹法、啄法、压法、振法、运法、拔法、搓法、击法、抚法、合法、梳法、摇法、捋法三十种常用推拿手法的操作方法以及应用。

2. 熟悉各种推拿方法的功效和适应证。

3. 了解各种针灸推拿法的一般常识、操作注意事项。

【能力要求】

1. 通过练习，能熟练进行推法、拿法、按法、摩法、揉法、点法、抹法、颤法、拍打法、叩法、捏法、掐法、擦法、扫散法、提法、拨法、抖法、弹法、啄法、压法、振法、运法、拔法、搓法、击法、抚法、合法、梳法、摇法、捋法等三十种常用推拿手法的操作。

2. 熟练应用推法、拿法、按法、摩法、揉法、点法、抹法、颤法、拍打法、叩法等三十种推拿疗法用于美容保健，能灵活处理常见的损美性皮肤病。

美容推拿技术是运用推拿手法作用于人体的一定部位或相应的经络腧穴，通过调节脏腑、平衡阴阳、调和气血，强身健体，促进皮肤新陈代谢，从而达到延衰抗皱、改善肤色、美化容颜目的的技术。

第一节　美容常用推拿手法

一、推法

用单指的指腹（指推）或掌根部（掌推）或肘部（肘推），贴附于一定部位，进行单方向的直线推动。推法分为指推法（图 2－2－1）、掌推法（图 2－2－2）和肘推法（图 2－2－3）。

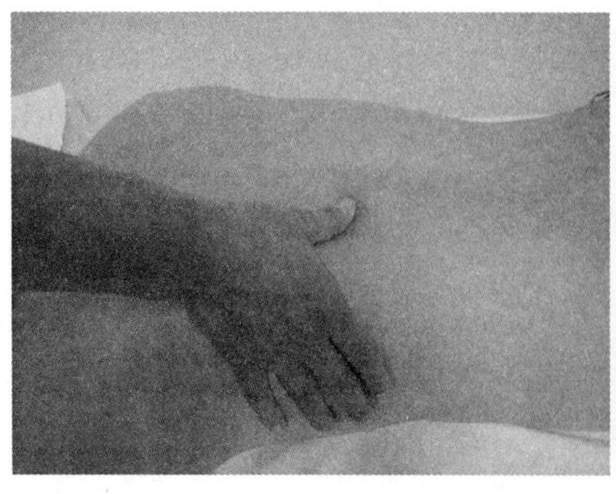

图 2-2-1 指推法

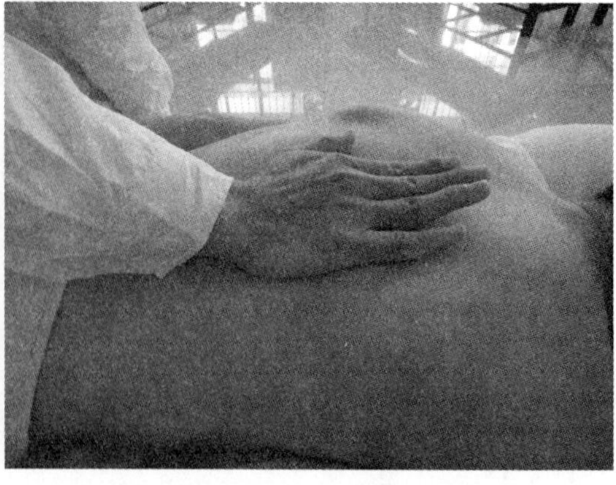

图 2-2-2 掌推法

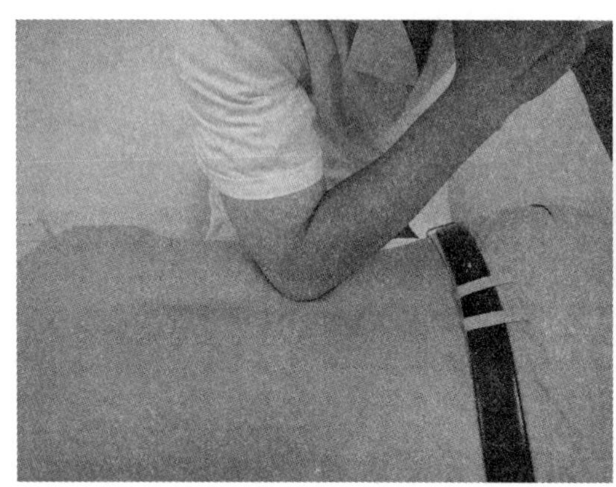

(1)

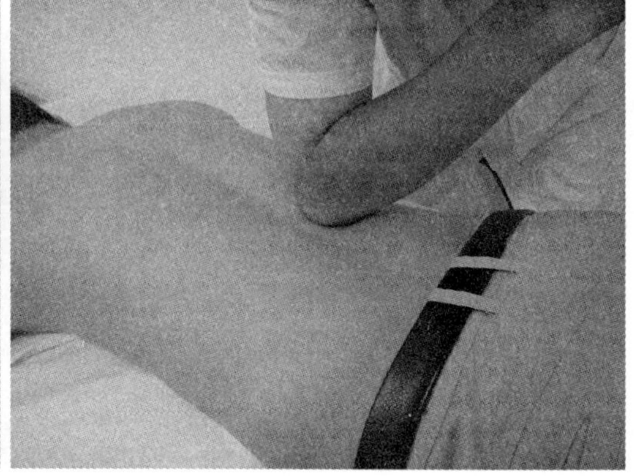

(2)

图 2-2-3 肘推法

(一)手法要领

操作时指、掌或肘要紧贴体表,用力要稳,速度要缓慢而均匀。

(二)适用部位

适用于头面、颈项、躯干、四肢或全身。

(三)功效

活血去淤、温经通络。

二、拿法

用大拇指和食指或中指或用大拇指和其余四指相对用力,在一定的部位或穴位上进行节律性的提捏,如图 2-2-4 所示。

(一)手法要领

用力要由轻到重,不可突然用力;要缓和、均匀、连贯和有节奏性,不可呆滞。

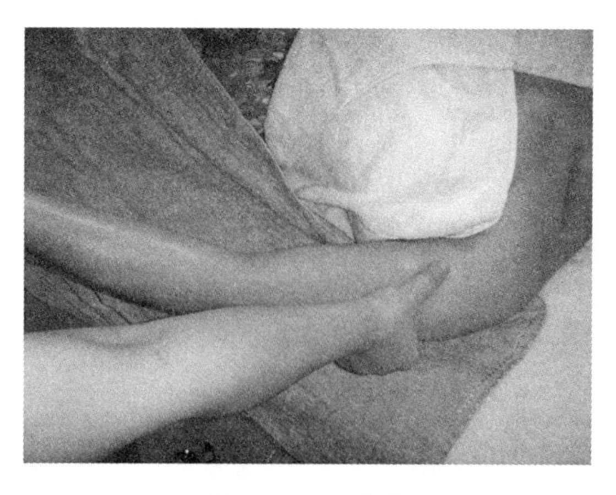

图 2-2-4　拿法

(二)适用部位

适用于颈项、肩部、四肢等部位。

(三)功效

疏通脉络、调理气血、祛风散寒、开窍止痛。

三、按法

用手指或手掌面着力于体表一部位或穴位上，逐渐用力下压，称为按法，分指按法和掌按法。如图 2-2-5 所示。

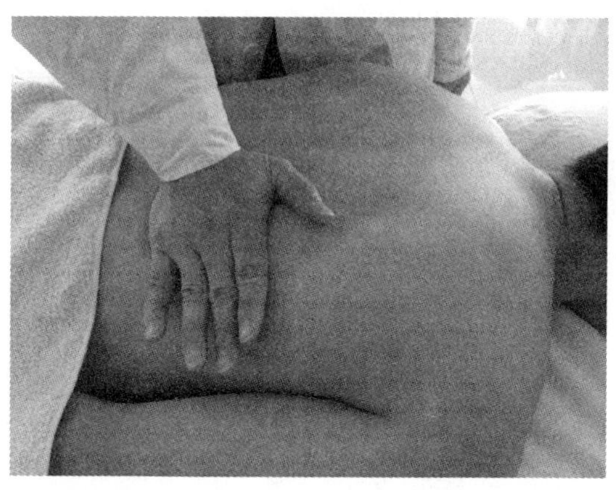

图 2-2-5　按法

(一)手法要领

(1)按压力的方向要垂直向下。按压后要稍作片刻停留，再做第二次重复按压。掌按法可双掌交叉重叠按压。

(2)用力要由轻到重，稳而持续，使刺激感觉充分达到机体深部组织。切忌用迅猛的暴力。

(3)按法结束时，不宜突然放松，应逐渐递减按压的力量。

(二)适用部位

掌按法适用于腰背部,腹部等体表面积大而又较为平坦的部位。指按法适用于各个穴位。

(三)功效

解痉止痛,温经散寒,活血祛瘀。

四、摩法

用手掌或指腹轻放于体表治疗部位,做环形的、有节律的摩动手法称摩法。有指摩法(图2-2-6)和掌摩法(图2-2-7)两种。

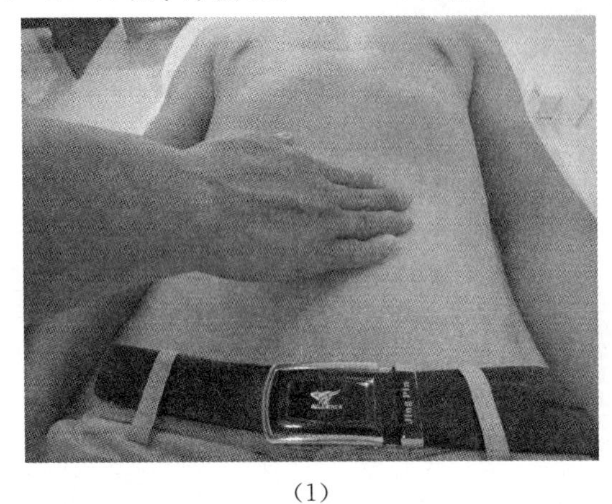

(1)

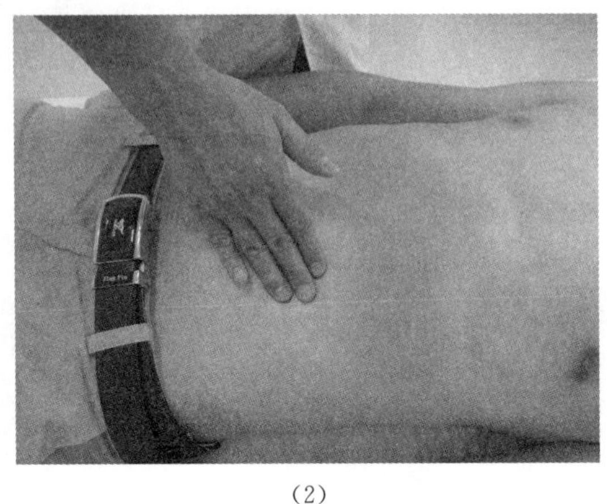

(2)

图2-2-6 指摩法

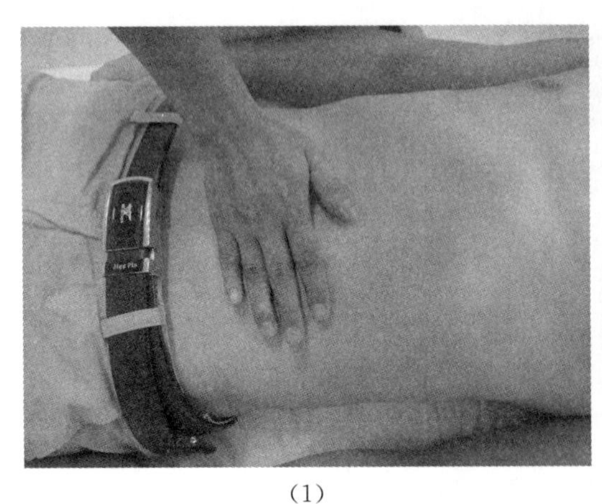

(1)

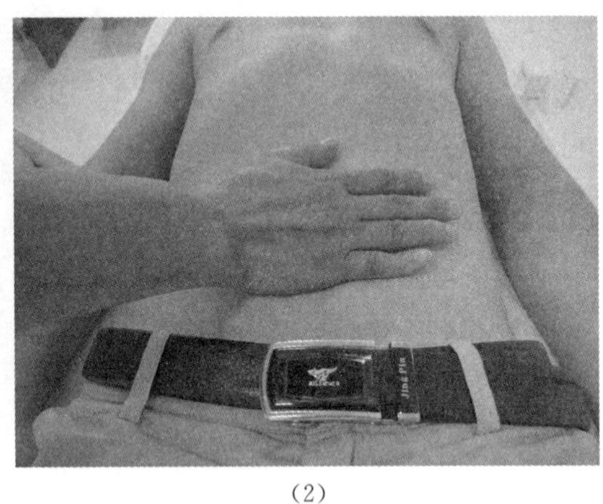

(2)

图2-2-7 掌摩法

(一)手法要领

(1)腕关节放松,指掌关节自然伸直,着力部位紧贴体表。

(2)前臂连同腕部做缓和协调的环旋抚摩活动。

(3)顺时针或逆时针方向均匀往返操作,临床一般顺时针摩,缓摩为补法,逆时针摩、急摩为泻法。

(二)适用部位

适合于胸腹部、胸肋部、颜面部。

(三)功效

益气和中,消积异滞,疏肝理气,调节肠胃,活血散瘀,消肿止痛。

五、揉法

以指或掌吸定作用部位,进行左右、前后的内旋或外旋揉动的方法。分为指揉(图 2-2-8)和掌揉(图 2-2-9)两种。指揉法是用手指螺纹面吸定于作用部位;掌揉法是用手掌大鱼际或掌根吸定于作用部位。

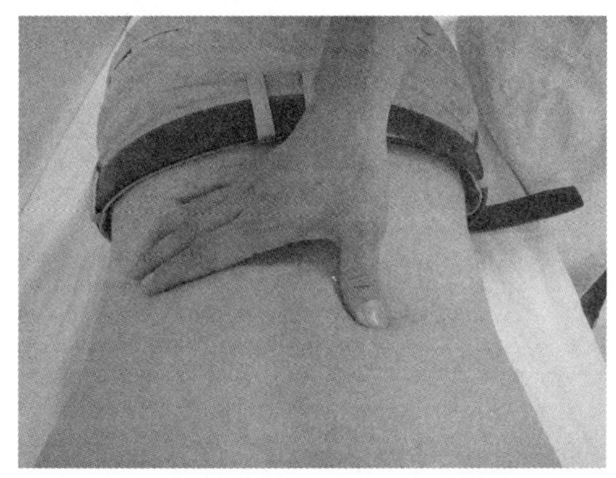

(1)

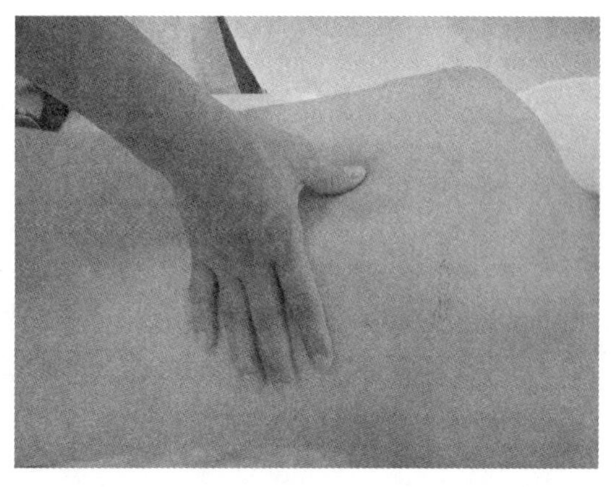

(2)

图 2-2-8　指揉法

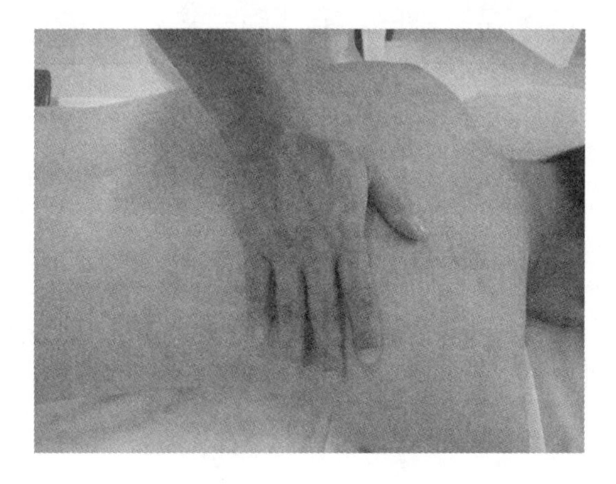

图 2-2-9　掌揉法

(一)手法要领

操作时腕部放松,以肘部为支点,前臂做主动摆动,带动腕部及掌指做轻柔缓和的摆动。

(二)适用部位

适用于头面、颈项、躯干及四肢。

(三)功效

舒经通络,消肿止痛。

六、点法

以指端、屈指骨突部或肘尖.着力于体表部位,按压之的方法。分为指点法(图 2-2-10)、屈指点法(图 2-2-11)和肘尖点法(图 2-2-12)。指点法将力贯注于指端,着力于体表部位;屈指点法是以食指、中指或拇指屈曲,以屈曲的骨突部位着力于作用部位;肘尖点法是以屈曲肘关节,以肘尖着力于施术部位进行点按。

(一)手法要领

操作时用力要稳由轻到重,切忌用暴力猛然下压,力量要持续、深透。

(二)适用部位

指点法一般用于较明显的腧穴。屈指点法多用于穴位较深、面积稍大的部位。肘尖点法主要用于肌肉丰厚的穴位或体形肥胖者,适用于头项、腰背、胸腹和四肢。

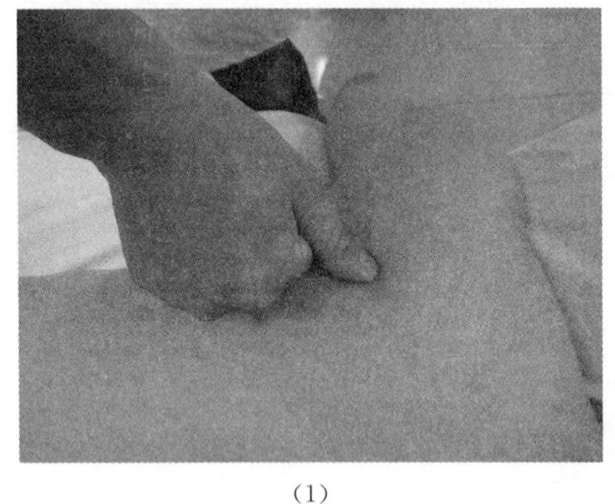

(1)

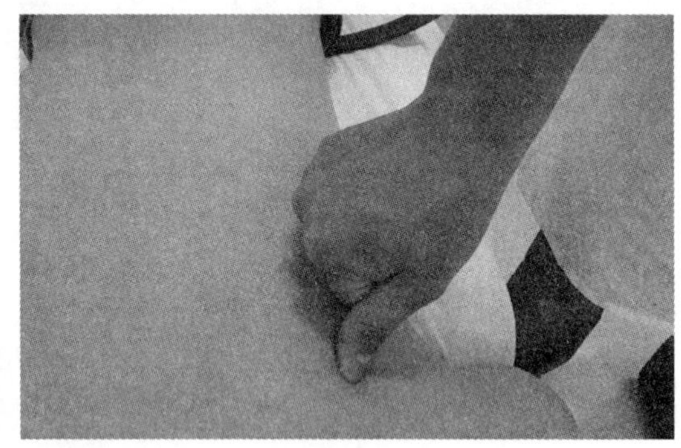

(2)

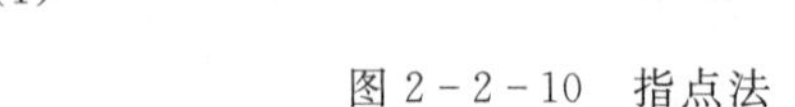

图 2-2-10 指点法

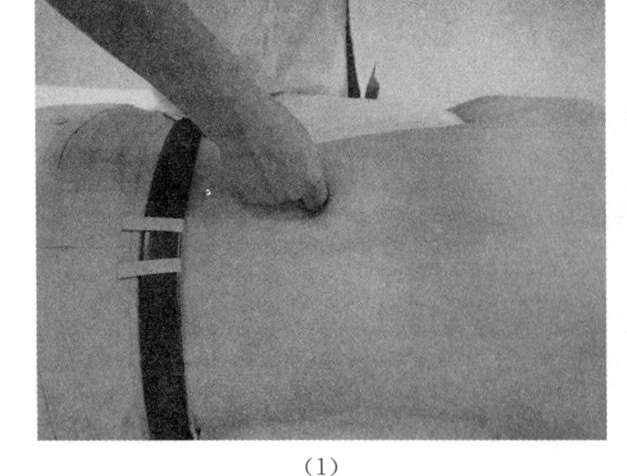

(1)

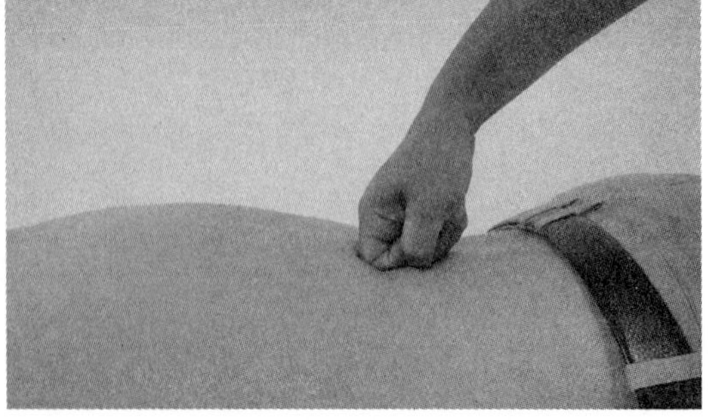

(2)

图 2-2-11 屈指点法

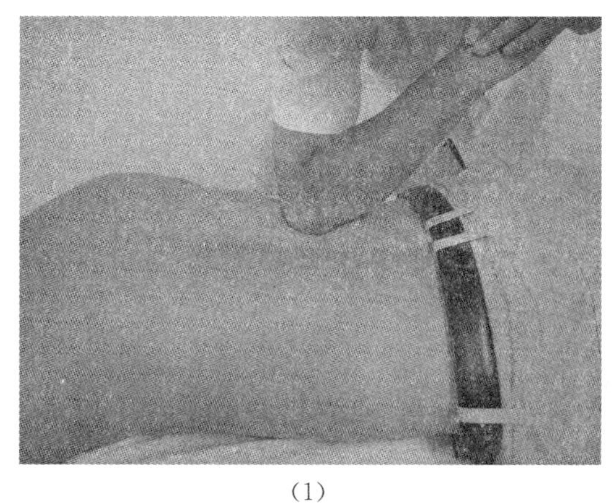
(1)

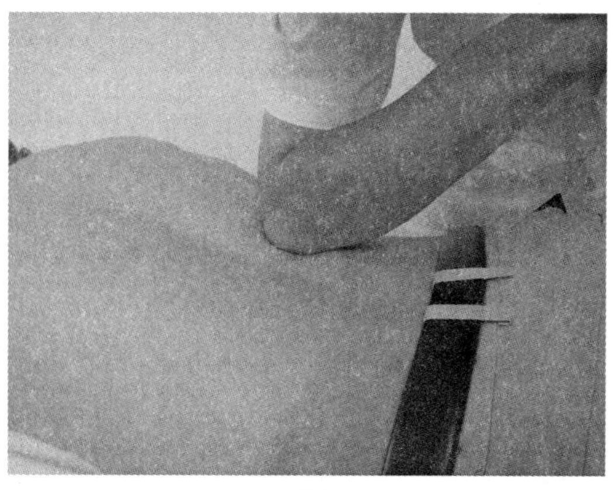
(2)

图 2-2-12　肘尖点法

(三)功效

活血止痛、开通闭塞、调和阴阳、协调脏腑。

七、抹法

用单手或双手拇指螺纹面紧贴皮肤由一点分别向两侧或双手交替做抹样动作,上下或左右往返移动,如图 2-2-13 所示。

(一)手法要领

操作时用力要轻而不浮,重而不滞。

(二)适用部位

适用于头面、颈项部和手掌部的美容或保健按摩。

(三)功效

开窍镇静、醒脑明目。

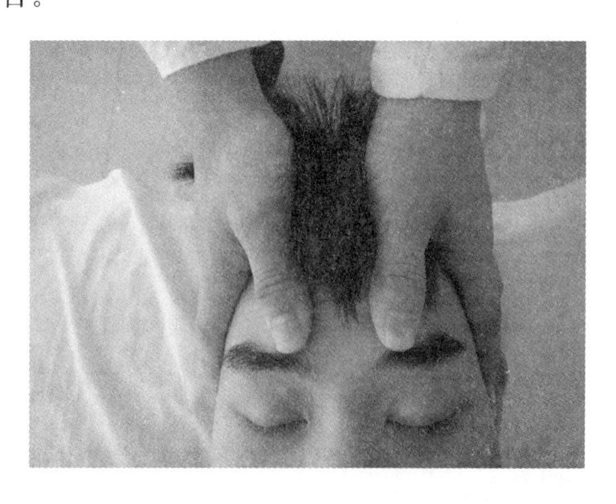

图 2-2-13　抹法

八、颤法

用指端或手掌按压在治疗部位上作连续不断地有节律的颤动。如图 2-2-14 所示。

(一)手法要领

操作时使治疗部位发生幅度很小而速度较快的振动。

(二)适用部位

适合于胸腹部、胸肋部、颜面部。

(三)功效

消积异滞,疏肝理气,调节肠胃。

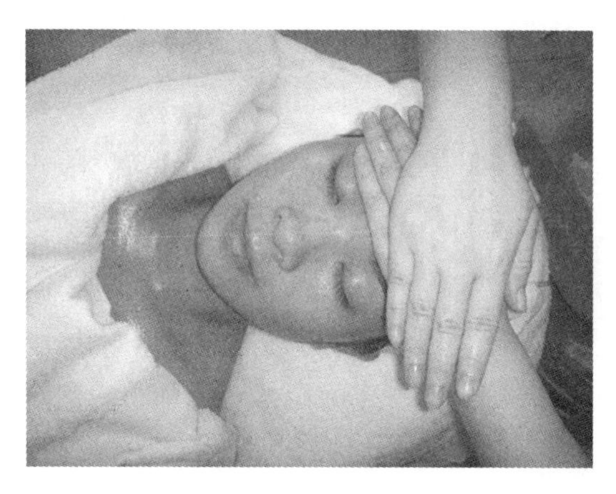

图 2-2-14 颤法

九、拍打法

五指自然并拢,指间关节伸直,掌指关节微屈形成虚掌,平稳而有节奏地拍打受术者体表的一定部位的方法。如图 2-2-15 所示。

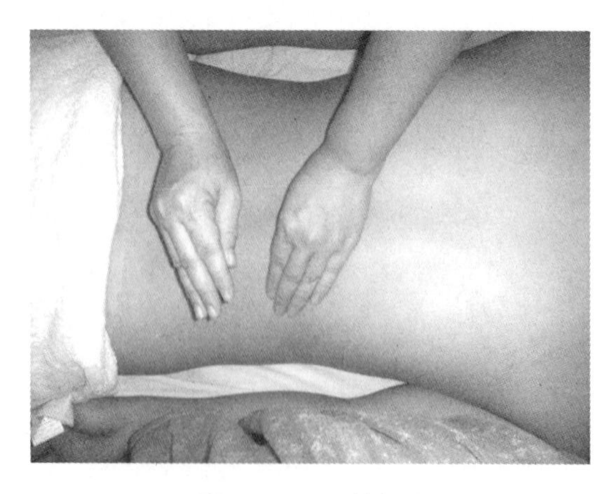

图 2-2-15 拍打法

(一)手法要领

操作时用力由轻到重,动作平稳而有节奏,不可用蛮力。

(二)适用部位

适用于肩背、腰臀部及下肢部。但须注意,洗浴后慎用此手法,以防皮下毛细血管破裂出血。

(三)功效

疏通脉络、行气活血。

十、叩法

用拳背、掌根、掌侧小鱼际或指尖叩击体表的方法。重者为击,轻者为叩。如图 2-2-16 所示。

(一)手法要领

(1)掌或指尖一起一落有节奏地叩击。可用单手,也可用双手。

(2)动作要轻柔,灵活自如,着力均匀。

(3)指尖叩击时,指端垂直,将力集于指端,以腕关节的自然摆动带动指端运动。

(二)适用部位

适用于头面部、肩背和四肢部。

(三)功效

活血止痛、强健肌肤、调和气血。

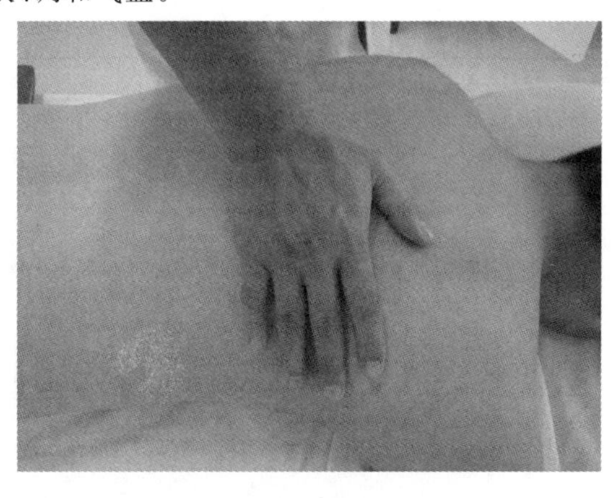

图 2-2-16　叩法

十一、捏法

捏法分为三指捏法和五指捏法两种。三指捏法是用大拇指与食指、中指夹住肢体,相对用力挤压。五指捏法是用大拇指与其余四指夹住肢体,相对用力挤压。如图 2-2-17 所示。

(一)手法要领

在做相对用力挤压动作时要循序而下,动作刚中有柔,柔中有刚,灵活自如,循其经络穴位捏之,不可呆滞。

(二)适用部位

适用于头、颈、肩和四肢部。

(三)功效

疏通脉络、调理气血。

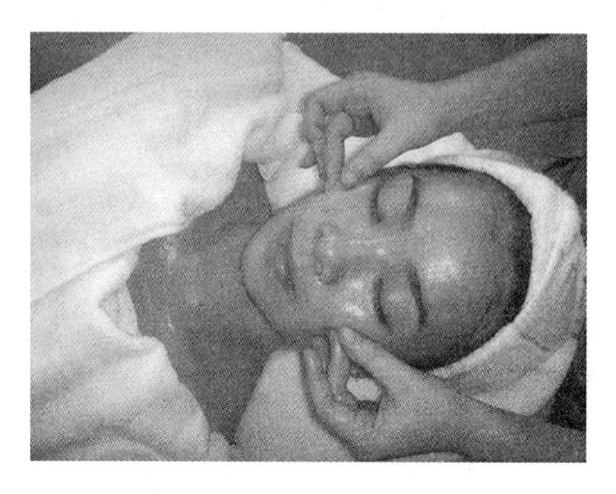

图 2-2-17　捏法

十二、掐法

用指甲按压穴位的方法(图 2-2-18)。

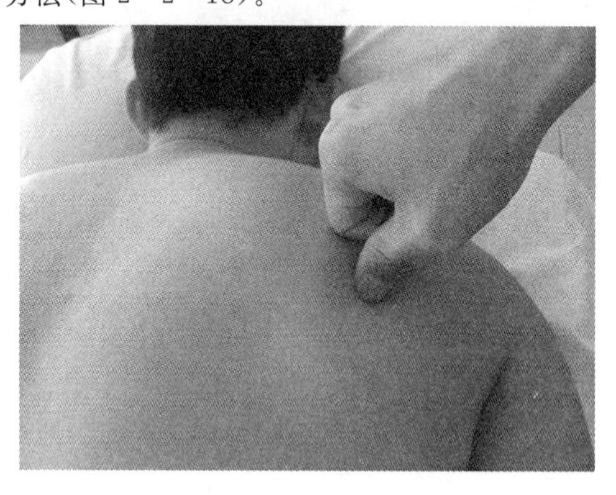

图 2-2-18　掐法

(一)手法要领

(1)要垂直向下用力,不可抠动,以免损伤治疗部位的皮肤。

(2)掐后可在治疗部位上用拇指罗纹面轻揉以缓解疼痛。

(二)适用部位

全身的穴位。

(三)功效

开窍解痉。

十三、擦法

用手掌紧贴皮肤，稍用力下压并作上下向或左右向直线往返摩擦，使之产生一定的热量的方法(图2-2-19)。

(1)上肢放松，腕关节自然伸直，用全掌或大鱼际或小鱼际为着力点，作用于治疗部位，以上臂的主动运动，带动手做上下向或左右向的直线往返摩擦移动，不得歪斜。更不能以身体的起伏摆动去带动手的运动。

(2)摩擦时往返距离要拉得长，而且动作要连续不断，如拉锯状，不能有间歇停顿。如果往返距离太短，容易擦破皮肤；当动作有间歇停顿，就会影响到热能的产生和渗透，从而影响治疗效果。

(3)压力要均匀而适中，以摩擦时不使皮肤起皱褶为宜。

(4)施法时不能操之过急，呼吸要调匀。

(5)摩擦频率一般每分钟100次左右。

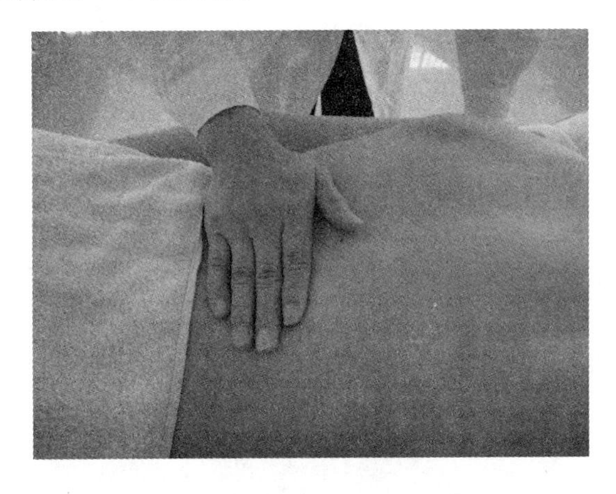

图2-2-19　擦法

十四、扫散法

用拇指桡侧部(图2-2-20)或其余四指指端(图2-2-21)快速地来回推抹头颞部。

(一)手法要领

(1)手势：拇指伸直呈外展位，四指并拢微屈曲。

(2)分解动作：拇指以桡侧面少商部为着力点自前额发际向后至太阳作直线的往返摩擦移动，并可作少量的上下的位移。另四指以指端为着力点依少阳胆经循行路线作弧线(即耳廓上缘、耳后至乳突这一范围内)的往返摩擦移动。

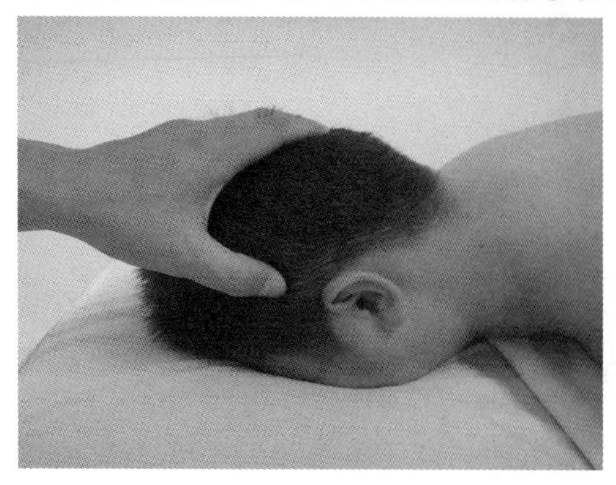

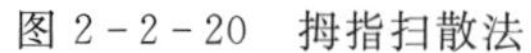

图 2-2-20 拇指扫散法

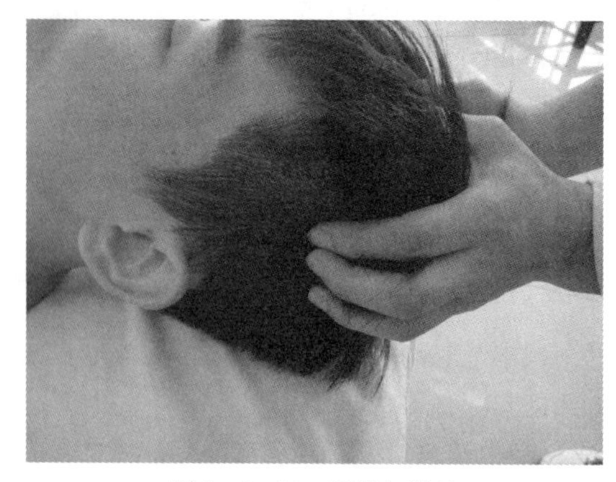

图 2-2-21 四指扫散法

(3)操作时腕关节略背伸,以腕关节小幅度的左右摆动和肘关节少量的屈伸运动来带动手部的扫散动作。通常患者取坐位,医者面对患者站立,用一手扶住患者一侧的头部起稳固作用;另一手在患侧颞部作扫散手法。可左右侧交替进行,每侧约 30~50 次往返摩擦移动。

(4)动作要平稳,避免患者头部随手法操作而造成晃动。

(5)手法要贴于头皮操作,以免牵拉头发根而疼痛。

(二)适用部位

头颞部。

(三)功效

平肝潜阳,醒脑安神,祛风散寒。

十五、提法

拇指与其余四指相对,拿住患者肌肉向上提起的方法。有面部提法、四肢提法、躯干提法等(图 2-2-22)。

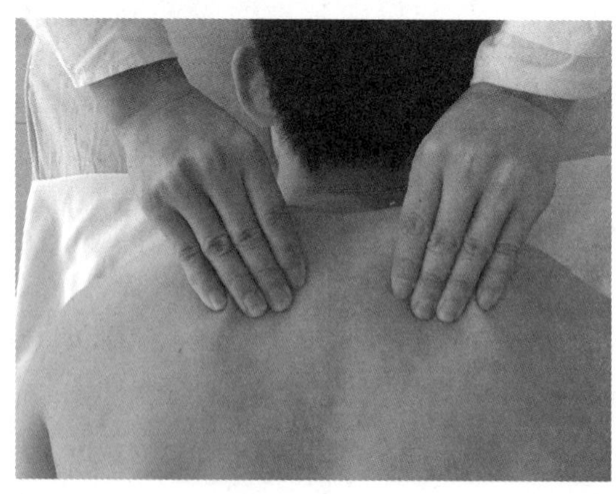

图 2-2-22 提法

(一)手法要领

操作时,用手掌指面着力,手法要缓和有力。

(二)适用部位

肩部、腹部、面部。

(三)功效

宽胸理气、活血止痛、解痉提神。

十六、拨法

用手指按于穴位或一定部位上,适当用力做与肌纤维垂直方向来回拨动,其状如弹拨琴弦的方法(图 2-2-23)。

(一)手法要领

(1)用拇指的桡侧面或拇、食、中指的指端,深触于肌腹之中,使患者有酸胀感并以能忍受为度。

(2)拨动的方向与肌纤维的走行成垂直,即纵行纤维作横向拨动,横行纤维作纵向拨动。

(3)拨动频率可快可慢,速度要均匀,用力要由轻到重,再由重到轻,刚中有柔。

(二)适用部位

拨法主要适用于颈、肩、背、腰、臀、四肢部肌肉、肌腱、筋膜等部位。

(三)功效

消散结聚,解痉镇痛,理筋整复。

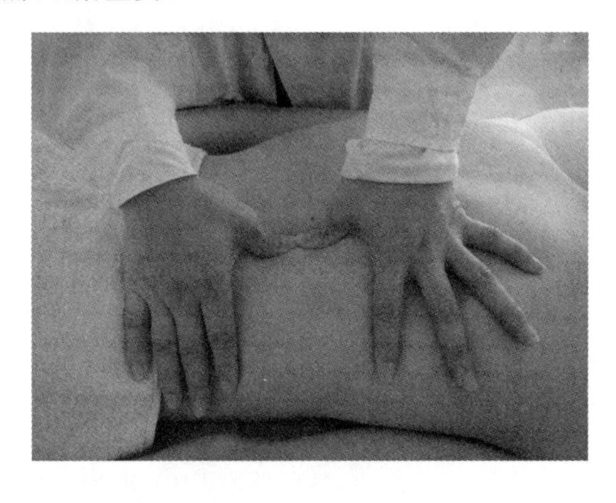

图 2-2-23　拨法

十七、抖法

用双手握住受术者的上肢或下肢远端,用力做连续的小幅度的上下颤动的方法。如图 2-2-24 所示。

(一)手法要领

颤动幅度要小,频率要快。

(二)适用部位

适用于四肢部。

(三)功效

疏通经络、调理气血。

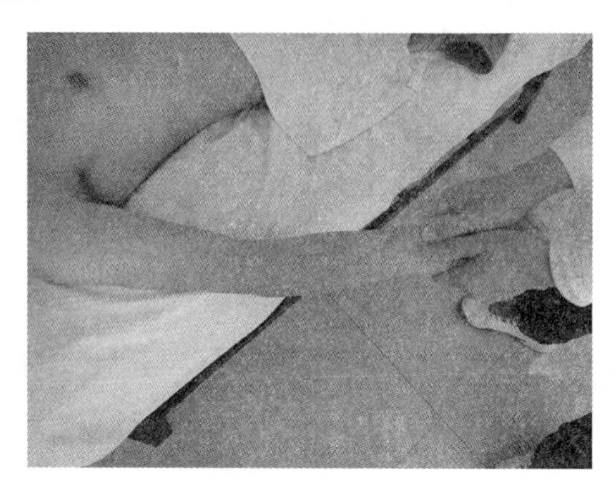

图 2-2-24 抖法

十八、弹法

用一手的指腹紧压另一手的指甲,用力弹出,连续弹击治疗部位的方法。如图 2-2-25 所示。

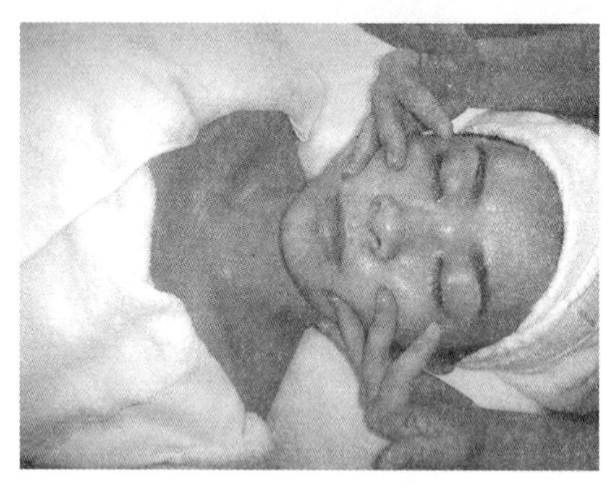

图 2-2-25 弹法

(一)手法要领

要求操作时弹力均匀,每分钟击 120～160 次。

(二)适用部位

适用于全身,尤以头面、颈项部位为常用。

(三)功效

舒筋通络、祛风散寒。

十九、啄法

五指自然微屈、分开呈休息位状,以腕关节的屈伸为动力,以诸指指端为着力点,作轻快而有节律地击打治疗部位,如鸡啄米状的方法(图 2-2-26)。

(一)手法要领

(1)腕、指均需放松,以腕力为主。

(2)手法要轻快灵活,有节律性,双手配合自如。

(二)适用部位

适用于头部。

(三)功效

安神醒脑,疏通气血。

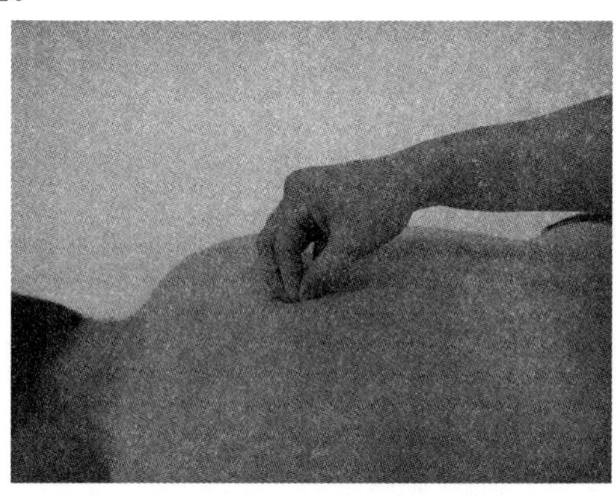

图 2-2-26　啄法

二十、压法

用拇指面、掌面或肘部尺骨鹰嘴突为力点,按压体表治疗部位的方法。有指压法(图 2-2-27)、掌压法(图 2-2-28)、肘压法之分。

(一)手法要领

(1)术者肘关节屈曲,以肘尖部(即尺骨鹰嘴突)为力点,压在体表治疗部位。

(2)压力要平稳缓和,不可突发暴力。

(3)肘压力量以患者能忍受为原则。

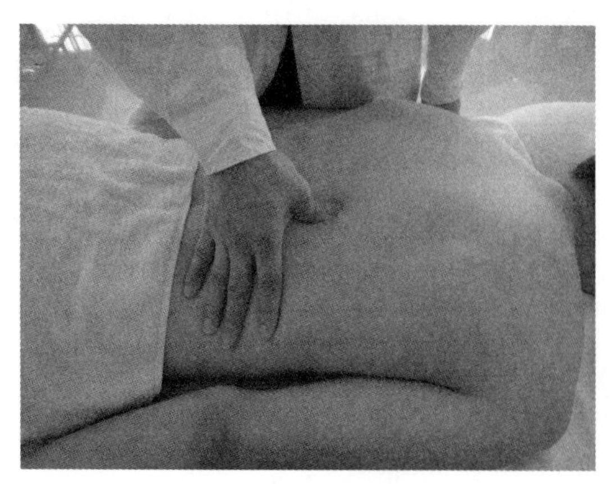

图 2-2-27 指压法

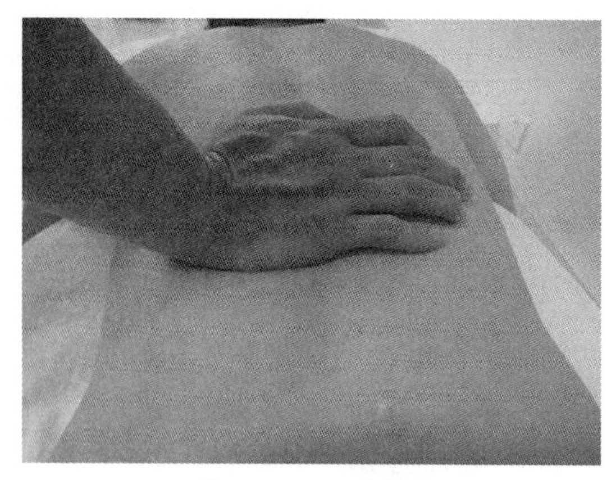

图 2-2-28 掌压法

(二)适用部位

仅适用于腰臀肌肉发达厚实的部位。

(三)功效

舒筋通络、解痉止痛。

二十一、振法

用手指(指振法)或手掌(掌振法)着力于体表,前臂和手部肌肉强力、静止性地用力,产生震颤动作的方法。振法分为掌振法和指振法。如图 2-2-29 所示。

(一)手法要领

要求操作时力量集中于手指或手掌上,振动的频率较高,着力较重。

(二)适用部位

适用于全身各部位和穴位,一般太阳穴常用指振法。

(三)功效

祛淤消积、和中理气、消食导滞、调整肠胃。

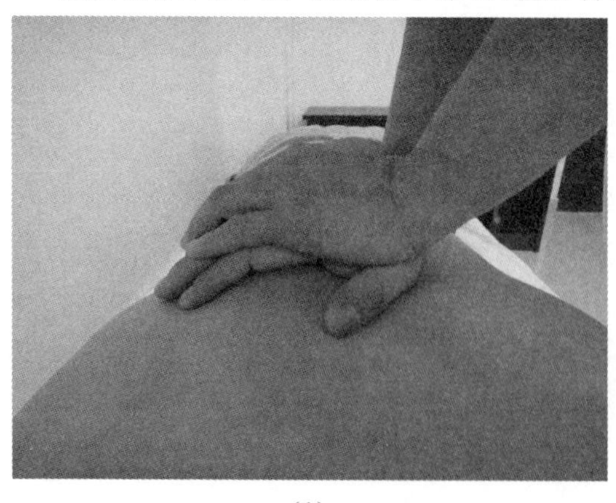

(1)

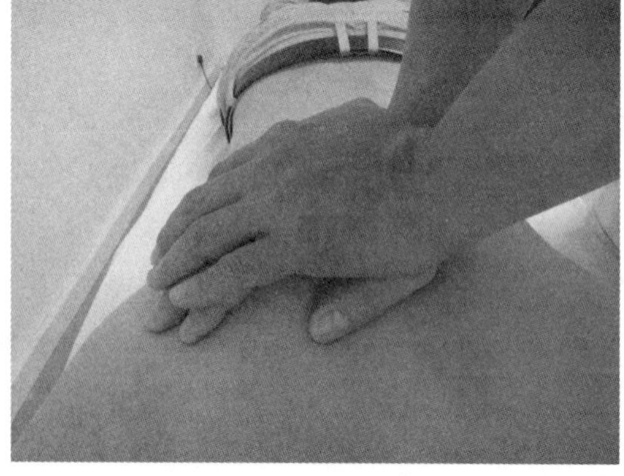

(2)

图 2-2-29 振法

二十二、运法

以掌或指的螺纹面于作用部位做直线或环形的反复运摩和揉动的方法。如图 2-2-30 所示。

(一)手法要领

(1)操作时,用力宜轻,推动的速度要稍慢,不能太快。

(2)在体表沿着操作路线做轻柔缓和的摩擦旋绕,其用力较摩法为轻,作用力仅达皮表,不可带动深层组织。

(3)操作频率为每分钟 80～100 次。

(二)适用部位

适用于头面部、胸腹部。

(三)功效

宣通经络、调和气血。

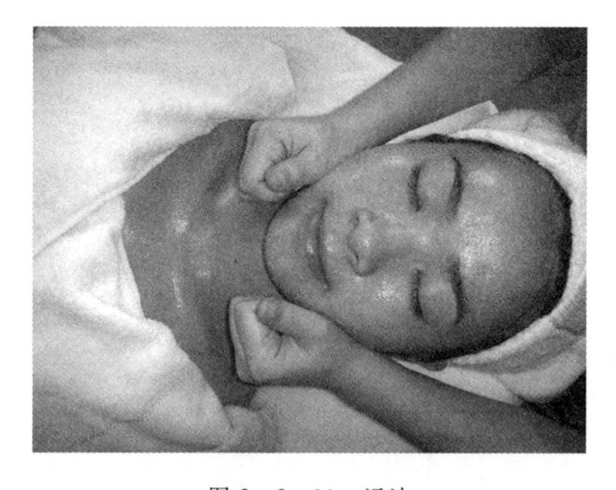

图 2-2-30　运法

二十三、搓法

用双手掌面挟住受术者身体的一定部位,相对用力做快速的前后、上下搓揉动作,同时做上下往返移动的方法。如图 2-2-31 所示。

(一)手法要领

操作时双手用力要对称,搓动要快,移动要慢。

(二)适用部位

适用于腰背、胁肋及四肢。

(三)功效

调理气血、疏通脉络。

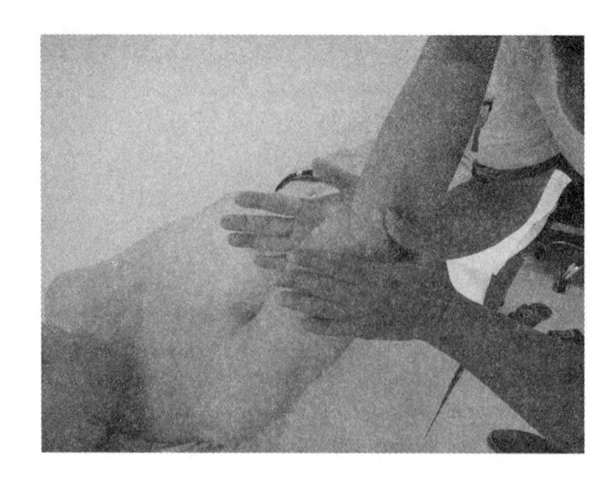

图 2-2-31 搓法

二十四、击法

击法分为拳背击法、掌根击法、指尖击法、侧击法和桑木棒击法五种。常用指尖击法、侧击法、掌根击法。指尖击法为将食指、中指、无名指和小指放于一个水平，用指端轻轻击打体表，如雨点下落；侧击法为术者用双手的尺侧部交替性地击打受术者的体表；掌根击法为术者一手按于受术者被治疗部位，用另一手的掌根部击打按手的手背。如图 2-2-32 所示。

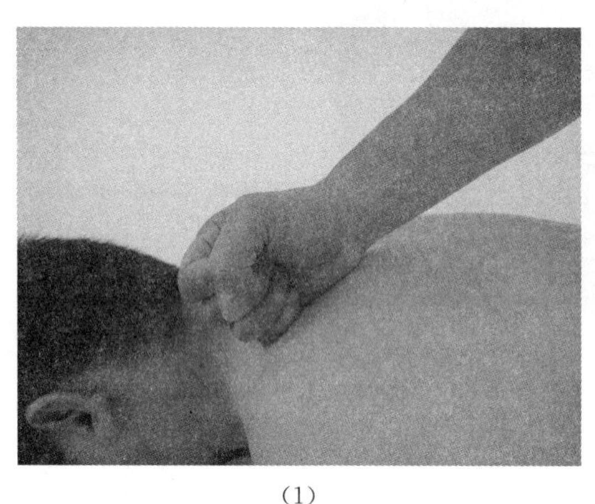

(1)

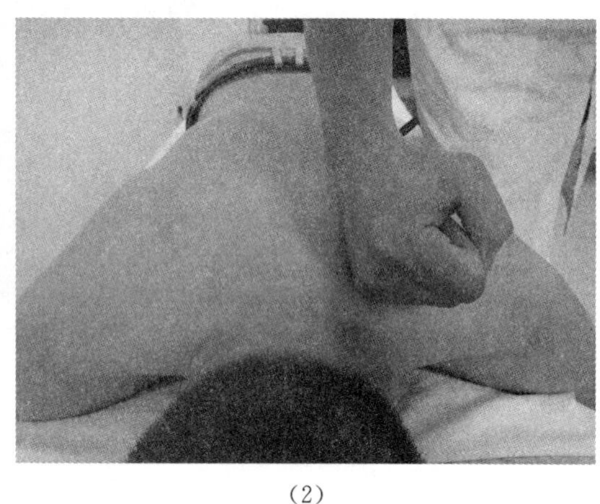

(2)

图 2-2-32 击法

(一)动作要领

操作时力量要由轻到重，循序渐进，用力垂直下落，不可带任何角度，不能甩抽动作，动作要快速而短暂。

(二)适用部位

指尖击法常用于头面部；侧击法常用于腰背及四肢部，亦可用于头部及肩部；掌根击法常用于头顶部。

(三)功效

疏通脉络、通透毛孔、放松肌肉、紧实肌肤。

二十五、抚法

用手掌或指腹着力于施治部位，轻而滑地往返移摩的方法（图2-2-33）。

（一）手法要领

操作时沉肩，屈肘，以腕带掌，轻而不浮，滑而不滞。抚至表面皮肤微热为宜。

（二）适用部位

适用于头面部及小儿腹部。

（三）功效

温经通络，活血散瘀，镇静安神，解痉止痛。

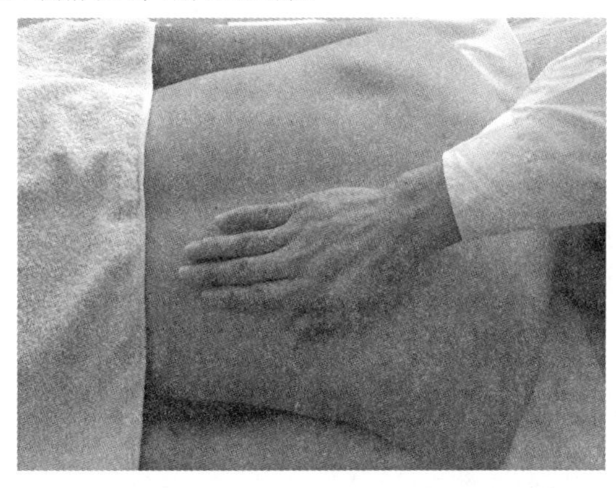

图2-2-33　抚法

二十六、梳法

梳法指以指面和掌面为接触面，如梳发状在体表作轻轻的滑动的方法（图2-2-34）。

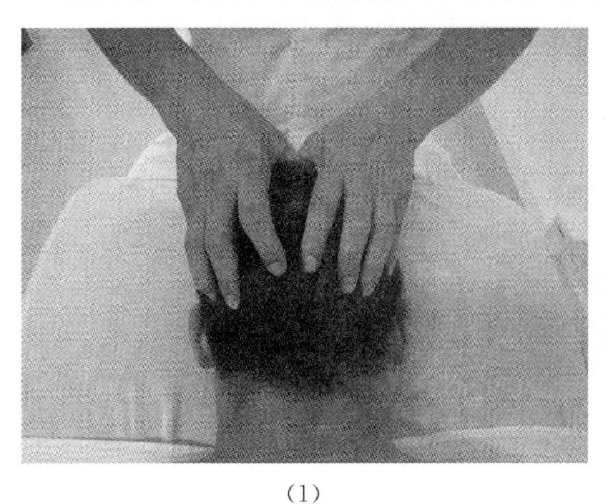

（1）

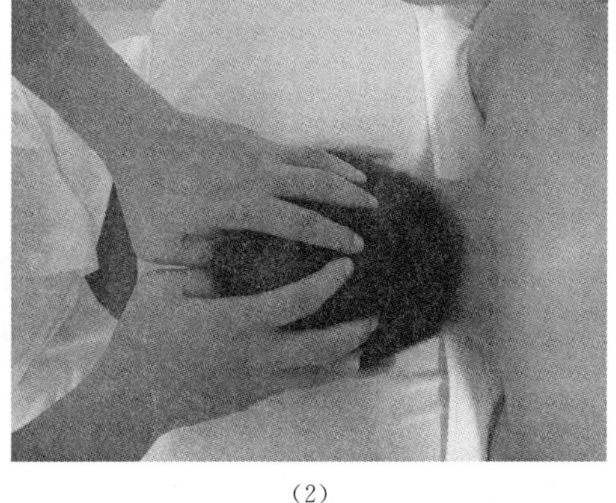

（2）

图2-2-34　梳法

（一）手法要领

操作时收到宜轻。

(二)适用部位

适用于头部。

(三)功效

疏通积滞,活血散瘀,解痉止痛。

二十七、摇法

摇法指使关节或半关节做被动的环转运动的方法。分为颈部摇法、肩关节摇法、髋关节摇法、踝关节摇法(图 2-2-35)。

(一)手法要领

(1)头颈部摇法,患者取坐位,术者立于一侧,一手扶住患者头顶,另一手托其下颌双手相对用力作同一方向的环形运动,使患者头颈得以环转摇动。

(2)肩关节摇法,患者坐位,术者以一手扶住患者肩部,另一手托握住患者腕部或肘部,然后摇动肩关节,使之做顺时针或逆时针旋转运动。

(3)髋关节摇法,患者仰卧,术者以一手握其踝部,另一手扶按在其膝部,使患者屈膝屈髋,此时术者双手协调动作,使髋关节做环形运动。

(4)踝关节摇法,患者仰卧,术者一手托住患者足跟,另一手握住踝趾关节处,使踝关节做顺时针或逆时针环转运动。

(二)适用部位

适用于颈项部、腰部和四肢关节摇法。

(三)功效

滑利关节,疏筋通络,预防和解除粘连,改善关节运动功能。

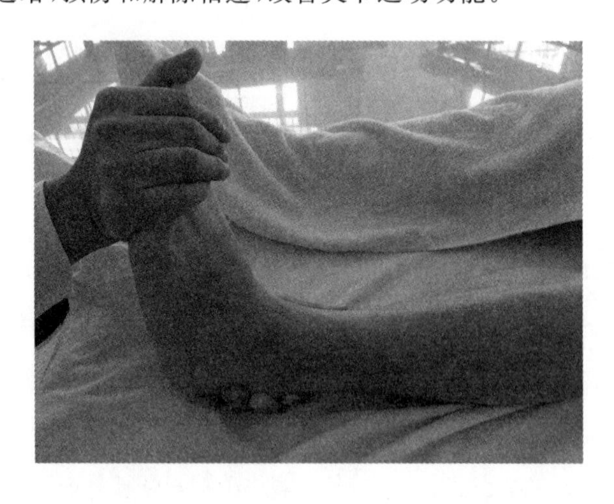

图 2-2-35 摇法

二十八、捋法

手指掌略屈曲,握于施术部位的肢体上,快速而急促滑搓的方法(图 2-2-36)。

（一）手法要领

（1）术者以一手握肢体远端，另一手掌指关节略屈曲，将受术肢拿握在手中，手与施术部位要贴实，快而急速地反复滑搓。

（2）手法即要有一定压力，滑搓的掌指又不要与肢体贴得过紧，着力应连贯、和缓。

（二）适用部位

适用于四肢部位。

（三）功效

通经活络，调和气血，缓解痉挛，驱风散寒。

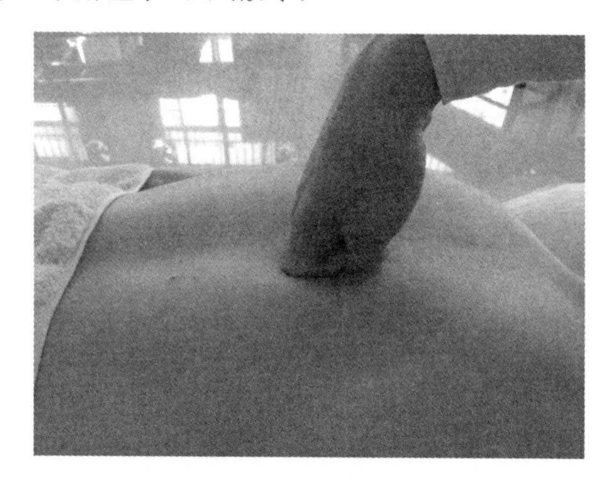

图 2-2-36　捋法

目标检测

一、选择题

（一）单项选择题

1. 抹法最适宜用于（　）部位的美容保健按摩。

A. 胸部　　B. 头面、颈项部和手掌部

C. 四肢关节　　D. 大腿、小腿

2. 以指或掌吸定作用部位，进行左右、前后的内旋或外旋揉动的美容推拿手法称为（　）

A. 揉法　　B. 扫散法　　C. 擦法　　D. 按法

3. 点法最主要的手法操作要领是（　）

A. 手法要轻快灵活，有节律性，双手配合自如

B. 操作时用力要稳由轻到重，切忌用暴力猛然下压，力量要持续、深透

C. 操作时使治疗部位发生幅度很小而速度较快的振动

D. 用手掌或指腹轻放于体表治疗部位，做环形的、有节律的摩动

4. 擦法操作摩擦频率一般约为每分钟（　）次。

A. 30　　B. 60　　C. 150　　D. 100

5. 以下不属于颤法主治功效的是（ ）

A. 消积异滞　　B. 疏肝理气　　C. 补益气血　　D. 调节肠胃

（二）多项选择题

1. 抖法操作抖法手法要领是（ ）

A. 颤动幅度要大　　B. 颤动幅度要小　　C. 频率要快　　D. 频率要慢

2. 摇法主要包括哪几种？（ ）

A. 头颈部摇法　　B. 肩关节摇法　　C. 髋关节摇法　　D. 踝关节摇法

3. 以下手法属于按法手法操作要领是（ ）

A. 按压力的方向要垂直向下，按压后要稍作片刻停留，再做第二次重复按压，掌按法可双掌交叉重叠按压

B. 频率一般每分钟 30 次左右

C. 按法结束时，不宜突然放松，应逐渐递减按压的力量

D. 用力要由轻到重，稳而持续，使刺激感觉充分达到机体深部组织，切忌用迅猛的暴力

二、简答题

1. 请简述美容常用推拿手法有哪几种？

2. 试述推拿法的主要生理功能。

下篇(保健与治疗技法篇)

常见损美性疾病诊治与美容保健技法

第一章　美容针灸推拿保健技法

学习目标

【学习目的】 通过学习本节内容，能将中医针灸、推拿操作技法熟练应用于美容临床保健治疗中。

【知识要求】 掌握悦颜的基本概念，掌握悦颜常用的针灸推拿操作技法；熟悉悦颜的机理及预防调护；了解悦颜的临床应用范围。

【能力要求】 具备运用针灸、推拿技法进行悦颜的能力。具有初步阐释面部失泽、粗糙、干燥、衰老等的理论知识。

第一节　颜面部美容保健技法

一、悦颜

悦颜是指使颜面红润光泽，皮肤细腻白皙，富有弹性。适宜于面无光泽，皮肤粗糙晦暗，萎黄无华之人。《黄帝内经》指出：我国国人正常肤色是：红黄隐隐，明润含蓄。不管肤色偏黑、偏白或偏黄，只要是红润有光泽，都视为健康肤色。但由于其他诸多因素或疾病都可以导致原来红润光泽、富有弹性、细嫩柔滑的皮肤变得粗糙、干燥、萎黄、苍白、晦暗、缺少光泽等，因此应当通过身体和颜面的适当调护，使损美性问题得以改善或使容颜恢复以往的美丽。

(一)病因病机

祖国医学认为机体衰老，肾精不足，或脾胃虚弱，气血津液乏源，或情志内伤，劳逸失调，日久血瘀痰饮阻络，使经络失畅，气、血、津、液不能正常输送于皮肤，颜面皮肤得不到气血的滋养，无以发挥其润肤泽面功效，而现皮肤粗糙，晦暗，萎黄无华等损美性情况。《灵枢・邪气脏腑病形》曰“十二经脉，三百六十五络，其气血皆上于面而走空窍”。因此，通过针灸、推拿等方法作用于经络系统，促进经络畅通，使颜面气血充盈，进而颜面皮肤得到充足的气血滋养而现红润光彩。

现代医学认为：年纪增长，皮肤保水能力下降，皮脂分泌不足，表皮更替速率降低是颜面无泽的关键；营养不良，睡眠不足，疲劳，减肥及偏食等均能造成皮肤营养不良，加重皮肤干燥、老化、萎黄、晦暗、无泽等现象。另外由于某些疾病，如原发性肾上腺皮质机能减退、肾炎、肝炎、甲状腺、旁腺机能减退等也会造成上述情况。因此保湿补水、去角质、滋润是护理的关键。

(二)辨证施治

1. 针灸法

(1)毫针刺法。

治则:补益肝肾,悦颜泽面。

取经:以足少阴肾经、足厥阴肝经为主。

处方:太溪、照海、肾俞、命门、肝俞。血虚津亏加三阴交、膻中;脾肺气虚加脾俞、肺俞;肾气虚衰者加气海、关元;痰瘀阻络加三阴交、丰隆。

方义:太溪为足少阴肾经输穴、原穴,照海为八脉交会穴,通阴跷脉,与肾俞、命门相配,可滋阴补肾,退虚热,肝俞与诸穴相配,既能补虚又能泻实,达悦颜之功。

操作:平补平泻,每次选 2～3 穴,留针 20～30 分钟,每周 3 次,10 次为一疗程。

知识链接

千金白面针法(《备急千金要方》)

主穴:行间,太冲。

配穴:关冲,下廉,足三里,三阴交,气海,血海。

针法:选主穴配以配穴 2～3 个。体质强盛者用泻法,虚弱者用补法。

美容功效:调和气血,除黯白面。

(2)其他针法。

1)耳针法。

处方:心、脾、肝、肾、肺、内分泌、神门、面颊。

操作:每次选 3～5 个穴,常规消毒,在相应穴区内选取明显压痛点,行毫针刺法或耳穴埋针或王不留行籽耳穴贴压,单侧取穴,隔 2～3 天 1 次,嘱患者每日饭前按压耳穴 1 次。两耳交替,毫针刺法每日 1 次,埋针、埋籽每 3 日 1 次。

2)皮肤针法。

处方:阳白、攒竹、太阳、下关、地仓、颊车、风池。

操作:中等强度刺激,隔日 1 次。

3)水针法。

处方:关元、足三里、三阴交、曲池、肾俞、脾俞、胃俞。

操作:每次选取 2～5 个穴位(均双侧),常规消毒,肺脾气虚行黄芪注射液注射,肝肾不足行复方当归注射液注射,每周 2 次。

4)滚针疗法。

处方:颜面损美局部(如:额部、面颊部、口周、眼周等)或整个颜面部。

操作:施术部位常规消毒,在施术部位上轻轻来回推滚微针滚轮,以患者可耐受、皮肤潮红为度。然后在治疗部位涂以相应的治疗液,如:表皮生长因子、胶原蛋白、胎盘组织液、维生素 C 等,每周 1 次。

(3)灸法。

处方:神阙、大椎、关元、气海、中脘、足三里、命门、身柱、膏肓俞、肾俞、脾俞、胃俞、三阴交、曲池、下廉等。

操作：每次选1～5穴，用艾炷灸或艾条灸，每日或隔日1次，或每周2次。

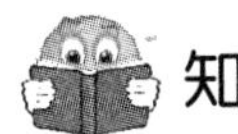

知识链接

1. 美容灸(《保健灸法》)

穴位：巨髎、颊车、下关、阳白、印堂、曲池。

操作：每次选1～2穴，悬灸，各灸10分钟，经常使用。

功效：能温经通络，行气活血，悦泽容颜。

2. 保春灸法(《针灸逢源》)

穴位：气海、足三里。

操作：灸法，隔日1次或每周2次，可经常使用。

功效：补益气血，扶助正气，令容颜靓丽。

2. 推拿法

(1)润皮细肤法。

操作：沿膀胱经和督脉，自大椎至骶尾骨之间中线或旁开1.5寸，用手掌或大拇指指腹做5次以上的沿经推擦，并用食、中指在肺俞、心俞、三焦俞、肾俞、命门穴上点按，每穴各15次。在头面部穴位作轻快按摩。

注意事项：力度以求美者能承受而感到舒适为宜。每周1～2次，可常年保养。

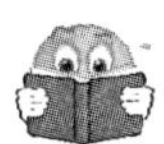

知识链接

1. 浴面驻颜法(《寿世青编》)

方法：将两手掌互相摩擦使发热，覆面擦之，如浴面之状，经常摩浴面部。

功效：调和气血，驻颜美容。

2. 面功(《寿世传真》)

方法：先用两手掌相互摩擦使发热，随即向颜面上上下下摩浴，尽量每处都抹到。再以口中津唾于手掌，擦热，揩面多次。施用本法时，宜闭口屏息。

功效：通络润肤，令皱斑不生，容颜光泽。

(2)红颜按摩法。

操作：①摩腹：以缓摩、顺摩的补法摩腹10～15分钟为宜。②取背俞穴，以脾俞、肝俞、肾俞为重点，用按揉法，每次1分钟左右。③捏脊：自长强至大椎穴行3～5遍捏脊，在脾俞、肝俞、肾俞穴上按揉50次。

注意事项：以舒适放松为主，行按揉法是要平稳渗透。可每日1次。

(3)面部分部按摩法。

操作：①额部：两手四指并拢，手指向上，用四指指腹从眉弓上向上轻推额部至前发发际，重复10次。两手中指、无名指并拢，用指腹按于额部中央，向两边作柔和地按揉至太阳穴，再按揉返回至额部中央，重复 5 次。②眼部：先用同侧手大拇指与食指将外眼角上下皮肤固定，稍稍绷紧，然后用另一手中指指腹，沿眼轮匝肌环状走向作眼周按摩。③颧颊部：用大拇指螺纹面从口角旁、鼻翼旁、鼻侧斜向上向耳前分推或轻抹。④下颌部：从下颌中线开始，沿颌骨向耳后方向施行指揉或指叩法。

注意事项：眼部按摩手法宜轻柔，整个面部手法应轻重合适，以按摩后舒缓、皮肤红润光泽为佳。

3. 埋线法

处方：关元、足三里、三阴交、曲池、肾俞、脾俞、胃俞。

操作：每次选 1～3 穴，局部常规消毒后，将一次性埋线针刺入，缓慢推进到所需深度，当出现针感后，将针管内的线推进入皮下组织或肌层内，继而退出针管，并用消毒干棉球按压针孔片刻，待针孔无出血后敷盖消毒纱布或创口贴。可间隔 2～4 周治疗 1 次。

4. 拔罐法

处方：关元、足三里、三阴交、中脘、肾俞、肝俞、肺俞。

操作：每次选取 3～5 个穴位（双侧），吸罐后将罐留置在所拔部位 5 分钟，可每天 1 次。

5. 刮痧法

处方 1：面部刮痧，以额部、颧颊部、下颌部为刮拭重点。

操作：用鱼形刮痧板刮拭，分部位，从内往外，从下往上刮拭，步骤方向可参考本节面部分部按摩法。以刮拭后皮肤潮红为度。

处方 2：风池、肩井、背俞穴。

操作：用方形刮痧板沿风池穴斜向下刮拭到肩井穴，然后沿着膀胱经背俞穴从上向下刮拭数遍，可短线和长线结合，重复数遍，以潮红或出痧为度。

（三）预防调护

（1）如因疾病引起的颜面晦暗、萎黄等应先以治疗原发病为主。

（2）适当运动，劳逸结合，饮食规律，避免熬夜。

（3）正确选用化妆品，不用低劣化妆品，不到非专业美容场所护理。

（4）注意防晒、防寒冻。

（5）注意心理健康，情志调畅，恰当护理。

目标检测

一、选择题

（一）单项选择题

1. 悦颜主要治则是（　）

A. 补益肝肾　　B. 活血化瘀　　C. 清热解毒　　D. 疏肝理气

2. 额部刮痧方向最正确的是（　）

A. 从左向右　　B. 从右向左　　C. 从下向上　　D. 从上向下

3. 脾肺气虚型颜面不华选取穴位注射液最佳的是（　）

A. 复方当归注射液　　B. 黄芪注射液

C. 鱼腥草注射液　　D. 维生素 C 注射液

4. 颜面部刮痧时强度应控制在(　)

A. 潮红为度　　B. 出痧为度　　C. 疼痛为度　　D. 无任何变化为度

5. 肾气虚衰型颜面干燥、无泽宜选(　)

A. 丰隆　　B. 内庭　　C. 太冲　　D. 关元

(二)多项选择题

1. 颜面粗糙、晦暗、不华的可能病机有(　)

A. 机体衰老　　B. 脾胃虚弱　　C. 肾精不足　　D. 气血亏虚　　E. 痰饮阻络

2. 我国国人正常肤色是(　)

A. 白里透红　　B. 红黄隐隐　　C. 明润含蓄　　D. 古铜色　　E. 白欲如盐

二、简答题

1. 悦颜的概念是什么？其临床保健范围包括哪些？

2. 面部皮肤粗糙，晦暗，萎黄无华等损美性症状发生的原因有哪些？

三、案例分析题

患者，女，35 岁，面色黯黄，皮肤偏干，腰膝酸软，乏力，胃脘闷胀，舌淡晦、苔薄，脉沉弱。(写出证型、治则、针推保健技法)

二、祛皱

学习目标

【学习目的】 通过学习本节内容，能将中医针灸、推拿操作技法熟练应用于美容临床保健治疗中。

【知识要求】 掌握祛皱的基本概念，掌握祛皱常用的针灸推拿操作技法；熟悉祛皱的机理及预防调护；了解祛皱的临床应用范围。

【能力要求】 具备运用针灸、推拿技法进行祛皱的能力。具有初步阐释面部产生皱纹的相关理论知识。

皱纹是皮肤老化的最初征兆。一般 25 岁以后，皮肤的老化过程开始，皱纹渐渐出现。出现的顺序大多是从前额开始，然后是上下眼睑、眼外眦、耳前区、颊、颈部、下颏、口周。

(一)病因病机

1. 机体衰老

皮肤是机体的一部分，当机体衰老时，皮肤也会跟着老化，从而出现皱纹。

2. 气血失和

中医学运用整体思想认为有诸于内必行诸于外。饮食不当或饮食失调时，人体内的营养物质匮乏，使面部肌肉失去营养，产生皱纹。情志不调导致人体气血运行不畅，面部肌肤失去血液的滋养，导致产生皱纹。

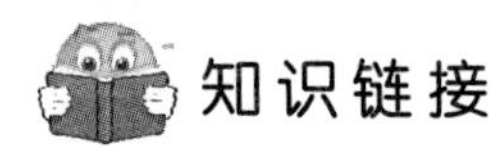

西医学认为皱纹的出现与年龄、表情肌和重力有关。当表情肌收缩时，皮肤会收缩而出现皱纹。正常的、年轻的皮肤具有一定的弹性和张力，当表情肌松弛后，皮肤会很快复原，使皱纹消失。进入中年后，皮肤开始明显老化，皮肤变薄、干燥、张力降低。真皮层弹力纤维变性、断裂，使皮肤的张力和弹性降低，因此，当表情肌松弛后，皮肤不能很快复原，久之则使皱纹"凝固"下来，表情肌不收缩时皱纹依然存在。随年龄增大，皮肤和皮下组织更加松弛，面部支持组织萎缩或缺失，以及肌肉的松弛，皮肤将会在重力的作用下发生下坠，形成更深的皱纹。

(二)临床特点

1. 年龄

一般在 25 岁开始出现，随着年龄的增长，皱纹渐渐加深，最后会形成很深的皱褶。

2. 好发部位

前额，上下眼睑，眼角，颊，下颏，口角，颈部，肚皮等部位。

3. 临床表现

面部皮肤下垂，松弛，皱纹处有很深的皱褶。

4. 无任何自觉症状

(三)辨证施治

1. 针灸法

(1)毫针刺法。

症状：面部皱纹，面无光彩，皮肤干燥粗糙，舌淡苔薄白，脉细无力。

治则：补益气血，疏通经络。

处方：主穴：丝竹空、攒竹、太阳、巨髎、迎香、颊车、翳风。

配穴：中脘、合谷、曲池、足三里。

方义：选取丝竹空、迎香、颊车等眼、鼻、口周的局部穴可舒经活络，防皱祛皱，再根据兼证选取脏腑配穴，标本同治。

操作：根据皱纹生长之处选择 2～3 个主穴，2 个配穴；主穴用泻法，配穴用补法。功能通经活络，补益气血，防皱祛皱。

(2)灸法。

灸足三里穴，每月月初 8 天，用艾炷直接灸 2～3 壮，或者艾条悬灸 3～5 分钟。

2. 推拿法

(1)将两手自相搓热，覆面擦之，如浴面之状，能调和气血，驻颜润面。

(2)先用两手掌相互摩擦使发热，随即向颜面上上下下摩浴，尽量每处都抹到，再用双手中指或拇指点压眼部，鼻周和口周的穴位。

3. 刮痧法

在面部涂擦精油，用玉制刮痧板顺着皮肤纹路向上刮，每次 10 分钟，刮到皮肤微红微热，每周 3～4 次。

(四)预防调护

(1)怡情养性，清心寡欲，豁达开朗。

(2)饮食有节，营养均衡，40岁以上适当进补。

(3)多饮水，保持皮肤水分则不易起皱纹。

(4)外出做好防护，避免风吹日晒，注意日常面部护理。

目标检测

一、选择题

(一)单项选择题

1. 皱纹是皮肤老化的最初征兆，一般从多少岁开始皮肤进入老化过程？(　)

A. 22　　B. 23　　C. 24　　D. 25

2. 皱纹最先出现的部位是哪里？(　)

A. 前额　　B. 眼周　　C. 嘴角　　D. 颈部

3. 用灸法治疗皱纹选用的穴位是(　)

A. 三阴交　　B. 足三里　　C. 中脘　　D. 丰隆

4. 中医学认为皱纹产生的最主要病机是(　)

A. 气血失调　　B. 肝郁脾虚　　C. 痰湿阻络　　D. 肾精不足

(二)多项选择题

1. 皱纹的好发部位有哪些？(　)

A. 前额　　B. 眼周　　C. 嘴角　　D. 颈部

2. 西医学认为皱纹的产生与哪些因素有关？(　)

A. 年龄　　B. 表情肌　　C. 重力　　D. 弹力纤维断裂

二、简答题

1. 请简述皱纹产生的中医病因病机。

2. 请简述皱纹的临床特点。

三、案例分析题

患者，女，40岁，个体经营商，工作压力大，加之经常在户外风吹日晒，前额、眼周、口周、颈部等部位出现很深的皱纹，面色暗淡，无光泽，时有头晕乏力的症状，舌淡苔白，脉细弱。(写出证型、治则、针推保健技法)

三、祛眼袋

学习目标

【学习目的】　通过学习本节内容，能将中医针灸、推拿操作技法熟练应用于美容临床保健治疗中。

【知识要求】　了解眼袋的基本概念，熟悉眼袋的病因病机及临床特点和预防调护；掌握眼袋常用的针灸推拿操作技法。

【能力要求】　具备运用针灸、推拿技法祛眼袋的能力。具有初步的分析眼袋病因病机及临床诊断的能力。

眼袋是由下眼睑皮肤松弛、眶隔脂肪堆积较多所造成的下眼睑皮肤松弛下垂、臃肿的现象。常发生于中年以后，男女均可发生。

（一）病因病机

1. 血瘀痰饮阻络

各种原因引起的瘀血或痰饮内蓄，可影响血液和津液的正常输布，使眼部皮肤松弛、下垂。

2. 肾虚衰老

随着年龄增长，肾精渐亏，人体组织器官渐老化，脏腑、经络、气血津液失调，而致肌肤失养，出现眼部皮肤松弛、下垂。

3. 脾气虚弱

脾运不健，痰湿内生影响血液和津液的正常输布，并且导致脂肪消化不良，囤积于眼部薄弱处，形成眼袋。

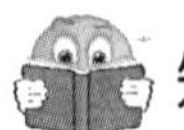

知识链接

眼袋的西医病因主要有以下四个方面：①眶隔筋膜退行性变；②眼轮匝肌肥厚松弛；③下眼睑皮肤松弛，随年龄增长加重；④引力作用。

（二）临床特点

1. 年龄

一般在23岁左右开始出现下眼睑皮肤微肿，脂肪堆积，随着年龄的增长，下眼睑皮肤松弛、下垂。

2. 临床表现

下眼睑皮肤松弛下垂、臃肿。

3. 无任何自觉症状

（三）鉴别诊断

1. 眼袋与卧蚕

卧蚕是我们中国人用来形容美眼的名称，相当贴切生动。卧蚕指紧邻睫毛下缘一条约四到七毫米带状隆起物，看来好像一条蚕宝宝横卧在下睫毛的边缘，笑起来才明显，让眼神变得可爱。

2. 眼袋与黑眼圈

眼袋是下眼睑臃肿，黑眼圈是眼眶部位的眼皮颜色较暗所呈现的外观。

（四）辨证施治

1. 针灸法

(1)毫针刺法。

1)血瘀痰饮阻络。

症状：下眼睑松弛下垂、臃肿，面色暗淡，舌体胖大舌色紫红舌苔白，脉弦涩。

治则：活血通络，化痰祛湿。

处方：主穴：承泣、睛明、四白、攒竹、鱼腰、丝竹空、阳白、印堂、太阳等。

配穴：膈俞、血海、足三里、丰隆。

方义：选取眼周穴位可促进皮肤气血津液代谢，并紧致皮肤。配合膈俞、血海活血祛瘀，足三里、丰隆促进津液代谢。

操作：主穴平补平泻，配穴用泻法，每周1次，10次为一疗程。

2)肾虚衰老。

症状：下眼睑松弛下垂、臃肿，腰膝酸软，五更泻泄，舌淡苔薄，尺脉细弱。

治则：补肾壮阳。

处方：主穴：承泣、睛明、四白、攒竹、鱼腰、丝竹空、阳白、印堂、太阳等。

配穴：肾俞、命门、志室、腰阳关。

方义：选取眼周穴位可促进皮肤气血津液代谢，并紧致皮肤。配合肾经穴位可温补肾阳，防止衰老。

操作：主穴平补平泻，配穴用补法，每周1次，10次为一疗程。

3)脾气虚弱。

症状：下眼睑松弛下垂、臃肿，面色萎黄，纳呆，腹胀，便秘或便溏，舌淡苔白，脉弱。

治则：补气运脾。

处方：主穴：承泣、睛明、四白、攒竹、鱼腰、丝竹空、阳白、印堂、太阳等。

配穴：中脘、足三里、脾俞、三阴交。

方义：选取眼周穴位可促进皮肤气血津液代谢，并紧致皮肤。配合脾经穴位可补益脾气，化痰祛湿。

操作：主穴平补平泻，配穴用补法，每周1次，10次为一疗程。

(2)其他针法。

耳针：取穴脾、肾、肝、面颊、内分泌，用王不留行子压法，每3日1次，每次取3～4穴，6次为一疗程。

(3)灸法。

取穴：阳白、印堂、下关、合谷、曲池，每次选1～2穴，悬灸，各灸10分钟。

2. 推拿(按摩)法

(1)闭上双眼，将两手掌相互搓热，放在双眼上，然后用中指、无名指指尖沿眼眶从内向外按压眼周至酸胀3～5遍，每日1次。

(2)眼周点穴，用中指或拇指按揉眼周八穴(睛明、攒竹、丝竹空、球后、承泣、四白、印堂、鱼腰)，加速眼周血液循环，紧致、提升眼周皮肤。

3. 刮痧法

在眼周涂擦精油，用玉制刮痧板从眼内眦向眼外眦到太阳穴方向滑动，至皮肤微红，并用刮痧板钝圆处点压眼周穴位。

(五)预防调护

(1)保证充足睡眠。

(2)注意饮食结构，摄入足量维生素，减少盐分的摄取。

(3)注意眼部皮肤护理，选用合适的眼霜，并注意防晒。

(4)远离辐射。

目标检测

一、选择题

(一)单项选择题

1.眼袋的好发年龄一般从多少岁开始?(　)

A.20　　B.21　　C.22　　D.23

2.眼袋辨证属肾虚衰老型应选用的配穴是(　)

A.肾俞　　B.足三里　　C.丰隆　　D.合谷

3.眼袋辨证属脾气虚弱型应选用的配穴是(　)

A.命门　　B.腰阳关　　C.脾俞　　D.膈俞

4.西医认为形成眼袋的一个不可抗性因素是(　)

A.眶隔筋膜退行性变　　B.眼轮匝肌肥厚松弛

C.下眼睑皮肤松弛　　D.引力

(二)多项选择题

1.西医学认为形成眼袋的原因有哪些?(　)

A.眶隔筋膜退行性变　　B.眼轮匝肌肥厚松弛

C.下眼睑皮肤松弛　　D.引力

2.中医学认为眼袋的病因病机是什么?(　)

A.血瘀痰阻　　B.肾虚衰老　　C.脾气虚弱　　D.气血不足

二、简答题

1.请简述眼袋的中医学病因病机。

2.请简述眼袋的鉴别诊断。

三、案例分析题

患者,女,37岁,某企业员工。主诉:眼部肿胀,眼袋,眼角出现鱼尾纹,黑眼圈一年有余。伴有潮热,便秘,腰酸痛,神疲乏力,月经不调,经常去美容院做美容,无明显改善。(写出证型、治则、针推保健技法)

四、祛睑魇

学习目标

【学习目的】 通过学习本节内容,能将中医针灸、推拿操作技法熟练应用于美容临床保健治疗中。

【知识要求】 掌握睑魇的基本概念,掌握祛睑魇常用的针灸推拿操作技法;熟悉睑魇的机理及预防调护。

【能力要求】 具备运用针灸、推拿技法进行祛睑魇的能力。具有初步阐释睑魇发生及祛睑魇的理论知识。

睑魇是指眼无他病，只是上下眼睑皮肤呈现青黑色，俗称“黑眼圈”。睑魇可见于任何年龄，少数自青春期开始出现，患者大多无明显自觉症状，皮损特点为上下眼睑皮肤呈现青黑色，界限清楚。清代黄庭镜、邓学礼在《目经大成》中指出：“两目无弊，但上下外睑煤黑，有如浓墨沉于旧棉纸，望之若米家山水，烟雨空蒙。”

祛睑魇是指祛除上下眼睑皮肤不健康色泽，俗称“祛黑眼圈”。眼睛黑白分明、眼睑平滑干净是眼睛美的标志，若眼周青黑，将影响颜面美观，甚或给人无神、疲乏、衰老、不干净之感。因此，祛睑魇是美容保健中不可或缺的项目。

(一)病因病机

祖国医学认为脾气虚弱，脾不健运，痰湿内生而阻滞经络，或肝气郁滞，肝脾不和，血行不畅，瘀血停滞于眼周，导致眼睑部血流不畅，出现眼圈青黑；或禀赋素弱，或房劳过度，或久病耗损精血，至肝肾不足，虚火上炎，肤失荣润，肝之本色青色及肾之本色黑色外露，导致眼圈青黑；或由各种原因造成不寐、夜寐不宁、经常熬夜等，使眼肌过度疲劳所致。

现代医学认为：黑眼圈可能与遗传、内分泌及代谢障碍、肾上腺皮质功能紊乱、心血管病变、微循环障碍、慢性消耗性疾病等有关。而暂时性黑眼圈，主要为熬夜、过劳所致。眼睑及周围的皮肤薄，皮下组织疏松、过度劳累、睡眠严重不足的人可引起眼睑周围血管充血和静脉回流不畅，引起眼圈青黑。

(二)辨证施治

1. 针灸法

(1)毫针刺法。

治则：疏肝健脾，活血祛瘀。

取经：以足太阴脾经、足厥阴肝经、足少阴肾经为主。

处方：三阴交、太冲、太溪及眼周局部穴位：睛明、鱼腰、太阳、承泣、四白、阳白、瞳子髎等。脾虚痰湿加：阴陵泉、太白、足三里、脾俞、肾俞。血瘀加：血海、曲池、膈俞、肝俞。肝肾不足加：肾俞、肝俞、复溜。

方义：三阴交为脾经穴位，在健脾益气之余，又能调补肝肾，养血活血。太冲为肝经原穴，有疏肝养血作用，配上肾经太溪穴共奏补益肝肾之功，睛明、鱼腰、太阳、承泣、四白、阳白等为局部选穴，起到疏通局部气血，祛瘀生新。局部选穴和体针相互配合，从而在根本上使眼部气血得畅，恢复眼睛神采。

操作：常规消毒，每次眼周局部选 2～3 穴，浅刺，不行针，取针适当按压针孔，以免出血。脾虚痰湿型体针采用平补平泻，肝肾不足采用补法针刺，肝郁血瘀采用泻法，均留针 20～30 分钟，每周 3 次，10 次为一疗程。

(2)其他针法。

1)耳针法。

处方：肾上腺、皮质下、脾、内分泌、肝、肾、神门、眼。

操作：每次选 3～5 个穴，常规消毒，在相应穴区内选取明显压痛点，行耳穴埋针或王不留行籽耳穴贴压，单侧取穴，隔 2～3 天 1 次，嘱患者每日饭前按压耳穴 1 次。

2)皮肤针法。

处方:睛明、鱼腰、太阳、承泣、四白、阳白、瞳子髎、太阳、丝竹空及背腰部膀胱经1.5寸线。

操作:常规消毒,眼部周围穴位轻刺激,以眼睑潮红,患者觉得发热即可;膀胱经1.5寸线可根据患者情况辨证采用刺激强度,脾虚痰湿采用中刺激,肝肾不足采用轻刺激,肝郁血瘀采用重刺激,可在膈俞、肝俞叩刺出血。

3)水针法。

处方:肝俞、膈俞、血海、太冲。

操作:每次选取2~5个穴位(均双侧),常规消毒,用当归注射液穴位注射,每次1mL,每日1次。10天为一疗程。

4)滚针疗法。

处方:眼周色素沉着部位。

操作:眼部常规消毒,取小号滚轮,在眼周来回轻轻滚动,至皮肤潮红,配以美白、淡斑等产品,涂抹患处。1周1次,10次为一疗程。

(3)灸法。

处方:主穴:气海、关元、面部阿是穴;配穴:曲池、三阴交。

操作:每次主穴必取,配穴选用1个,交替使用。神阙用回旋灸;面部皮损区用雀啄灸。配穴用温和灸,每次每穴施灸5~7分钟,隔日1次,10次为一疗程。

2. 推拿法

(1)加强眼周(睛明、瞳子髎、承泣、四白、印堂、阳白、攒竹、鱼腰、丝竹空)以及面部的胃经按摩,循经选肾经、脾经按摩。

(2)眼部按摩法:闭上眼睛,用无名指指尖轻按眼角约3~5秒后放开,连续做10次。而后转动眼珠1圈,连续做10次。双手中指、无名指并拢,绕眼部环形分别做横向"8"字按摩,轻抹双眼睑,各10遍。指腹轻弹眼周皮肤色黑处1分钟。

(3)眼周穴位按压法:闭上双眼,用双手中指指尖依次按压鱼腰、阳白、丝竹空、瞳子髎、承泣、球后、四白、睛明,重按轻起,连续5遍,每日1次。

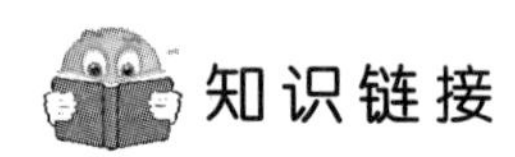

缓和二神丹(《眼科锦囊》)

方法:艾叶、酒粕各等份,炼熟。贴敷眼胞,用热水袋熨。然后捏鼻梁10次,点揉睛明穴10次、风池穴10次。

3. 埋线法

处方:主穴取血海、三阴交、丰隆、肝俞、脾俞、肾俞,配穴曲池、阴陵泉、太冲、水分、心俞、膈俞等。

操作:根据辨证,每次主穴选3~4穴,配穴选2~3穴,常规无菌消毒,用一次性埋线针将线体埋入穴中,稍加按压,贴上创口贴。每2周1次,3次为一疗程。一般需要2~3个疗程。

4. 刮痧法

处方:眼周阿是穴、背部膀胱经。

操作：俯卧位，用方形刮痧板从上往下刮拭膀胱经背部1.5寸及3寸线，以出痧或潮红为度，继之改为仰卧位，用鱼形刮痧板顺眼轮匝肌走向刮拭眼周局部，以潮红为度。每周1次。

(三)预防调护

(1)生活规律，劳逸结合，保证充足睡眠，避免熬夜，心情愉悦。

(2)注意饮食结构，保证足够的维生素摄入，减少盐分的摄取。

(3)远离烟雾，加强合适的运动，注意用眼卫生，避免过度用眼，适当点穴按摩。

(4)外涂合适眼霜，不用劣质眼霜和眼影，正确眼部卸妆，减少眼妆对眼睑的刺激。

(5)属于先天性眼周皮肤色深者，没有明显的全身症状，不必治疗。

目标检测

一、选择题

(一)单项选择题

1.睑黡俗称(　)

A.梦魇　　B.眶周色素沉着　　C.黑变病　　D.黑眼圈

2.用刮痧法进行眼周刮痧时，手法应是(　)

A.轻刺激　　B.重刺激　　C.刮出痧　　D.以上均是

3.导致睑黡产生，不正确的说法是(　)

A.痰湿阻络　　B.经常熬夜　　C.淤血停滞　　D.使用眼霜

4.毫针针刺眼周局部的作用正确的是(　)

A.疏肝健脾　　B.疏通经络　　C.补益肝肾　　D.健脾祛湿

5.睑黡埋线治疗时，不宜选的穴位是(　)

A.肝俞　　B.三阴交　　C.球后　　D.气海

(二)多项选择题

1.睑黡的可能病机有(　)

A.脾虚痰湿　　B.肝气郁滞　　C.瘀血阻滞　　D.肝肾不足

E.肝脾不和

2.祛睑黡的方法正确的有(　)

A.针灸　　B.刮痧　　C.按摩　　D.手术

E.以上均是

二、简答题

1.毫针针刺眼周局部的注意事项有哪些？

2.现代医学认为黑眼圈的原因有哪些？

三、案例分析题

患者，女，眼周青黑，眼睑肿胀，唇甲紫暗，面部皮肤干燥粗糙，急躁易怒，口苦胁痛，痛经，舌黯有瘀斑、苔薄，脉弦涩。(写出证型、治则、针推保健技法)

五、提睑

学习目标

【学习目的】 通过学习本节内容，能将中医针灸、推拿操作技法熟练应用于美容临床保健治疗中。

【知识要求】 了解上睑下垂的基本概念，熟悉上睑下垂的病因病机及临床特点和预防调护；掌握上睑下垂常用的针灸推拿操作技法。

【能力要求】 具备运用针灸、推拿技法治疗上睑下垂的能力。具有初步的分析上睑下垂病因病机及临床诊断的能力。

上睑下垂是由于重症肌无力引起的睑肌提举无力，甚至眼睛不能自然睁开，影响视力为主要表现的疾病。轻者半掩瞳孔，重者黑睛全遮，垂闭难张，又称为"睑废"。提睑则是用各种方法使眼睑回复原来的位置，如针灸、按摩、中药调护。

（一）病因病机

1. 命门火衰，脾阳不足

命门火衰，无力温煦脾阳，致脾阳不足，脾主肌肉，脾阳不足则肌肉无力，故睑肌无力而下垂。

2. 风痰上壅，胞络受阻

风易夹痰侵袭头部，或因眼部受伤，导致气滞血瘀，胞络受阻，亦可导致眼睑下垂。

3. 脾虚失运，中气不足

脾气主升，脾气虚弱，清阳不升，而致眼睑下垂。

知识链接

西医学认为：眼睑下垂的原因为先天性或获得性。①先天性：主要由于动眼神经核或提上睑肌发育不良，为常染色体显性遗传。②获得性：因动眼神经麻痹、提上睑肌损伤、交感神经疾病、重症肌无力及机械性开睑运动障碍，如上睑的炎性肿胀或新生物。外伤、颅内占位、血管病、炎症、脱髓鞘、变性病、代谢和营养障碍等。

（二）临床特点

（1）命门不足，脾阳火衰则幼年时就上胞下垂，无力抬举。

（2）骤发型的则多为单侧。

（3）有倦怠乏力，午后比早上重；眼胞皮肤发麻，眼珠转动不灵。

（三）鉴别诊断

应与下面的症状相鉴别诊断：眼睑松弛综合征（又称眼睑松解症、萎缩性眼睑下垂），是一种少见眼睑疾病，以青少年反复发作性眼睑水肿为特征，有眼睑皮肤变薄，弹性消失，皱纹增多，色泽改变，可并发泪腺脱垂、上睑下垂和睑裂横径缩短等临床表现。

（四）辨证施治

1. 针灸法

（1）命门火衰，脾阳不足。

症状：自幼双目眼睑下垂，需要借助外力提睑；伴畏寒肢冷面色㿠白；舌淡苔薄白有齿痕，脉沉细。

治则：温肾暖脾，益气化源。

处方：肾俞、脾俞、命门、申脉、攒竹、丝竹空、精明、鱼腰，伴有腰膝酸软，四肢乏力，加关元、气海。

方义：肾俞、脾俞、命门、申脉温补脾肾之阳，使脾主肌肉之力加强，攒竹、丝竹空、精明、鱼腰为局部取穴，疏通经络。

操作：肾俞、脾俞、命门、申脉、关元、气海用补法，攒竹、丝竹空、精明、鱼腰平补平泻。

（2）风痰上壅，胞络受阻。

症状：突发单侧上眼睑下垂，眼部周围发麻，眼球转动不灵活；伴有头痛头晕，复视，甚至口眼㖞斜，半身不遂；舌淡苔白腻，脉弦滑。

治则：祛风化痰，通络止痉。

处方：丝竹空、睛明、阳白、鱼腰、合谷、风池、外关，头疼头晕加百会、丰隆。

方义：丝竹空、睛明、阳白、鱼腰、疏通经络，合谷、风池疏散外风，百会、丰隆为祛痰要穴。

操作：鱼腰透阳白，丝竹空透睛明，毫针泻法。

（3）脾虚失运，中气不足。

症状：眼泡下垂，起床后较轻，午后明显加重，复视甚者眼球转动失灵；食欲不振，纳呆便溏头晕目眩；舌淡苔白，脉虚细无力。

治则：补中益气，升举清阳。

处方：攒竹、阳白、瞳子髎、睛明、丝竹空、鱼腰、足三里、三阴交，眩晕加气海、百会。

方义：攒竹、阳白、瞳子髎、睛明、丝竹空、鱼腰、局部取穴疏通经络；足三里、三阴交为脾胃本经穴。气海、百会补中益气。

操作：鱼腰透丝竹空，攒竹透睛；太阳透瞳子髎；足三里、三阴交、气海、百会用补法。

2. 按摩法

用轻快的按揉法从印堂至睛明，再沿上眼眶经鱼腰、丝竹空、太阳、瞳子髎，并沿下眼眶上缘到睛明，往复移动操作约 6 分钟，重点在睛明、鱼腰、丝竹空。再在额部及沿眼眶用缓和深沉的抹法往返操作 7～8 遍。同时配合按睛明、阳白、鱼腰、太阳穴。

（五）预防调护

（1）患者应防止眼部受伤。

（2）神经麻痹性应找出病因并应进行治疗，前期可口服维生素 B 族药物。

（3）注意眼部卫生，积极治疗眼部疾病。

目标检测

一、选择题

（一）单项选择题

1. 上睑下垂是由于重症肌无力引起的睑肌提举无力，甚至眼睛不能自然睁开，影响视力为主要表现的疾病。轻者半掩瞳孔，重者黑睛全遮，垂闭难张。又称为（　）

A. 提睑　　B. 睑废　　C. 睑魇　　D. 垂睑

2. 眼睑松弛综合征（又称眼睑松解症、萎缩性眼睑下垂），是一种什么样的眼睑疾病？（　）

A. 常见的　　B. 少见的　　C. 大众的　　D. 极少的

3. 眼睑松弛综合征（又称眼睑松解症、萎缩性眼睑下垂）多病发在什么时期？（　）

A. 青幼年　　B. 青少年　　C. 青壮年　　D. 老年

4. 用轻快的按揉法从印堂至睛明，再沿上眼眶经鱼腰、丝竹空、太阳、瞳子髎，并沿下眼眶上缘到睛明，往复移动操作约几分钟？（　）

A. 2　　B. 4　　C. 6　　D. 8

5. 用轻快的按揉法重点在睛明、鱼腰、丝竹空。再在额部及沿眼眶用缓和深沉的抹法往返操作几遍？（　）

A. 1～2　　B. 3～4　　C. 5～6　　D. 7～8

（二）多项选择题

1. 睑废的治疗方法有哪些？（　）

A. 针灸法　　B. 刮痧法　　C. 推拿法　　D. 按摩法

2. 睑废在西医学中认为导致的原因是？（　）

A. 先天性　　B. 发作性　　C. 获得性　　D. 传染性

二、简答题

1. 睑废的病因病机有哪些？

2. 睑废的预防与调摄有哪些？

三、案例分析题

患者，20岁，突然发现左侧眼睛周围下垂并出现发麻的症状，眼球转动也不灵活；伴有头痛头晕，还出现复视，严重的时候甚至口眼㖞斜，半身不遂；观察舌头出现颜色淡白的症状。分析其病因并给出治疗建议和方法？

六、瘦脸

学习目标

【学习目的】 通过学习本节内容，能将中医针灸、推拿操作技法熟练应用于美容临床保健治疗中。

【知识要求】 掌握瘦脸的基本概念，掌握瘦脸常用的针灸推拿操作技法；熟悉瘦脸的机理及预防调护；了解瘦脸的临床应用范围。

【能力要求】 具备运用针灸、推拿技法进行瘦脸的能力。具有初步阐释面部软组织细胞间液潴留等的理论知识。

脸的审美，主要是指脸与五官的比例是否协调，中国自古便总结的“三庭五眼”的最美脸型比例，现在国际上通用的面容“黄金分割”。我们所通称的东方美人脸：鹅蛋脸和瓜子脸就与这两大标准十分贴近，因此这两种脸型又被称为标准脸型。一般来说，亚洲理想脸型的长宽比应为 34∶21，面部紧致、五官立体、线条流畅。“瘦脸”即是让过圆过胖的脸瘦一点，以达到最佳审美要求，但严格来讲，瘦脸与瘦身不一样，它不以减少皮下脂肪为主要诉求，而是以排除滞留脸部软组织的多余间液，激活细胞的代谢及紧实局部肌肉来获得功效。瘦脸主要是以淋巴引流（排除多余水分）与肌肉紧实为主。瘦脸也包括瘦下巴。

（一）病因病机

脸胖的原因具体有五点。原因一：遗传因素使面部骨骼较大；原因二：面部咬肌较发达，导致脸部肥胖；原因三：脂肪过多，有的人脂肪过多不仅表现在腰腹和四肢，而且脸部也是最易表现的部位。脸部脂肪过多表现为腮帮子圆鼓鼓的，多肉而结实，脸型线廓不分明，像圆胖胖的面包，是真正的肥脸了。面颊部分的皮下脂肪囤积，表情肌衰退，是造成脸部肥胖，轮廓混沌不清的原因；原因四：浮肿，体内雌性激素异常或是淋巴系统出现了功能性障碍，以及体内毒素过多不易排泄等会引起面部浮肿，如果饮食不均衡，喜食高盐、辛辣食物等，也会出现浮肿；原因五：肌肉松弛，年龄增长所带来的再生机能衰退以及过度日晒，使真皮层内的纤维素和胶原蛋白含量减少，皮肤弹性降低，不再紧实，渐渐老化，松弛下垂的脸颊亦会给人臃肿浑沌之感。

（二）辨证施治

1. 针灸法

治则：疏通经络，行气消滞。

取经：以足太阳脾经、足阳明胃经穴为主。

处方：太阳、承浆、颊车、迎香、颧髎、地仓、阿是穴。远端可加用足三里、三阴交、阴陵泉。有双下巴者可加用廉泉。

方义：局部的穴位疏通经络，行气消滞。足三里调理脾胃，改善胃肠功能。三阴交、阴陵泉利水减肥。

操作：针用泻法或平补平泻法，不灸。下巴阿是穴以美容针挂针。得气后留针 20 分钟，隔日 1 次，15 次为一疗程。

注意事项：拔针时要防止针眼出血，面部淤青。

2. 推拿法

（1）瘦脸按摩疗法。

操作：①两手握虚拳，从太阳穴到颊车附近，来回轻轻敲打，反复进行 5～10 分钟。②用双手食指、中指、无名指，从地仓到太阳穴的部位，轻轻按摩、划圈，反复进行 5～10 分钟。③用手指将下巴处的赘肉夹起，往颊车方向推移，到达颊车处停 5 秒钟，反复 3 次以上。④用双手背部上下轮流将下巴处的赘肉有下往上推挤，重复 25～30 次，最后利用双手的大拇指对下巴重点部位进行按压。

(2)V 字脸按摩法。

操作:①将食指、中指与无名指放在下巴与嘴唇中间的骨头凹陷处。顺着凹陷处,两手的指腹分别往两边耳下淋巴结方向滑动。②三只指腹用同样的方法作用在嘴唇下方,力道微微加强。③同样用指腹滑动到耳下的淋巴结定点,重复这 4 个动作 5 次。

(3)消除松弛的双下巴按摩法。

操作:①两手呈握拳姿态,四指交抵,食指中端关节紧扣在下巴处。②手指微微并拢,手掌下方抵在下巴之后顺着骨头往耳下方向滑动。③下巴微微抬高,两手的大拇指抵在下巴下方骨头凹陷处。④两只大拇指往下巴后方移动,同样 4 个步骤重复 5 次。

(4)消除大圆脸按摩法。

操作:①两手握拳之后用第二指关节的地方从下巴两侧开始用力地往上推挤。②用后三节指关节的力量以颊骨为基准点同样用力把两颊往上推挤三节。③用大拇指侧边的力量,用力的按压推挤鼻翼两侧松弛的肌肉。④用大拇指腹的力量从鼻翼两侧画到耳前同时按压耳朵两边穴道。

(5)摸出纤细逆三角脸按摩法。

操作:①四指紧贴在耳下的淋巴结部位,用指腹力量呈逆时针轻揉。②再顺着耳下的淋巴结往下轻抚到脖颈处,排出老旧废物。

3. 刮痧法

操作:①以螺旋手法轻刮,由眉心沿额头中线往上刮至眉尖;再由眉心往上画圈刮至额角及太阳穴。两边重复 1 至 2 次。②以螺旋方式由鼻翼侧边往斜上方画圈轻刮至太阳穴下;再由嘴角往斜上方画圈轻刮至颧骨下。两边重复 1 至 2 次。③以下巴为起点,沿着颧骨上方,以画小圈方式往斜上方轻刮至耳垂前方,左右各重复 1 至 2 次。④以眉头为起点,沿着鼻梁侧边,由上往下画小圆圈轻刮至鼻翼,左右各重复 1 至 2 次。

(三)预防调护

(1)平时不用手撑面、托腮,不趴着或侧着睡觉。

(2)不宜睡过高的枕头。

(3)临睡前两个小时不吃咸食,不喝酒。

(4)注意心理健康,情志调畅,恰当护理。

目标检测

一、选择题

(一)单项选择题

1. 瘦脸的预防调护正确的是( )

A. 平时用手撑面、托腮,趴着或侧着睡觉

B. 睡过高的枕头

C. 临睡前两个小时吃咸食,喝酒

D. 注意心理健康,情志调畅,恰当护理

2. 瘦脸技法的针灸法应该是( )

A. 灸法　　B. 补法　　C. 泻法　　D. 平补平泻法

（二）多项选择题

脸胖的原因具体有（　）

A. 遗传因素　　B. 面部咬肌较发达　　C. 脂肪过多　　D. 浮肿

E. 肌肉松弛

二、简答题

瘦脸针灸技法的注意事项？

第二节　形体美容保健技法

一、美发

学习目标

【学习目的】　通过学习本节内容，能将中医针灸、推拿操作技法熟练应用于美容临床保健治疗中。

【知识要求】　掌握美发的基本概念，掌握美发常用的针灸推拿操作技法；熟悉美发的机理及预防调护；了解美发的临床应用范围。

【能力要求】　具备运用针灸、推拿技法进行美发的能力。具有初步阐释发枉脱发、油风、须发早白等的理论知识。

美发是指使毛发柔顺亮黑，光泽而富有弹性。适宜于毛发无光泽粗糙，枯黄，分叉，稀少。中医认为肾主骨生髓，其华在发，毛发的生长机能来源于先天之精的肾气，毛发的情况反映了肾气的盛衰，如内经所言“女子七岁肾气盛，齿更发长……五七，面始焦，发始堕；六七发始白。男性则六八，面焦，鬓发颁白……八八则齿发去”。但由于其他诸多因素或疾病导致原来柔顺亮黑，稠密而有光泽的头发变得粗糙、干枯、分叉、脆弱、扁塌、枯黄黯淡和不易打理等，因此应当通过身体和外部的适当调护，使损美性问题得以改善或使头发恢复以往的美丽。

（一）病因病机

祖国医学认为肾主骨生髓，其华在发，毛发的生长机能来源于先天之精的肾气，毛发的情况反映了肾气的盛衰。和毛发关系另一个比较密切的脏器便是肺，中医认为“肺主皮毛”，人体的毛发依赖肺所宣发的水谷精微来濡养，如果肺脏的功能失调，如肺气虚、或者肺热等等，使其主皮毛的功能减退，都会影响皮肤的正常功能及毛发的生长。除了肺、肾，其他脏器对毛发的生长有影响吗？答案是肯定的，毕竟中医讲究的是整体观念，五脏是完整的不可分割的整体，功能上是相互影响的。如脾脏，为后天之本，气血生化之源，脾虚则气血生化乏源，皮肤、毛发得不到气血的濡养，则会产生毛发枯萎、色泽减退、脱发等情况。在如心脏，心为火脏，与肺同居于上焦，心经的火热很容易传与肺，引起整个上焦的热盛，对于皮毛的影响有如肺热一般，引起毛发枯萎、易断、脱落等。再如肝脏，肝肾同居下焦，两脏常常同时合并阴虚的情况，肝肾阴虚常导致毛发的濡养减退，引起毛发问题。再者，肝为情志之脏，易于化火，肝火上逆，引起木火刑金的情况，也可以导致毛发枯萎、脆弱，易于脱落。所以机体衰老，肾精不足，或脾胃虚弱，气血津液乏源，或情志内伤，劳逸失调，日久血瘀痰饮阻络，使经络失畅，气、血、津、液不能正常输送于毛发，毛发得不到气血的滋养，无以发挥其润泽功效，而现毛发粗糙、干枯、分叉、脱落等损美性情况。《灵枢·邪气脏腑病形》曰“十二经脉，三百六十五络，其气血皆上于面而走空窍”。因此，通过针灸、推拿等方法作用于经络系统，促进经络畅通，使头部气血充盈，进而毛发得到充足的气血滋养而现得柔顺光泽。

现代医学认为：年纪增长，皮肤保水能力下降，皮脂分泌不足，表皮更替速率降低是颜面无泽的关键；营养不良，睡眠不足，疲劳，减肥及偏食等均能造成皮肤营养不良，加重皮肤干燥、老化、萎黄、晦暗、无泽等现象。另外由于某些疾病，如原发性肾上腺皮质机能减退、肾炎、肝炎、甲状腺、旁腺机能减退等也会造成上述情况。因此保湿补水、去角质、滋润是护理的关键。

（二）辨证施治

1. 针灸法

（1）毫针刺法。

治则：补益气血，调理肝肾。

取经：头部腧穴为主。

处方：主穴：百会、头维、阿是穴、生发穴、防老、健脑。配穴：翳明、上星、太阳、风池、外关、天井。生发穴位置：风池、风府连线中点。防老穴位置：百会后1寸。健脑穴位置：风池下5分。

方义：太溪为足少阴肾经输穴、原穴，照海为八脉交会穴，通阴跷脉，与肾俞、命门相配，可滋阴补肾，退虚热，肝俞与诸穴相配，既能补虚又能泻实，达悦颜之功。

操作：每次选2～3个主穴（阿是穴必选），疗效不显时，酌加配穴。阿是穴即脱发区，平刺，可透向脱发区中心，防老穴针尖斜向前方，针柄头部与患者头皮平行，沿皮进针1分，针感较大；健脑穴针尖斜向下方，进针2分，此穴在头皮里外处，要恰到好处，过深过浅均影响疗效。风池穴，针尖斜向下方刺入1.0～1.5寸，以得气为度，余穴进针得气后留针。留针时间均为15～20分钟。每日1次，10次为一疗程。

（2）其他针法。

1）耳针法。

处方：主穴取肺、肾、额、枕穴。配穴取颞、肝、内分泌、神门、耳尖、脾穴。

操作：耳穴针刺法或耳穴压丸贴压治疗。耳穴针刺法具体为：耳郭进行常规消毒。取28～30号0.5寸或1寸毫针，将针尖对准所取耳穴上，顺时针方向捻转，快速刺入耳郭至软骨。进针时要稳准快，一般留针30分钟左右。耳穴压丸贴压法具体为：剪下小块膏布后用中药王不留行（磁珠、油菜籽等均可代替）粘附在膏布上，用钝头压棒探寻相应耳穴得痛阈敏感点（找准了就有刺痛感）然后将粘在膏布上的药丸埋入耳穴。双耳同时贴穴，每侧取5～7个穴位，以上治疗均为2～3日治疗1次，7～10次为一疗程。

2）体针疗法。

取穴：百会、风池、膈俞、足三里、三阴交。头晕加上星；失眠加内关、神门。

操作：针刺补泻兼施。每日1次，10次为一疗程。

(3)灸法。

处方:阿是穴(头部脱发处)。

操作:用艾条在患部上薰炙,至皮肤呈微红时为止。每日 1 次,10 次为一疗程。

2. 推拿法

(1)手指推拿法。

1)机理:在中医经络推拿学说理论的基础上,根据生发育发的具体要求,设计了一套行之有效的生发推拿手法,头部分布督脉、膀胱经、胆经、三焦经,先从前发际到后发际的纵线推拿,后以三经在头部前发际的四个穴起手,做横线走行进行推拿。

2)操作:百会穴采用按法,以拇指指腹作用于百会穴,力度适中,以患者不觉晕为宜,用力时不是用指力,而是呼气、沉肩、肩发力于臂而贯于指;风府穴:采用点法揉法,以拇指指端沿顺时针点揉旋转 5 次,力度适中,在点和揉时应向上用力,才能见效,点法、着力点较小,刺激性强,而配揉法可刚中带柔,取长补短。以患者觉酸胀、不感痛为准;风池穴:推拿手法同风府穴的手法,此法疏散在表的风邪,点穴开筋。松解局部肌肉痉挛;太阳穴:较敏感,采用点法揉法,力度为轻缓,以中指指端点太阳穴,由轻至重后轻,旋转揉动 5 次,动作持续,着力深透。此法可祛散风寒,解除头脑紧张感,以缓解头部血液循环障碍。

3)注意事项:力度以求美者能承受而感到舒适为宜。每周 2~3 次,可常年保养。

(2)梳摩头顶法。

操作:双手十指分别放在头顶两侧,稍用力从前发际沿头顶至脑后做梳头动作 20 次左右;然后双手拇指分别按在额部两侧的太阳穴处,其余四指微分开顶住头顶,双手同时用力,从上而下,由下而上做直线按摩 10 余次;最后用中指或食指按住头顶正中的百会穴,用力由轻到重旋转按揉 10 余次即可。

3. 梅花针法

取穴:阿是穴(头部脱发处)。

操作:患者取俯伏坐位,脱发皮肤作常规消毒,用七星针均速、着力平衡垂直散刺脱发部位,每日 1 次,以皮肤充血,发红,微有血珠为度。

4. 刮痧法

(1)处方:侧头部:刮板竖放在头维至下鬓角处,从前向后下方刮至耳后发际处。前后头部:以百会穴为界,将头顶部分为前后两部分。先由顶至前额发际处,从左至右依次刮拭,再由顶至后颈发际处,从左至右依次刮拭。背部:膀胱经——双侧肺俞、肾俞。下肢:胃经——双侧足三里。脾经——双侧血海。

(2)操作:每天刮拭全头 2 至 3 次。因头皮部分有毛发覆盖,为达到刺激效果,宜用刮板凸起面边缘大力刮拭。

(三)预防调护

(1)如因疾病引起的毛发枯黄,脱落等应先以治疗原发病为主。

(2)适当运动、劳逸结合,避免熬夜、饮食规律。

(3)正确选用美发产品,不用低劣的美发产品,一定时间内避免过多的染烫头发。

(4)注意防晒、防干燥。

(5)注意心理健康,情志调畅,恰当护理。

目标检测

一、选择题

（一）单项选择题

1. 肝肾亏虚的油风可运用以下哪个方子治疗？（　）

A. 逍遥散　　B. 柴胡疏肝散　　C. 七宝美髯丹　　D. 八珍汤

2. 早秃多见于以下何种人群？（　）

A. 青少年　　B. 青中年男性　　C. 青中年女性　　D. 老年人

3. 人体毛发生长一共分为几个期？（　）

A. 1　　B. 2　　C. 3　　D. 4

4. 毫针治疗须发早白的主穴是？（　）

A. 风池，肝腧，足三里，肾俞

B. 百会，四神聪，头维，上星

C. 百会，四神聪，头维，生发穴

D. 风池，太阳，胆腧，肝腧

5. 脾胃湿热的发蛀脱发首选？（　）

A. 二陈汤　　B. 导痰汤　　C. 祛湿健发汤　　D. 三黄汤

（二）多项选择题

1. 发蛀脱发的病因病机？（　）

A. 肝肾亏虚　　B. 脾胃湿热　　C. 血热风燥　　D. 气血亏虚

2. 须发皂白的预防调摄？（　）

A. 注意饮食调摄　　B. 选择合适的护发产品

C. 充足的睡眠　　D. 心情舒畅

二、简答题

1. 油风的辨证论治？

2. 须发早白的临床表现？

二、美体

学习目标

【学习目的】 通过学习本节内容，能将中医针灸、推拿操作技法熟练应用于美容临床保健治疗中。

【知识要求】 掌握美体的基本概念，掌握美体常用的针灸推拿操作技法；熟悉美体的机理及预防调护；了解美体的临床应用范围。

【能力要求】 具备运用针灸、推拿技法进行美体的能力。具有初步阐释消瘦、肥胖等的理论知识。

美体是指通过针灸、推拿等一系列手段，使形体匀称，身体的脂肪分布均匀，达到形体外观曲线美的效果。人体是否健美，关键看形体的曲线。太胖或过瘦皆可破坏形体的曲线美，为美容之大忌。故肥盛者宜减之，瘦弱者应益之，使其趋于适中，适合形体曲线美的审美要求。

就女性而言，美体离不开瘦身、丰胸，另外臀部的健美与腿的线条也同样重要。现代审美认为，女性的形体应丰满挺拔，拥有极富弹性肌肉的曲线美。而人体的脊柱从侧面观察有四个生理弯曲，其中颈曲和腰曲向前突出，而胸曲和骶曲向后突出，这使得人体从外观上具备了一定的曲线。在正常生理曲线的基础上，同时拥有一个理想的体重、胸部和臀部优美线条就能够获得一个完美的体型。

(一)病因病机

形体的损美性缺陷主要表现为形体臃肿，或过于消瘦，或乳房下垂，或胸围过小，或腰围过粗，或臀部扁平等。

1. 消瘦

消瘦是指体重低于理想体重20%以上而言。消瘦者往往骨瘦如柴，皮下脂肪过少(男性脂肪少于体重的5%，女性少于8%)，外观肌肉萎缩，皮肤粗糙而缺乏弹性，骨骼显露，影响人的形体美；有的还伴见一系列虚弱的症状。中医称消瘦为“羸瘦”“身瘦”“脱形”。在《素问・玉机真藏论》中描述：“大骨枯槁，大肉陷下……脱肉破䐃……”即是对消瘦症状的形象描述。消瘦属虚劳、虚损范畴，任何年龄男女均可发生，不仅影响形体美，而且有损于人体的身心健康。

消瘦主要原因为气血阴阳不足、脏腑虚损，形神失养所致。如父母身体虚弱，肾精亏虚，胎中失养，先天之精不足；或幼儿期喂养不当，成年期饮食不调，身体充养不足；或肝郁化火横逆犯胃，或偏嗜辛辣，胃热炽盛，消谷善饥；或烦劳过度或情志刺激影响肝的疏泄机能，使脾胃运化失健；或病后失调，气血阴阳不足，五脏六腑、四肢百骸、肌肉皮肤失去水谷精微的濡养，均可导致身体日渐消瘦。

西医学认为消瘦的发生有两种情况：①原发性消瘦：多与遗传因素、营养不足、不良饮食起居习惯(长期工作劳累、熬夜)，或精神刺激(长期焦虑、忧郁)有关，通常仅表现为身体消瘦，而不伴有其他虚损症状或明显的神经、内分泌、代谢性疾病症状。②继发性消瘦：常继发于神经性厌食症，或消化系统功能不良性疾病，或因内分泌系统疾病、其他慢性消耗性疾病、恶性肿瘤等，都会造成身体的持续性消瘦。继发性消瘦可出现一系列虚损性病变，如贫血、体温下降、脉缓、浮肿、肌肉萎缩、机体免疫力低下、闭经、不孕等。一般来说，原发性消瘦或继发性消瘦的原发病症状不重时，可以针灸推拿保健方法进行调理。而继发病症状严重时则应当首先治疗原发病。

2. 肥胖

肥胖是机体脂肪含量过多或分布异常造成的一种病态表现。主要由于机体摄食过多，而消耗能量的体力活动减少，使摄入的能量超过消耗的能量，过多的能量在体内转变为脂肪大量蓄积起来，使脂肪组织的量异常增加，超过理想体重20%者，即可诊断为肥胖症。中医古籍多称之为“肉人”“肥人”“脂人”“膏人”“肥贵人”等。西医学将肥胖分为两大类：无明显内分泌-代谢病因者称为单纯性肥胖；由明显内分泌-代谢病因所引起者称为继发性肥胖，又称症状性肥胖。

肥胖症目前已成为世界范围的流行病，它不仅使体态臃肿，影响形体容貌美观，而且与糖尿病、高血压、冠心病、高脂血症等30余种疾病有着潜在性关联，危害很大。

中医分析肥胖的病因与饮食、过逸、情志有关。饮食不节，过食肥甘厚味损伤脾胃，运化失司，湿浊痰热聚集体内；缺乏运动，“久卧伤气，久坐伤肉”，伤气则气虚，伤肉则脾虚，脾虚气弱运化无力，转输失调，膏脂内聚，发为肥胖；或情志所伤，五志过极，影响脾肺肝肾功能，均可使水湿贮而为痰，痰湿聚集体内而肥胖；或年老体衰，肾气虚衰，不能化气行水，湿浊内聚，而致肥胖。

西医学认为肥胖的发生与遗传、内分泌、代谢、神经精神、饮食以及活动等因素密切相关。

知识链接

1. 理想体重的计算

标准体重(kg)＝身高(cm)－105

实际体重与理想体重的相差范围在±10％之内属正常，若实际体重高于理想体重10％～20％为超重，若≥20％为肥胖，若体重低于理想体重20％以上为消瘦。

2. 胸围的计算

胸围理想指数(cm)＝身高(cm)×0.535

胸围的实际指数与理想指数相差范围在±3cm之内均属标准。

3. 理想臀围的计算

理想臀围(cm)＝身高(cm)÷2＋10(cm)

(二)辨证施治

1. 毫针疗法

(1)消瘦。

1)脾胃亏虚型消瘦。

主症：消瘦，面容憔悴，伴见少气懒言，食少纳呆。舌淡，边有齿痕，脉细弱无力。

治则：补益脾胃。

处方：脾俞、胃俞、章门、公孙、气海、足三里。伴腹胀加中脘、下院、天枢；情志不舒加太冲、支沟。

方义：脾俞、胃俞、公孙、足三里健运脾胃，章门、气海补元气、益五脏。

操作：主穴均用补法，配穴用平补平泻法。中等刺激，留针30～60分钟，在留针过程中可加用艾条温灸。每日1次，20次为一疗程。

2)肝肾阴虚型消瘦。

主症：消瘦，伴心烦易怒，腰膝酸软，五心烦热，口干舌燥，颧红盗汗。舌红苔少，脉细数。

治则：滋补肝肾。

处方：肝俞、肾俞、太溪、太冲、复溜、照海、期门。

方义：肝俞、肾俞补益肝肾，太溪、复溜、照海滋肾阴、降虚火，太冲、期门舒肝解郁。

操作：肝俞、太冲、期门用平补平泻法，余用补法，留针30～60分钟。每日1次，20次为一疗程。

3)脾肾阳虚型消瘦。

主症：形体消瘦，面色苍白，形寒肢冷，神倦嗜卧，不思饮食，大便溏泻甚至五更泄泻。舌淡有齿痕，苔薄白，脉沉或迟。

处方：关元、气海、肾俞、脾俞、命门、百会、足三里、神阙。

方义：关元、气海大补元气，肾俞、命门、神阙益气温肾，百会升提中气，脾俞、足三里健脾益气。

操作：除神阙外用毫针补法或温针灸，留针 30～60 分钟，留针中用艾条悬灸，神阙用艾条灸，每穴 5～10 分钟。每日 1 次，20 次为一疗程。

4)胃热炽盛型消瘦。

主症：多食易饥，形体消瘦，口渴喜饮，心烦口臭，小便短赤，大便干结。舌苔黄燥，脉弦数有力。

处方：中脘、下脘、曲池、解溪、厉兑、内庭。便秘加天枢、腹结、支沟。

方义：中脘、下脘和降胃气，曲池、解溪、厉兑、内庭泄阳明经热。

操作：厉兑、内庭用三棱针点刺放血，中脘、下脘、曲池、解溪用泻法或平补平泻法，留针 30～60分钟。每日 1 次，20 次为一疗程。

(2)肥胖。

1)脾虚痰湿型肥胖。

主症：体肥臃肿，肢体困重，倦怠乏力，脘腹胀满，纳差食少，胸闷气短，大便溏薄，舌淡苔腻，脉缓或濡细。

治则：健脾益气，化痰利湿。

处方：脾俞、中脘、足三里、气海、水分、丰隆、阴陵泉。

方义：脾俞、中脘、足三里、气海补益脾胃，调理脾胃气机；水分分清别浊，阴陵泉为脾经合穴，二穴均可化湿利水；丰隆为治痰要穴，调理中气，降逆化痰。

操作：毫针刺，用补法，每次留针 30 分钟。每日 1 次，10 次为一疗程。

2)胃热湿阻型肥胖。

主症：形体肥胖，多食善饥，口渴喜饮，腹胀中满，肢体困重，口臭痰多，溲黄便秘。舌红苔黄腻，脉滑数。

治则：清胃泄热，利湿消脂。

处方：曲池、合谷、天枢、内庭、足三里、上巨虚、阴陵泉。

方义：曲池、天枢清泄阳明热邪，疏导阳明经气，通调肠胃；合谷、内庭泄热导滞；足三里“合治内腑”，调理脾胃；上巨虚疏通腑气，行气消滞，改善胃肠功能；阴陵泉清热利湿，使湿热经小便排出。

操作：毫针刺，用泻法，一每次留针 20～30 分钟。每日 1 次，10 次为一疗程。

3)气滞血瘀型肥胖。

主症：形体肥胖，情绪抑郁，烦躁易怒，失眠健忘，胸胁胀满，痛有定处，妇女月经不调，色黑有块，或闭经。舌质紫暗或瓣点瓣斑，脉弦。

治则：疏肝理气，活血化瘀。

处方：肝俞、期门、太冲、内关、血海、三阴交。

方义：肝俞、期门舒达肝气，行气解郁；太冲清肝解郁；内关理气宽胸；三阴交舒肝行气活血；血海为治血要穴，养血活血。

操作：毫针刺，用泻法，每次留针 20～30 分钟。每日 1 次，10 次为一疗程。

4)脾肾阳虚型肥胖。

主症:形体肥胖,神疲乏力,少气懒言,面目、肢体浮肿,畏寒肢冷,腰膝酸软,腹胀纳呆,尿频便溏。舌淡苔薄白,脉沉细。

治则:健脾益肾,温阳利水。

处方:脾俞、肾俞、胃俞、关元、中院、水分、阴陵泉。

方义:脾俞、肾俞温补脾肾,以温阳利水;胃俞配中院,俞募相配,脾阳得复,健运有权;关元补元阳,利气化;水分、阴陵泉利水化湿。

操作:毫针刺,用补法,每次留针 30 分钟。每日 1 次,10 次为一疗程。

5)肝肾阴虚型肥胖。

主症:形体肥胖,口干舌燥,头晕目眩,腰膝酸软,潮热盗汗,遗精,失眠,月经稀薄,或闭经。舌淡红苔薄,脉细数。

治则:调补肝肾,滋阴泻火。

处方:肝俞、肾俞、照海、太溪、三阴交。月经不调、痛经、闭经加地机、太冲;失眠多梦、健忘加神门。

方义:肝俞、肾俞滋养肝肾;照海与肾俞相配,补肾益精,培元固本;三阴交为脾、肝、肾三阴经之交会,补肝益肾。

操作:毫针刺,用补法,每次留针 30 分钟。每日 1 次,10 次为一疗程。

2. 其他疗法

(1)消瘦。

1)艾灸疗法。

处方:百会、中脱、关元、气海、足三里、脾俞、肾俞、陶道、身柱、神道、灵台、至阳。

操作:每次选 5~6 穴,用麦粒大艾柱无瘢痕灸,每穴 5~7 壮;或用艾条悬灸,每穴 10 分钟,以局部红晕为度。每日或隔日 1 次,持续 2~3 个月。

2)耳穴疗法。

处方:胃、肝、脾、内分泌、肾上腺为主穴;可配皮质下、胰、胆、小肠。腹泻加大肠、肺。

操作:耳穴压豆,两耳轮换,每日按压 3~4 次。隔日 1 次,10 次为一疗程。

(2)肥胖。

1)耳穴疗法。

处方:内分泌、丘脑、脾、胃、饥点。脾虚痰湿加肺、小肠、膀胱、交感;胃热湿阻加神门、大肠、肺、皮质下;气滞血瘀加肝、胆、肾、丘脑;脾肾阳虚加肾、肝、膀胱、皮质下、输尿管;肝肾阴虚加肝、肾、饥点。

操作:毫针刺;或用王不留行籽贴压,每餐前 30 分钟按压耳穴 5~10 分钟。10 次为一疗程。

2)穴位埋线疗法。

处方:脐周 8 穴(水分、阴交、外陵、天枢、滑肉门)为主穴。胃肠腑热加曲池;痰湿内蕴加足三里、中脘;脾胃气虚加脾俞、胃俞、足三里;脾肾阳虚加中脘、关元、肾俞;便秘加天枢;汗多加肺俞;月经不调加血海。

操作:用甲紫液定位后,常规消毒,埋线针穿线后用注线法注入穴位。背部俞穴应斜向脊柱方向刺入。24 小时禁沾水,以预防继发感染。15 天 1 次,3 次为一疗程。

3)艾灸疗法。

处方:阳池、三焦俞、足三里、中极、关元;配地机、命门、三阴交、大椎、天枢、丰隆、太溪、肺俞。

操作:每次选主穴及配穴各 2 个,用隔姜灸法,每穴灸 7 壮;或用雀啄法或旋转法,距离穴位的高度及穴区皮肤温度以患者能忍受为度。每天 1 次,1 个月为一疗程。适用于虚证和痰湿盛者。

3. 推拿疗法

(1)消瘦。

1)经穴按摩:由上而下按揉小腿部足阳明胃经循行部位数十次,并按揉足三里穴 3 分钟;同时,中等力度按揉足太阳膀胱经的脾俞、胃俞、肝俞、肾俞穴,每穴按揉的时间为 0.5 分钟。

2)摩腹法:以中脘、关元二穴为中心,顺时针方向缓慢摩动,每次 15～20 分钟,每日 1 次。

3)捏脊法:自长强穴至大椎穴,循经上行 5～7 遍,在脾俞、胃俞、肝俞、肾俞、命门处分别用力按揉 30 次,每日 1～2 次。

(2)肥胖。

推拿按摩治疗单纯性肥胖症的方法很多,大多采用循经推拿和辨证分型相结合。

1)基本手法。

患者仰卧放松,术者以双掌按揉腹部数次,从左到右反复提捏脂肪较集中的上腹、脐、下腹等部位。再以双掌和掌根按揉腹部 4～5 分钟,手法以泻法为主。然后以一指禅手法点按揉中脘、关元、子宫、天枢(双侧),以及内庭、上巨虚、下巨虚、脾俞、大肠俞等穴。

2)辨证分型手法。

①脾虚痰湿型:以手掌按摩下肢内侧脾经循行路线 3～5 遍;拇指点按太白、三阴交、地机、丰隆、阳陵泉、足三里穴;再以双手重叠于腹部顺时针方向做摩法;然后用一指禅手法点揉中脘、天枢、气海、内关,以及背部的脾俞、胃俞、三焦俞等重要穴位。

②胃热湿阻型:双掌重叠摩腹,用一指禅手法点按中府、中脘、天枢穴;再按揉足三里、梁丘、支沟,以及背部的脾俞、胃俞、大肠俞等穴位。

③气滞血瘀型:以双掌分推两肋,按揉期门、章门穴;再用一指禅手法点按三阴交、太冲、照海、太溪、阳陵泉,以及背部的督俞、膈俞、气海俞、脾俞、肝俞、胆俞、肺俞等重点穴位;最后用双掌自上而下推按膀胱经循行路线 3～5 遍。

④脾肾阳虚型:以双掌由下向上按摩下肢内侧阴经循行路线 3～5 遍,用一指禅手法点按太溪、照海、三阴交、足三里,及背部的脾俞、肾俞、三焦俞等穴位;摩擦气海、关元穴。

⑤肝肾阴虚型:以双手掌由下向上按摩下肢内侧阴经循行路线 3～5 遍,用一指禅手法点按肝俞、肾俞、照海、太溪、三阴交等重要穴位。

3)循经推拿。

除了上述辨证分型治疗外,还需配合循经推拿减肥套路手法。顺序是先按摩颈背、臀部,再按摩胸腹部,后按摩四肢,对沿经腧穴施以揉、按、捶、拨、点等法为主,按摩部位要分轻重,按摩时间每次一般为 1 个小时。每日或隔日按摩 1 次,20 次为一疗程,疗程之间休息 5 天。

(三)预防调护

(1)短期内身体消瘦很快,要及时到医院检查,以排除各种疾病。

(2)针对消瘦和肥胖进行科学地、有规律地治疗。

(3)消瘦者应消除偏食、挑食等不良饮食习惯,注意增加营养,多吃动植物蛋白和脂肪丰富的食品,如瘦肉、鸡蛋、鱼、大豆等,保证身体的营养需求。肥胖者应合理的平衡饮食:应摄入足够量的维生素和纤维,对高能量、高脂肪、高营养食品的摄入要有所限制。不吃或少吃零食。

(4)合理的体育锻炼,应以有氧运动为主,如慢跑、游泳、阻力自行车,也可选球类运动和体操,长期坚持以保持体重的稳定。

(5)注意休息和睡眠,睡眠要充足。

目标检测

一、选择题

(一)单项选择题

1. 张某形体肥胖,神疲乏力,少气懒言,面目、肢体浮肿,畏寒肢冷,腰膝酸软,腹胀纳呆,尿频便溏。舌淡苔薄白,脉沉细。属于(　)型肥胖。

A. 脾肾阳虚　　B. 肝肾阴虚　　C. 气滞血瘀　　D. 胃热湿阻

2. 形体肥胖,多食善饥,口渴喜饮,腹胀中满,肢体困重,口臭痰多,溲黄便秘。舌红苔黄腻,脉滑数。属于(　)型肥胖。

A. 脾肾阳虚　　B. 肝肾阴虚　　C. 气滞血瘀　　D. 胃热湿阻

3. 消瘦是指体重低于理想体重(　)以上。

A. 20%　　B. 50%　　C. 30%　　D. 10%

4. 脾胃亏虚型消瘦的治则是(　)

A. 补益脾胃　　B. 滋补肝肾　　C. 健脾益气　　D. 清胃泄热

5. 肥胖者应合理的平衡饮食应(　)

A. 摄入足够量的维生素和纤维

B. 对高能量、高脂肪、高营养食品的摄入不用限制

C. 多吃零食

D. 注意增加营养

(二)多项选择题

形体肥胖,口干舌燥,头晕目眩,腰膝酸软,潮热盗汗,遗精,失眠,月经稀薄,或闭经。舌淡红苔薄,脉细数,需要(　)

A. 健脾益肾　　B. 温阳利水　　C. 调补肝肾　　D. 滋阴泻火

二、简答题

1. 简述脾胃亏虚型消瘦的毫针疗法。

2. 简述推拿按摩治疗单纯性肥胖症的基本手法。

三、美胸

学习目标

【学习目的】 通过学习本节内容，能将中医针灸、推拿操作技法熟练应用于美容临床保健治疗中。

【知识要求】 掌握美胸的基本概念，掌握美胸常用的针灸推拿操作技法；熟悉美胸的机理及预防调护；了解美胸的临床应用范围。

【能力要求】 具备运用针灸、推拿技法进行美胸的能力。具有初步阐释乳房发育不良、萎缩、下垂等的理论知识。

丰胸是指应用针推方法丰满、提升女性乳房及增加胸部肌肉健美的美容美体方法。乳房是成熟女性的第二性征，丰满的胸部是构成女性形体曲线美的重要组成部分。女性乳房以丰盈挺拔、富有弹性、两侧对称、大小适中为健美。

（一）病因病机

五脏六腑之气血津液对乳房起滋润充养的重要作用。肝的藏血与疏调气机，对乳房的生理病理影响最大；肾的先天精气、脾胃的后天水谷之气都给乳房的生长发育提供物质基础，故肝脾肾三脏与乳房的生长发育有密切的关系。从经络的走行来看，足厥阴肝经“上贯隔，布胁肋”，绕乳头而行，故乳头属足厥阴肝经。足阳明胃经“其直者，从缺盆下乳内廉，下挟脐”，故乳房属足阳明胃经。足少阴肾经“其直者，从肾上贯肝、隔……注胸中”。冲脉、任脉均起于胞中，为气血之海，上行为乳，下行为经；冲脉挟脐上行，“至胸中而散”；任脉“循腹里，上关元，至咽喉”。因此乳房与足少阴肾经、足阳明胃经、足厥阴肝经及冲任二脉均有密切的联系。

因此，乳房的美容保健重在调节肝脾胃肾等脏腑经络的气血。

（二）辨证施治

1. 毫针疗法

治则：疏肝健脾，行气补血。

处方：乳四穴（在以乳头为中心的垂直线和水平线上，分别距乳头 2 寸）、足三里、三阴交、太冲。纳差加中脘；月经不调加肾俞、命门、地机、血海。

方义：乳四穴疏通局部气血经络，三阴交调补肝脾肾三脏，配足三里健运脾胃，补气养血；太冲调畅情志，疏肝理气。诸穴相配共达丰乳隆胸的目的。

操作：乳四穴、中脘、地机、血海用平补平泻法，足三里、三阴交、肾俞、命门用补法，太冲用泻法，每次留针 20～30 分钟。隔日 1 次，10 次为一疗程。

2. 其他疗法

（1）皮肤针疗法。

处方：第 3～12 胸椎对应的前后任督二脉的经穴。

操作：叩刺，中等度刺激手法，以局部有微微出血为度。每次 20 分钟，隔日 1 次，10 次为一疗程。

（2）灸法。

处方:乳四穴、乳根。

操作:用清艾条在穴位上雀啄灸或温和灸。每穴 15 分钟,以局部潮红为度。每日 1 次,10 次为一疗程。

3. 推拿疗法

(1)依次推揉、抹擦足少阴肾经、足阳明胃经、足厥阴肝经及冲任二脉的循行部位,循经点按揉中脘、地机、血海、足三里、三阴交、太冲等诸穴,同时点按揉肾俞、肝俞、胃俞、脾俞、命门、乳四穴等重点穴位。

(2)嘱患者自行乳房推拿按摩和锻炼法。

1)扩胸点穴:双手指间交叉置于项后,双上肢同时做向后扩展运动 5~10 次;头稍后仰,再将两手中指、无名指、小指并拢,分别按压大椎穴两侧 20 次,以按压部有酸胀感为度。

2)手推乳房:①横推乳房,双手分别放在乳房上下方,进行横行相对推擦 30 次,再换手交替操作。②直推乳房,用手掌面在对侧乳房上方着力,均匀柔和地向下直推至乳房根部,再向上沿原路线推回,反复 20~50 次,再换手操作。③侧推乳房,用手掌根和掌面自胸正中着力,横向推按对侧乳房至腋下,返回时,五指面连同乳房组织回带,反复推 20~50 次。④托推乳房,一手托扶对侧乳房底部,另一手相对放其上部,两手相向推摩乳头 20~50 次,再换手操作。若乳头下陷,可在推按同时用手指将乳头向外牵拉数次。⑤环推乳房,先用一手掌置于两乳房之间,做对侧乳房围绕推摩一圈,再换手操作,两手交替,反复 20 次。

3)乳房按摩:五指分开成弓形,指腹置于乳房周围,垂直向下压放数次后,手指向内轻用力抓放数次,最后以双手托盖乳房上,在其表面旋转按摩。每天至少 1 次。也可在晚间睡眠前或淋浴时,用手旋转按摩乳房下侧至腋下间的皮肤,以刺激通向乳房的肝、肾、胃等经络,促进乳房的发育,起隆胸丰乳之效果,按摩时间 10~15 分钟。

4)胸肌锻炼:双手合掌置于胸前,两前臂成“一”字形,挺胸抬头,配合深呼吸;用胸式呼吸在4 秒钟内吸足空气,同时双掌尽量用力向对侧做对抗动作,以肩臂微微发抖为度,然后用 4 秒时间徐徐呼气,逐渐去力、放松。一呼一吸共约 8 秒,作为 1 次计,重复 8~10 次。也可两手分开与肩同宽着地做俯卧撑,要求两腿伸直,足趾支撑地面,抬头、紧腰、收腹、呼气的同时两臂弯曲,身体下降做俯卧撑,重复 8~10 次。

5)哑铃健胸操:仰卧,上臂自然分开,腰背肌肉收紧,胸部向上挺起。①屈肘持哑铃于两乳旁,吸气并收缩胸肌,举哑铃伸直两臂,稍停,呼气落下哑铃回原位。②直臂持哑铃于腿侧,吸气后屏住,两臂呈半圆弧线缓缓举起与体位成直角,稍呼气的同时双臂循原弧线落下还原。③两手掌心相对持哑铃向上伸直,深吸气后屏气,两臂缓缓左右分开向下方伸展至约 120°,使胸肌充分伸开,然后收缩胸肌恢复预备势。以上各式连续做数次。

(三)预防调护

(1)每天持之以恒坚持做胸肌锻炼和乳房按摩。尤其是多做扩胸运动,锻炼使胸肌发达,是增强胸部曲线的好方法。

(2)注重营养。如维生素 E 是重要的调节雌激素分泌的成分,蛋白质、亚麻酸、B 族维生素是身体合成雌激素不可缺少的成分。富含维生素 E 和 B 族维生素的食物有瘦肉、鱼、蛋、奶类、动物肝脏、豆制品、麦类、花生、香蕉、牡蛎、蜂蜜、番茄、胡萝卜、油菜、茄子、土豆、莲藕、黄瓜、南瓜等,常食对乳房发育有益。此外,适当补充一些富含脂肪的食物亦有助于乳房发育。

(3)雌激素在运动和睡眠时分泌增多,因此应当有充足的睡眠和适当的体育锻炼。

(4)戴合适的乳罩,以托起乳房,使其相对固定。乳罩过松易使乳房下垂,过紧则影响乳房血液循环,不利于乳房发育。

目标检测

一、选择题

(一)单项选择题

灸法丰胸选(　)穴。

A. 乳四穴、乳根　B. 肾俞　C. 肝俞　D. 胃俞

(二)多项选择题

乳房与(　)均有密切的联系。

A. 足少阴肾经　B. 足阳明胃经　C. 足厥阴肝经　D. 冲任二脉

第二章　常见损美性疾病诊治

学习目标

【学习目的】 通过学习本节内容，能将中医针灸、推拿操作技法熟练应用于损美性疾病治疗中。

【知识要求】 了解黧黑斑的基本概念，熟悉黧黑斑的病因病机及临床特点和预防调护；掌握黧黑斑常用的针灸推拿操作技法。

【能力要求】 具备运用针灸、推拿技法治疗黧黑斑的能力。具有初步分析黧黑斑病因病机及临床诊断的能力。

第一节　黧黑斑

黧黑斑是一种以面部皮肤出现局限性淡褐色或褐色的色素沉着皮肤病。由于其形态常对称分布，故又称“蝴蝶斑”；又由于其病因常与肝有关，又称“肝斑”；妇女妊娠时脸上长斑则称“妊娠斑”。中医学对本病的记载较早，又有“面尘”“面黑”“面皯”等也均与本病相似。西医称之为“黄褐斑”。

一、病因病机

1. 肝郁血瘀型

多由情志不遂，肝失疏泄，肝气郁结，或暴怒伤肝，气机逆乱，气血失和，运行不畅，气滞血瘀，经脉瘀阻，颜面失于容养而生褐斑，或郁久化热、瘀久化热，而致火燥瘀滞，褐斑生于面。

2. 脾虚湿蕴型

多由内伤饮食、忧思、劳倦过度伤及脾土，脾失健运，水湿内停或湿热内生，使气血不能上荣于面而面色萎黄长斑。

3. 肾精亏虚型

房室过度，久伤肾精，或年老体衰，肾精亏损，使水亏不能制火，虚火上炎，颜面失于荣润，燥结成黑斑。

总之，颜面红润光泽无斑点是五脏六腑功能调和，气血上荣于面的结果。肝失疏泄，脾不运化，肾脏虚损均可导致本病的发生，因此本病与肝、脾、肾三脏密切相关。

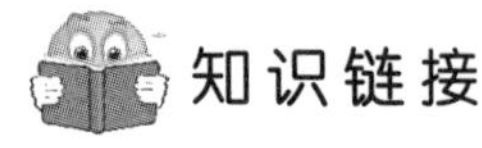

知识链接

西医学认为：目前对黄褐斑的病因还不十分明确，认为本病多因内分泌紊乱，如：妊娠、更年期、口服避孕药、妇科病或遗传、药物与化妆品、日晒等引起。也可因慢性病，如肝病、结核病、肿瘤等继发本病。值得注意的是本病与精神情绪密切相关。过度疲劳、休息不足、精神负担过重，都可引起色素斑加深扩大；全身情况改善后，色素减轻，其至消失。

二、临床特点

(1)年龄：多见于中青年，以青春期后、妊娠期妇女多见，男性亦可见。

(2)好发部位：皮损常见于面部两颊、眼周、鼻两侧等。

(3)皮损特征：颜面对称性淡褐至深褐色、甚或呈淡黑色之色素沉着斑，形如蝴蝶，大小不一，形状不规则，多数边界清楚，斑表面光滑无皮屑，可散发，也可融合成片。

(5)无自觉症状。

(6)日晒后症状加重，一般夏重冬轻。部分患者可因情绪好转或妊娠后自行缓慢消退。

三、鉴别诊断

1. 雀斑

色素斑点较小，分布散在、互不融合；发病年龄小，青少年多见，有家族史；好发于面中部或鼻梁周围。

2. 瑞尔黑变病

好发于前额、颧部、颈及耳后，也可发生于全脸部；呈灰褐、深褐或蓝灰色损害，有时呈网状，境界不清；色素斑上常有粉尘状细小鳞屑；可伴有皮肤轻微毛细血管扩张及瘙痒。

四、辨证施治

(一)针灸法

1. 毫针刺法

(1)肝郁血瘀。

症状：面部呈深褐色斑片，不均匀。患者以妇女为主，可伴有不孕或月经不调史，斑色经前加深，经后变淡，伴胸胁闷胀，烦躁易怒，口苦纳差，乳房胀痛，经行腹痛，亦可见于部分肝病男性患者。舌质紫暗有瘀斑、瘀点，苔薄，脉弦或细涩。

治则：疏肝解郁，化瘀消斑。

处方：三阴交、太冲、合谷、膈俞、四白、阿是穴。伴乳房胀痛者，加内关、期门；伴月经不调者，加肝俞、关元；伴胸闷纳差者，加中脘、阴陵泉。

方义：三阴交为脾肝肾三经交会穴，补益脾胃、调和肝肾，使气血生而上荣于面，太冲为肝经原穴，合谷为大肠经原穴，又有“面口合谷收作用”，两穴共用，起到疏肝理气，活血化瘀之效。膈俞为“血会”，可通经活血，四白、阿是穴是颜面局部取穴，可疏通局部经气，化瘀消斑。诸穴共用，达到调和气血消斑之效。

操作：常规消毒，四肢部及四白穴用毫针直刺，膈俞毫针斜刺，有针感即可。面部褐斑阿是穴处用面部美容针平刺，从褐斑边缘向心性围刺，隔日 1 次，10 次为一疗程。

(2)脾虚湿阻。

症状：面部呈淡灰褐色斑片，斑色隐隐，边界不清，面色萎黄，偏于湿热可见面部皮肤油腻，有秽垢之感；偏于气虚可见体倦乏力，脘闷纳呆；妇女可见白带量多，或黄或白，舌淡苔腻，脉滑。

治则：健脾益气，利湿祛斑。

处方：足三里、三阴交、丰隆、公孙、面部穴位。伴脘闷纳呆、乏力者加中脘、脾俞，伴面部油腻感加曲池、头维。

方义：足三里为胃经下合穴，通调腑气，助脾化湿，三阴交健脾利湿，公孙为脾经络穴，同丰隆穴相配以化痰祛湿，面部取穴，为疏通局部气血，加强消斑之效。

操作：常规消毒，四肢部用毫针直刺。面部穴位及褐斑阿是穴处用面部美容针平刺，从褐斑边缘向心性围刺，隔日 1 次，10 次为一疗程。

（3）肾精亏虚。

症状：面色晦暗，褐斑色深，呈灰黑色，边界尚清，伴皮肤干燥，腰膝酸软，失眠多梦，头晕健忘，舌红少苔，脉细数或沉细。

治则：滋水养阴，补肾消斑。

处方：太溪、三阴交、肾俞、肝俞、关元、面部穴位。伴失眠多梦加神门、内关，伴头晕健忘加百会、太阳等。

方义：太溪为肾经原穴，是滋肾阴要穴，三阴交可健脾、养肝肾，配合肾俞、肝俞两穴可加强补益肝肾之效，关元功在培补元气，温阳补肾，加上面部穴位，疏通颜面气血津液，共奏消斑之效。

操作：常规消毒，针用补法，太溪、三阴交、关元用毫针直刺，太溪穴力求针感；背俞穴斜刺，面部穴位及褐斑阿是穴处用面部美容针平刺，从褐斑边缘向心性围刺，隔日 1 次，10 次为一疗程。

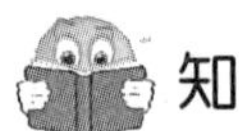

知识链接

太冲，主面尘黑。（《备急千金要方》）

照海主面尘黑。（《外台秘要》）

2. 其他针法

（1）耳针法。

处方：肺、肝、肾、神门、内分泌、皮质下、面颊、交感。伴月经不调加内生殖器、子宫，伴脾虚加脾、胃。

操作：每次取 5～7 穴，耳郭常规消毒，以王不留行籽贴压，嘱患者每日按压胶贴处 3～4 次，双耳交替，2～4 天换贴 1 次，10 次为一疗程。或行短毫针针刺，留针 30 分钟，每日 1 次，双耳交替，15 次为一疗程。

（2）穴位注射疗法。

处方：肺俞、心俞、肝俞、脾俞、肾俞、三阴交、足三里、太溪。

操作：每次取穴 5～7 个，血虚者用 5%当归注射液，血瘀者用复方丹参注射液或川芎注射液，脾虚者用胎盘注射液。根据穴位深浅选用 2mL 或 1mL 注射针头，抽吸药液，排出气泡，刺入穴位，有针感后回抽无血，将药液缓慢注入穴位。每周 2 次，10 次为一疗程。

(3)皮肤针疗法。

处方:华佗夹脊穴、督脉大椎至命门穴、膈俞、肺俞。

操作:局部消毒后,以梅花针沿华佗夹脊穴叩刺,由上而下,有慢而快,手法由轻到重,叩刺至皮肤潮红为度。然后行大椎叩至命门,左后叩刺肺俞与膈俞,于局部拔火罐。每日 1 次,10 次为一疗程。

(4)粗针疗法。

处方:大椎、陶道。

操作:对于严重的患者或患病时间较久的患者,在充分沟通的前提下给予督脉处大椎穴透陶道穴粗针治疗。常规消毒后,定穴位,粗针从大椎穴进入,在真皮层及皮下组织间缓缓进入,刺入 10cm 后,仅留针柄在外,用橡皮胶固定,留针 4～10 小时。每周 2 次,5 次为一疗程。

2. 灸法

处方:肾俞、肝俞、气海、迎香,四白,局部。

操作:针刺后在针柄上穿一条长度 1～3cm 艾条,温针灸 5～10 分钟。在黄褐斑区中央放置艾炷 3～5 壮,以无痕灸,或用艾条在局部雀啄灸,以局部皮肤红晕为度,勿烫伤皮肤。每日 1 次,7 日为一疗程,疗程间休息 1～3 天。

(二)推拿法

面部分部按摩法——参见悦颜,全套手法进行面部按摩,继而点按迎香、颊车、睛明、鱼腰、四白、颧髎、太阳等穴位,然后重点按摩或叩打黧黑斑处,以微红发热为度。

体部按摩:点揉足太阳膀胱经的心俞、肝俞、脾俞、肾俞等穴各 3 遍;再自上而下直推督脉,推擦夹脊穴数遍。

(三)埋线法

主穴:肝俞、肾俞、肺俞、膈俞、脾俞,肝郁血瘀加三阴交,脾虚湿蕴加丰隆、足三里,肾精亏虚加关元、三阴交。

操作:常规无菌消毒,用一次性埋线针将线体埋入穴中,稍加按压,贴上创口贴。每 2 周 1 次,3 次为一疗程。

(四)拔罐法

1. 走罐法

取穴:督脉及膀胱经穴。

操作:先在背部涂擦适量走罐介质,用闪火法使火罐以中等力度吸附于皮肤上,沿脊柱及膀胱经自上而下推罐数次,至皮肤紫红或出痧,然后在将罐定于心俞、膈俞、肝俞、肾俞等部位。每周 1 次,7 次为一疗程。

2. 刺络拔罐法

取穴:以大椎穴为三角形的顶点,以两个肺俞穴位三角形的两个底角。形成一个等腰三角形为刺络拔罐区。

操作:用梅花针在三角区内叩刺,每次选 1～2 个叩刺点,每个叩刺点上形成一团密集的出血点即可,叩刺后用 2 号玻璃罐,吸附在叩刺出血点上,出血量一般掌握在 1mL 内。隔日 1 次,10 次为一疗程。

(五)刮痧法

取穴:额部、颧颊部等褐斑处,背部督脉、膀胱经。

操作:先在颜面部均匀涂以淡斑美白介质,后用鱼形刮痧板刮拭,分部位,从内往外,从下往上刮拭,以局部皮肤潮红发热为度。背部先均匀涂上刮痧油等介质,后用方形刮痧板从颈部沿着督脉、膀胱经背俞穴从上向下刮拭,再沿风池穴斜向下刮拭到肩井穴数遍,可短线和长线结合,重复数遍,以潮红或出痧为度。面部可每日 1 次,背部痧退后再行治疗。

五、预防调护

(1)做好防晒,防止紫外线过度照射,慎用各种祛斑化妆品及外擦刺激性药物。

(2)生活起居有规律,保证睡眠,房室有节,饮食调理,忌食辛辣煎炸、酒类。多食富含维生素 C、A、E 的食物。

(3)调整心态,舒畅情绪,适当运动。

(4)积极寻找治疗原发病。积极预防和治疗妇科病。

目标检测

一、选择题

(一)单项选择题

1. 黧黑斑西医称之为(　)

A. 肝斑　　B. 妊娠斑　　C. 面黑　　D. 黄褐斑

2. 关于黧黑斑发病年龄正确的是(　)

A. 幼儿　　B. 儿童　　C. 青中年　　D. 老年

3. 面部褐斑处进针手法正确的是(　)

A. 络刺　　B. 平刺　　C. 斜刺　　D. 直刺

4. 肝郁血瘀型黧黑斑不适宜的针推方法是(　)

A. 刮痧法　　B. 毫针法　　C. 梅花针法　　D. 以上均不是

5. 黧黑斑术后保养正确的是(　)

A. 晒太阳　　B. 少活动　　C. 多食含荧光性食物　　D. 好心情

(二)多项选择题

1. 黧黑斑发病的中医机制中关系密切的脏腑是(　)

A. 肝　　B. 脾　　C. 肾　　D. 心　　E. 大肠

2. 脾虚湿阻黧黑斑可选穴位有(　)

A. 足三里　　B. 三阴交　　C. 丰隆　　D. 内庭　　E. 合谷

二、简答题

1. 黧黑斑进行面部灸法操作有哪几种?怎么操作?

2. 写出黧黑斑与雀斑的异同点。

三、案例分析题

患者,女,35 岁,面部淡褐斑 3 年余,以颧部及口周为甚,斑色隐隐,劳累后加重,伴面色萎黄，月经推迟，量少，色淡，形寒肢冷，四肢乏力，少气懒言，舌淡有齿痕，脉沉细。（要求写出中西医诊断、证型、治则、针刺处方、操作）

第二节　雀　斑（附：老人斑）

学习目标

【学习目的】 通过学习本节内容，能将中医针灸、推拿操作技法熟练应用于损美性疾病的防治。

【知识要求】 了解雀斑的基本概念，熟悉雀斑的病因病机及临床特点和预防调护；掌握雀斑常用的针灸推拿操作技法。

【能力要求】 具备运用针灸、推拿技法治疗雀斑的能力。具有初步分析雀斑病因病机及临床诊断的能力。

雀斑是一种发生在日光暴露区域皮肤上的浅褐色或深褐色的点状色素沉着斑，大小约针头至小米粒大，数目有多有少，因如同雀卵壳上之斑点而得名。又名“面皯黯”“ 面皯黷”“面皯”“黷皯面”，后世亦称之为“雀子”“雀子斑”，西医亦称为雀斑。

一、病因病机

1. 肾水不足，阴虚火旺

多因先天禀赋素弱，肾水亏虚，水亏不能制火，虚火上炎，火燥结成黑斑，或郁于孙络血分，不能上荣于颜面，而成淡黑斑点。火性炎上，故面部多发。炎夏阳盛肾水亦虚损，而冬寒内收，精血藏于内，肾阴得裨补，故病情夏重冬轻。

2. 风邪外搏，血热郁结

多由素体热盛，或七情郁结化火，或嗜食辛辣，致血热亢盛，又外犯风邪，与血热搏于肌肤，郁于孙络，则发为雀斑。风邪致病，上先受之，故多发于颜面，“风淫四末”则易累及手臂、前臂；日晒后血热亦甚，生风化火，故暴晒部位、炎热夏季易病情加重。

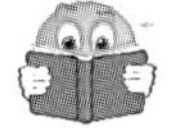

知识链接

《医宗金鉴》：此证生于面上，其色淡黄，碎点无数，由火郁孙络之血分，风邪外搏，发为雀斑。

西医学认为：本病发病机制比较复杂，本病系常染色体显性遗传性色素沉着病，一般认为与遗传因素、日光照射因素有明显关系，日光中的紫外线可以使部分黑色素细胞内酪氨酸酶的活性变得更加活跃，而酪氨酸酶活性增强，形成的色素增多最终导致雀斑的产生或雀斑颜色的加深。因此其斑点颜色、大小、数量的程度，随日晒而加重或增加。X射线等的照射皆可促发本病并使其加剧。据资料统计，约有90%～95%左右的患者有家族史。

二、临床特点

(1)年龄:可在3岁时出现,多数在5岁时发病,女性居多。在青春期前后症状加重,随着年长而有逐渐减轻的趋势。

(2)好发部位:皮损仅对称分布于曝光部位,特别常见于面部,以鼻部及两颧多见。手背及前臂伸侧亦可发生。

(3)皮损特征:损害为深褐色或淡褐色、棕色点状色素沉着,如针头至绿豆大的斑点,散在或群集分布,表面光滑,互不融合。

(4)无任何自觉症状。

(5)日晒后症状加重,一般病情夏重冬轻。多伴有家族遗传史。

三、鉴别诊断

1. 单纯性雀斑样痣

发病比较早,往往于1～2岁开始发生,偶为中年发病。可发生在任何部位及皮肤、黏膜交界处或眼结合膜上,常疏散分布。基本损害系褐色或黑褐色斑点,呈圆形,表面可有轻微脱屑,边缘颜色逐渐变淡近似正常肤色。与季节无关,日晒后不加重,组织病理示表皮与真皮交界处黑素细胞增多,但不成团,表皮中黑素比正常增多。

2. 着色性干皮病

本病为常染色体隐性遗传病,75%以上的患者起病于6个月～3岁,主要表现为日光过敏、雀斑样皮疹及皮肤癌。通常先在暴露部位发生暂时性晒斑,可伴水肿、水疱及大疱,继而脱屑、干燥,然后在日光照射部位出现雀斑样淡褐或暗褐色斑点,由针尖大至直径数厘米或更大,可融合成片。起病初期在冬季可消退,但不久就变成持久性,以后雀斑样疹亦可累及躯干、下肢及唇部。后期发生光化性角化病、基底细胞癌、鳞状细胞癌及黑素瘤。

四、辨证施治

(一)针灸法

1. 毫针刺法

(1)肾阴不足。

症状:自幼发病,面部呈淡黑褐色斑点,夏重冬轻,无自觉症状,可伴头昏腰酸,耳鸣潮热,五心烦躁,梦遗失精,失眠多梦,舌红无苔或少苔,脉细数,伴随家族病史。

治则:补益肝肾,滋阴消斑。

处方:太溪、三阴交、合谷,面部根据雀斑部位选择:上星、阳白、颊车、下关、四白、印堂、迎香、地仓、巨髎等。伴腰痠痛者,加肾俞、命门;伴失眠多梦者,加内关、神门。

方义:太溪为肾经原穴,补肾益精,三阴交为脾肝肾三经之交会穴,为养阴要穴,可调养脾肝肾三脏,合谷为大肠经原穴,有升清降浊,配合颜面局部选穴,共奏宣通颜面气血之功。

操作:常规消毒,太溪、三阴交用毫针直刺,针用补法10分钟行针1次;面部穴位用短毫针直刺或斜刺,平补平泻,不行针。每日1次,10次为一疗程。

(2)火热郁结。

症状:面部呈黄褐色或淡褐色粟粒大小斑点,手背等暴露亦部位可见,日晒加重,舌红,苔薄黄,脉滑数。

治则:祛风清热,凉血祛斑。

处方:合谷、曲池、大椎、血海,面部根据雀斑部位选择:上星、阳白、颊车、下关、四白、印堂、迎香、地仓、巨髎等。

方义:合谷能疏风散表,宣泄气中之热并能升清降浊,润面养颜;曲池疏风清热、调和营卫配大椎清热通阳、行气消斑;血海祛风清热,凉血消斑,配合颜面部穴位,增强局部气血宣通,加强祛斑功效。

操作:常规消毒,合谷、曲池、大椎、血海用毫针直刺,针用泻法,15 分钟行针 1 次;面部穴位用短毫针直刺或斜刺,平补平泻,不行针。每日 1 次,10 次为一疗程。

2. 其他针法

(1)火针法。

处方:雀斑局部。

操作:仰卧位,雀斑部常规消毒,术者用手食、中两指轻轻撑开施术部皮肤,刺手持针,将针在酒精灯上烧至针尖发红时,对准斑点部位迅速点刺,不可深刺,至斑点变灰白后结痂,5～15 天痂皮自行脱落,斑点消除,不留瘢痕。如未干净可行 2 次治疗。要求火针治疗后前 3 天,治疗部位不能碰水,在退痂期间不能用手搔抓,避免感染,少吃辛辣等刺激食物。

(2)耳针法。

处方:内分泌、交感、肾上腺、面颊、肺、肾。

操作:上述穴位常规消毒后,用短毫针快速刺入,针能立稳,不可刺入耳软骨或刺透耳廓皮肤。即可每日或隔日 1 次,10 次为一疗程,平时用王不留行籽按压,每日按压 3～4 次,以耳朵发热、发胀为度。

(3)三棱针法。

处方:大椎、耳尖。

操作:每次取一部位,常规消毒,用三棱针快速点刺穴位,放出适量血液。适用于火热郁结者。

3. 灸法

处方:合谷、曲池、足三里、三阴交。

操作:将艾条一端点燃,对准穴位,距离皮肤 2～3cm 处进行熏熨,使局部有温热感而不产生灼痛。每处灸 15～20 分钟,至皮肤红晕为度。

(二)推拿法

参见黄褐斑。

(三)拔罐法

刺络拔罐法:

处方:阿是穴、肺俞、肝俞、膈俞、曲池。

操作:阿是穴为面部雀斑局部穴,用梅花针叩刺微出血,其余用三棱针点刺出血并用火罐吸拔 10 分钟。

(四)刮痧法

参见黄褐斑。

五、预防调护

(1)患者应减少风吹日晒,夏天日晒时使用防晒霜为最基本的美容护理方法。

(2)多食富含维生素E和维生素C的食物水果,可抑制黑色素的生成。

(3)面部发生各种皮炎及时治疗,防止炎症性色素沉着发生。

(4)不滥用劣质化妆品;不随意涂抹美白祛斑化妆品,选择不含激素、铅、汞等添加剂的化妆品。

(5)保持心情舒畅及充足睡眠。

附:老人斑

老人斑,又称“老年疣”“脂溢性角化病”,俗称“寿斑”“老年斑”,亦属于中医“黑子”范畴。系常见的表皮肿瘤。

一、病因病机

1. 脾虚胃弱

年老体衰或久病体弱,脾胃虚弱,运化失司,气血生化不足,致气血亏虚,不能上荣于肌肤,则生斑块。

2. 脾肾阳虚

年老体衰,脾胃虚弱,水谷精微不能充养肾脏,久之肾阳不足。或久病耗损脾肾之阳气,不能温化水湿,水湿滞于肌肤,久则斑块滋生。

3. 肝肾阴虚

年老体衰,肾水不足,肝血虚少,阴虚血燥,肌肤失于荣润则生斑块。

知识链接

西医学认为:本病是表皮细胞退行性病变或属于良性肿瘤。病因一是大多数与长年累月的日晒炎症刺激过程有关;二是性激素减少、衰退所带来皮肤角阮细胞功能、数量改变和黑色素转运功能减退等因素所致。

二、临床特点

(1)年龄:本病多见于50岁以上男女。

(2)好发部位:好发于面、颈、胸、背,也可见于四肢。

(3)皮损特征:皮疹主要表现为略高出与皮肤,黄豆至蚕豆大,圆形或不规则形,散在的浅褐色、黄褐色或煤黑色扁平疣状斑片,质地柔软,覆有油脂状鳞屑,易于揩去。

(4)无自觉症状或有轻度瘙痒。

（5）有家族史。

三、辨证施治

1. 脾虚胃弱

症状：淡褐色疣状斑片，头晕目眩，气短乏力，纳少，舌质淡，苔白，脉弱。

治则：健脾养胃，养血消斑。

处方：针灸阿是穴、百会、足三里、三阴交、胃俞、脾俞、血海、中脘。

2. 脾肾阳虚

症状：黄褐色斑片，或棕红色、伴有皮肤干燥、萎缩等，舌淡胖边有齿痕，苔薄白，脉细缓。

治则：健脾养肾，荣肤消斑。

处方：针灸阿是穴、关元、气海、足三里、阴陵泉、太溪、肾俞、脾俞。

3. 肝肾阴虚

症状：暗褐色或黑褐色角化肥厚性斑片，表面粗糙不平，舌红暗，苔少，脉细数。

治则：补益肝肾，养阴消斑。

处方：针灸阿是穴、太溪、太冲、合谷、三阴交、肾俞、肝俞、脾俞。

目标检测

一、选择题

（一）单项选择题

1. 关于雀斑，描述正确的是（　）

A. 皮损会痒　　B. 分布对称

C. 皮肤黏膜上有斑点　　D. 夏季皮损程度减轻

2. 火针治疗雀斑不正确的操作方法是（　）

A. 速刺　　B. 点刺　　C. 浅刺　　D. 深刺

3. 面部雀斑部位进针手法正确的是（　）

A. 络刺　　B. 平刺　　C. 斜刺　　D. 直刺

4. 雀斑常见发病年龄是（　）

A. 3～5 岁　　B. 18～25 岁　　C. 35～55 岁　　D. 55 岁以上

5. 雀斑治疗，不正确的方法是（　）

A. 火针局部点刺　　B. 局部刮痧治疗

C. 局部艾炷直接灸　　D. 局部推拿按摩

（二）多项选择题

1. 斑点颜色与数量与日晒有关的是（　）

A. 雀斑　　B. 着色性干皮病

C. 单纯性雀斑样痣　　D. 黄褐斑　　E. 以上均是

2. 肾阴不足之雀斑可选穴位有（　）

A. 太溪　　B. 三阴交　　C. 丰隆　　D. 内庭　　E. 合谷

二、简答题

1. 写出火针治疗雀斑的操作要点。

2. 写出雀斑的主要病因病机及治疗原则。

三、案例分析题

患者，女，18岁，面部斑点自幼发病，以鼻部为中心分布，色黯黑，斑点粟粒大小，压之不褪色，互不融合，日晒加重，舌红少苔，脉细数。（要求写出中西医诊断、证型、治则、针刺处方、操作）

第三节　白驳风

学习目标

【学习目的】 通过学习本节内容，能将中医针灸、推拿操作技法熟练应用于美容临床保健治疗中。

【知识要求】 了解白驳风的基本概念，熟悉白驳风的病因病机及临床特点和预防调护；掌握白驳风常用的针灸推拿操作技法。

【能力要求】 具备运用针灸、推拿技法治疗白驳风的能力。具有初步分析白驳风病因病机及临床诊断的能力。

白驳风是一种原发性、局限性或泛发性色素脱失症，临床上以皮肤颜色减退、变白，皮损境界清楚，无自觉症状为特征的皮肤病。本病易诊而不易治，常影响美容。中医又称为“白癜”“白驳”“斑白”“斑驳”“驻白”“白瘴”等名称。西医称为白癜风。

一、病因病机

本病病因病机较为复杂，内外因素皆可引发本病。外而感受风邪、跌扑损伤，内而七情不和、精血不足，皆可使气血失和、血瘀阻滞，而酿生白斑。

1. 气血不和

卫气不固，风邪袭表，挟热、寒、湿侵袭于肌表，肺气不宣，郁于经络，肌肤失养，遂成白斑；或脾胃虚弱，气血生化不足，肉不坚、腠理疏，风邪乘虚而入，阻于肌表，营卫不和，肌肤失于濡养而致白斑。

2. 肝肾不足

先天禀赋虚弱，或久病失养，或房事过度，而致肝肾不足，若肝肾阴亏，阴虚火旺，火燥相结于肌肤酿成白斑；或肾阳不足，失于温阳；或久病及肾，精血不足，失于濡养而成白斑。

3. 气滞血瘀

情志不遂，肝气郁结，气血失于条达，或跌打损伤，瘀血不化，均可使气血瘀阻经脉，使肌肤失养，生成白斑。

知识链接

《素问·风论篇》曰:“风气藏于皮肤之间,内不得通,外不得泄,久而血瘀,皮肤失养变白而成此病。”

《诸病源侯论》谓:“白癜者,面及颈项身体皮肉色变白,与血色不同,亦不痒痛,谓之白癜”,此亦是由“风邪搏于皮肤,血气不和所生也”。

《医学金鉴·外科心法》指出:“此症自面及颈项,肉色忽然变白,状类斑点,并不痒痛。若因循日久,甚至延及全身。由风邪相搏于皮肤,致令气血失和”。

西医学认为:本病原因不明,与遗传有关,部分患者有家族史。有人可伴有甲状腺功能亢进、肾上腺皮质功能减退、恶性贫血、糖尿病、肝炎、斑秃等,也有人认为是由于黑色素细胞、酪氨酸酶或其他氧化菌受到干扰的一种自身免疫性疾病。

二、临床特点

(1)年龄:任何年龄均可发生,但以20岁前发病占多数。

(2)好发部位:本病发生于任何部位,以面、颈、手背多见,往往呈对称性分布。

(3)皮损特征:为局部色素脱失斑,呈乳白色,边缘境界清楚,边缘可见色素增加,白斑大小不等,形状各异,数目不定,也可沿神经节段单侧分布。白斑对光较敏感,曝晒后出现潮红。

(4)慢性过程,无皮肤萎缩、硬化及脱屑等现象,无自觉症状。

(5)多伴有家族遗传史。

三、鉴别诊断

1. 花斑癣

花斑癣又称汗斑、色素癣菌病,是一种由糠秕马拉色菌引起的皮肤浅部真菌感染。

花斑癣好发于上胸部及背部,逐渐蔓延至颈前、肩部,甚至面部,为圆形或类圆形斑疹,表面覆盖灰尘样或糠秕样糠屑,由于皮屑的存在,紫外线不能透过。因此,去除皮屑后,老皮损常较正常皮肤为淡,甚至发白而误诊为白癜风,如此,新老损害一深一浅,黑白相间,形成花斑,故有花斑癣之称。皮损颜色随患者肤色、病程、日晒等而异,常呈淡色斑,亦可呈灰色、黄色、棕色或褐色或黑白相兼,入冬消失或减轻。皮损可疏散分布但常较密集,一般不高出皮面,有光泽,微微发亮,类似于衬衣上汗浸故称之为汗斑。白癜风皮损多局限,形态大小不一,边界色素加深。

2. 单纯糠疹

单纯糠疹是儿童的常见病,青壮年可也发病,与季节无关,春天多见。皮疹主要为色素减退性圆形或卵圆形的斑片,上有细小鳞屑,多见于面部,能自行消退。

3. 贫血痣

贫血痣为一局限性色素减退斑,一般单侧分布或局限在某一部位,出生后或不久发生,以后本身很少继续扩大,形状不变,用力摩擦或加热后,局部不发红,而周围正常皮肤变红,用玻片压诊后,皮损边缘更模糊不清。

四、辨证施治

(一)针灸法

1. 毫针刺法

(1)气血不和。

症状:发病时间长短不一,多在半年至3年左右。皮损多是偶然发现,呈乳白色圆形或椭圆形,或不规则云片状,散发或重叠分布,好发于头、面、颈及四肢或泛发全身。数目多少不定,可逐渐发展,边界模糊不清。兼有体倦乏力,面色白,舌淡苔白,脉细滑。

治则:消风通络,调和气血。

处方:取太渊、偏历、肺俞、膈俞、足三里、三阴交、血海、阿是穴,加上辨部位配穴。发生在面部加合谷,上肢加手三里、内关;下肢加委中、太溪。

方义:太渊为肺经原穴,偏历为大肠经络穴,原络配穴共补肺气之虚衰,加上肺俞增强补肺气之功效。膈俞为血会,可活血养血。足三里可益气养血固表,三阴交、血海为脾经穴位,两穴均可健脾养血。

操作:常规消毒,局部阿是穴选用细毫针围刺,针尖朝向白斑中心,其余穴位针用补法,留针30分钟,每日或隔日1次,20次为一疗程,疗程间隔7～10天。可配合艾灸或红光照射。

(2)肝肾不足。

症状:病程较长,多有遗传倾向。白斑局限或泛发,边界清楚,斑色纯白,斑内毛发亦多变白,常伴有头昏耳鸣,腰膝酸软,舌淡苔少,脉细无力。

治则:滋补肝肾,养血活血。

处方:关元、气海、太溪、三阴交、肝俞、肾俞,伴耳鸣加听会、翳风,伴腰膝酸软加命门,伴头昏眼花加足三里。

方义:关元穴培补元气,配合气海共奏益气通经、补肾和血之功,太溪、肝俞、肾俞可补益肝肾,益气养血。三阴交调补肝肾,滋阴养血。

操作:常规消毒,针用补法,留针30分钟,每日或隔日1次,20次为一疗程。

(3)气滞血瘀。

症状:病程较长,发展缓慢,白斑局限或泛发各处。白斑亦可发生于外伤部位,或者随情志变化而变化,皮损多呈地图形、斑块状,边缘整齐,界线清楚,白斑中心多有岛状褐色斑点或斑片,局部可有轻度刺痛,兼有胸胁胀满,月经不调,舌质暗,苔薄,或有瘀点或瘀斑,脉涩或弦。

治则:活血化瘀,行气活络。

处方:合谷、太冲、足三里、膈俞、膻中、阿是穴,胸胁胀满者加阳陵泉、内关,月经不调者加中极、三阴交等。

方义:合谷、足三里为阳明经穴,具有行气活血功效,膻中、膈俞宽胸快膈,活血化瘀,太冲疏肝理气,以加强行气之功,气行则血行,血行则荣,局部阿是穴,疏通经气,活血消斑。诸穴共用,气血得行,瘀血得化,斑自消。

操作:常规消毒,针用泻法,留针30分钟,每日或隔日1次,20次为一疗程。

2. 其他针法

(1)梅花针法。

处方:白斑处,腰骶部或相应的脊柱节段。

操作:施术部位常规消毒,中等叩刺,叩至皮肤明显充血或略有出血为止,每日 1 次,15 次为一疗程。可配合艾灸或红外线照射。

(2)水针法。

处方:局部白斑处。

操作:用天然麝香注射液(每毫升含 4mg),在白斑区皮下浅层分散多点注射。每平方厘米用药 0.3mL,每周 2 次,3 个月为一疗程,有效时继续治疗至痊愈,无效停用。

(3)放血疗法。

处方:局部白斑处。

操作:常规消毒,以梅花针刺激皮损处,或用三棱针在皮损中央点刺,呈梅花点状,使血液自然流出,再以火罐拔去污血,每周 1～2 次。

(4)自血注射疗法。

处方:局部白斑处。

操作:患处皮肤先作常规消毒,再取注射器,抽取患者静脉血适量,在选好的皮损处,将血注入皮肤浅层,针尖在皮下转换几个方向,见皮损处呈青紫色时止,每周 2 次,10 次为一疗程。

(5)火针疗法。

处方:局部白斑处。

操作:取火针在酒精灯上烧微红后,迅速点刺白斑处皮肤,针尖入皮肤约 1mm,反复施用,达到每平方厘米约点刺 10 针,每周 1 次,注意防止针后感染。

(6)耳穴疗法。

处方:内分泌、交感、神门、肺、膈、心、肾上腺、枕、皮质下及相应部位。

操作:每次选 2～3 穴,采用单耳埋针,双耳交替,每周轮换。或每次选 3～5 穴,用王不留行籽贴压,使局部有酸、胀、疼等感觉,每日按压 3～5 次,每次 5 分钟。5～7 天换贴 1 次,15 次为一疗程。

3. 灸法

处方 1:局部白斑处。

操作:将艾条点燃,对准白斑处,根据患者的耐热程度调整施灸距离。面积较大的白斑,可用回旋灸,凡被灸治的白斑,前 7～8 次皆需灸至高度充血呈粉红色,日灸 1 次。此后,每次灸治深红色或接近患者正常肤色为宜。每日可增灸 1 次,直到恢复正常肤色为止。

处方 2:癜风穴(中指末节指腹下缘正中指间关节横纹稍上方)。

操作:小艾炷直接灸,点燃后,等艾炷将烧到皮肤时,当患者感到烫时即将艾炷除去,换上新艾炷,连续灸 3 壮,左右手共 6 壮,每日 1 次,15 次为一疗程。

(二)埋线法

处方:主穴取肺俞、足三里、曲池;配穴:风湿蕴热型选风门、外关;肝气郁结型取肝俞、阳陵泉;肝肾不足型取三阴交、肾俞;气滞血淤型取肝俞、膈俞。根据病情,选定穴位。

操作:皮肤常规消毒,用一次性埋线针将羊肠线埋入穴位,盖上创可贴固定,并用梅花针以患者能承受的力度和强度叩打病变处，以局部皮肤潮红为度。

(三)拔罐法

处方：拔罐加酊剂外涂，取孔最、足三里、三阴交、阿是穴等穴。

操作：药罐法：药罐液（以川芎、木香、荆芥各10g，丹参、白蒺藜、当归、赤芍、丹皮各15g，鸡血藤20g，灵磁石30g，投入适量95%酒精中浸泡10天，去渣取汁200mL贮存备用，将浸有药液的棉球贴于火罐的中段，点燃后立即于穴位上拔罐，每穴每次15～20分钟，每日1次，单侧穴位连续拔罐10次后，改取另一侧穴位，然后在皮损处涂中药酊剂（红花、白蒺藜、川芎各等量，30%酒精适量浸泡）。此方法对局限型和散发型白癜风患者，疗效较好。

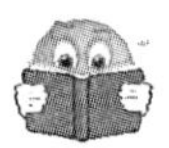

知识链接

《千金翼方》："白癜白驳，浸淫疬疡箸头及胸前，灸两乳间随年壮，立瘥。"

《针灸资生经》："白癜风，灸左右手中指节去延外宛中三壮。"

《针灸集成》："治白癜，即用熟艾作长条，继作环圆数重于炉灰上，次用信石作末，播其环艾之上。放火于艾端，又以穿孔大瓢覆其上，则烟出瓢孔，即以白癜照熏于其烟而彻不愈，如初针后又照熏如初，神效。"

《备急千金方·二十三卷》："白癜风，灸左右手中指节三壮，未差报之。"

五、预防调护

(1)宜早治疗，保持乐观，调养精神，勿忧思恼怒。

(2)适度日晒。阳光过敏者，不宜晒。

(3)多吃富含酪氨酸与微量元素铜等的食物，如猪肝、蛋、肉、黑芝麻、核桃、花生、豆类、黑木耳、胡桃仁、海带等。

(4)忌服辛辣、油腻，不可过食海鲜，尽量避免食用过量含维生素C的食物、水果，如菠萝、猕猴桃、柠檬、柚子等，及各种含硫基药物，如硫基丙醇、胱氨酸、半胱氨酸等。

(5)衣着宜宽大，以免因穿紧身衣引起摩擦而诱发白斑。

(6)生活规律，避免劳累和熬夜。

目标检测

一、选择题

(一)单项选择题

1. 白驳风，西医称之为(　)

A. 白驳　　B. 斑白　　C. 白癜　　D. 白癜风

2. 颜面局限性皮损，呈乳白色，表面光滑，边界清楚，皮损边缘色素加深，不能自行消退，暴晒后皮损处潮红，此症状最可能是(　)

A. 花斑癣　　B. 贫血痣　　C. 白驳风　　D. 单纯糠疹

3. 毫针针刺白斑局部时，针尖方向正确的是(　)

A. 从白斑中心刺向四周　　B. 从边缘处向白斑中心
C. 在白斑局部直刺　　D. 在白斑边缘直刺
4. 艾灸白斑局部后，灸治皮损颜色不正确的是(　)
A. 粉红色　　B. 白色　　C. 肤色　　D. 深红色
5. 癜风穴定位是(　)
A. 中指末节指腹下缘正中指间关节横纹稍上方
B. 中指末节指腹下缘正中指间关节横纹稍下方
C. 中指中节指腹下缘正中指间关节横纹稍上方
D. 中指中节指腹下缘正中指间关节横纹稍下方
(二)多项选择题
1. 治疗白驳风的针灸方法有(　)
A. 梅花针叩刺　　B. 穴位注射　　C. 火针　　D. 耳针　　E. 埋线
2. 肝肾不足之白驳风可选穴位有(　)
A. 阿是穴　　B. 三阴交　　C. 委中　　D. 内庭　　E. 太溪

二、简答题

1. 写出梅花针治疗白驳风的取穴及操作要点。
2. 写出气滞血瘀白驳风的临床症状及治疗原则和取穴。

三、案例分析题

患者，男，44 岁，皮肤多处出现白斑 6 年，白斑面积逐渐增大，白斑处不痛不痒，余无异常。曾到处求医无效。检查见胸部、前额、下腹部散在分布白斑 7 处，白斑面积 3.1cm×4cm 至 4.3cm×7.2cm 不等，周边肤色较深。舌稍淡暗，苔薄白，脉濡滑。(要求写出中西医诊断、证型、治则、针刺处方、操作)

第四节　粉　刺

学习目标

【学习目的】 通过学习本节内容，能将中医针灸、推拿操作技法熟练应用于美容临床保健治疗中。

【知识要求】 了解粉刺的基本概念，熟悉粉刺的病因病机及临床特点和预防调护；掌握粉刺常用的针灸推拿操作技法。

【能力要求】 具备运用针灸、推拿技法治疗粉刺的能力。具有初步分析粉刺的病因病机及临床诊断的能力。

粉刺多发于面部，是以丘疹、脓疱、结节、囊肿为特征的一种皮肤病。中医又称为“风刺”“肺风粉刺”，相当于西医的寻常性痤疮。

一、病因病机

1. 肺经风热

肺为娇脏，最易感受外来邪气。风热之邪犯肺，肺主皮毛，闭塞汗孔而生粉刺。正如《诸病源候论》所云："面疱者，谓面上有风热气生疮，头如米大，亦如谷大。"

2. 阴虚火旺

素体阴虚者，过食辛辣燥热之物或起居失调，经常熬夜，伤及阴液，阴阳失调而致虚火上炎头面成粉刺。

3. 湿热蕴结

过食肥甘厚腻、辛辣之品，中焦脾胃运化失司，水液失于代谢，日久成痰成湿；水谷停于脾胃，化生火热，湿热交结，循经上蒸颜面和胸背部而成。

4. 血瘀痰结

病情日久不愈，气血运行不畅或瘀滞局部而致病，或脾胃运化不济，生痰生湿，气血阻滞，血瘀痰结而成。

总之，素体血热是粉刺发病的根本原因；外感邪气、饮食不节、起居不调是致病的条件，血瘀痰结常常是疾病加重的原因。

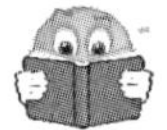

知识链接

西医学认为：本病是由多种因素引发的，发病原因较复杂，多于饮食、环境、情绪等有密切关系。其确切的发病机制目前仍未完全清楚，一般多与痤疮丙酸杆菌增殖、雄激素分泌过度、毛囊皮脂腺导管的异常角化等因素相关。

二、临床特点

(1)年龄：多发于男女的青春期。

(2)诱因：多由饮食不节，过食肥甘厚味，情志失调或感受外邪等原因诱发。

(3)好发部位：好发于颜面部及胸背部，常伴有皮脂溢出。

(4)皮损特征：初起在毛囊口，呈现小米粒大小红色丘疹，亦可演变为脓疱。此后可形成硬结样白头粉刺或黑头粉刺，严重病例可形成硬结性囊肿。消退后形成萎缩性瘢痕或瘢痕疙瘩。

(5)预后：多数患者在青春期后可自愈。轻者，不易留有色素沉着及瘢痕或仅可见少量色素沉着；严重者，可留有色素沉着及萎缩性瘢痕。

三、鉴别诊断

1. 酒渣鼻

好发于中年或嗜酒之人。皮疹多以颜面部为中心，多见于鼻尖、鼻翼、两颊及前额。皮疹以丘疹、脓疱、毛细血管扩张为主，晚期形成鼻赘。无黑头或白头，不形成瘢痕。

2. 颜面播散性粟粒狼疮

多见于成年人，损害为对称分布于颊部、眼睑及鼻唇沟的丘疹，在下眼睑往往有数个丘疹融合成堤状，用玻片压之可出现黄色或褐色小点，愈后常留有色素萎缩性瘢痕。

四、辨证施治

(一)针灸法

1. 毫针刺法

(1)肺经风热。

症状:丘疹色红,或有痒痛,面部皮肤油腻。兼见口干口渴,便秘溺黄,舌红苔薄黄,脉浮数。

治则:宣肺清热。

处方:迎香、颧髎、鱼际、列缺、曲池、合谷、大椎、肺俞。

方义:迎香、颧髎为局部取穴,疏风活血清热;鱼际为肺经荥穴,清肺热;列缺是肺经络穴,联络大肠,开肺窍、疏风热、清肺与大肠之热。曲池、合谷为大肠经穴,大肠与肺相表里,起清热活血通络之功。大椎为六阳经之交会穴,调和卫气、清泻阳热。肺俞应于肺脏,使用泻法清泻肺热。

操作:泻法,中等强度刺激,留针半小时。隔日 1 次,10 次为一疗程。

(2)阴虚火旺。

症状:面部油腻,有许多红色小结节或小脓疱,颧红,口干心烦,手足心热,失眠多梦,大便干结,小便短赤,舌红苔薄黄,脉细数。

治则: 养阴清热。

处方:劳宫、内关、神门、三阴交、太溪、大钟、肝俞、肾俞。

方义:劳宫、内关、神门分别为心包和心经腧穴,能够清心安神,"神安而气血宁,心定而五脏六腑平";三阴交为肝、脾、肾三经之交会穴,补益肝肾之阴,调理脾胃,活血通络;太溪是肾经原穴,大钟为肾经络穴,两穴属原络配穴,能滋阴降火;肝俞、肾俞补益肝肾之阴。

操作:补法,中等强度刺激,留针半小时。隔日 1 次,10 次为一疗程。

(3)湿热蕴结。

症状:皮疹色红或有结节、囊肿,皮肤油腻明显,小便短赤,大便秘结,纳呆腹胀,口干口臭,舌红苔黄腻,脉滑数。

治则:健脾利湿,清热通腑。

处方:颊车、地仓、支沟、中脘、天枢、足三里、阴陵泉、太白、脾俞、胃俞。

方义:颊车、地仓为局部取穴,归属胃经,活血清热;支沟穴属三焦经,泻热通腑、通调三焦;中脘为八会穴之腑会、胃经募穴,与胃俞相配,属腧募配穴,调补脾胃;天枢为大肠经募穴,疏调肠腑、理气行滞;胃经下合穴足三里调理脾胃、补益中气、扶正祛邪;太白为脾经原穴,健脾祛湿;阴陵泉、脾俞均可健脾祛湿。

操作:平补平泻,中等强度刺激,留针半小时。隔日 1 次,10 次为一疗程。

(4)血瘀痰结。

症状:皮损日久不愈,以大而深在的结节、囊肿为主,色暗红,挤压可见脓血或黄白色胶样物,愈后常留有色素、瘢痕。

治则:活血祛瘀,化痰散结。

处方:合谷、曲池、血海、三阴交、丰隆、足三里、太冲、膈俞、肝俞。

方义：合谷、曲池活血通络；血海清热凉血，补血活血；三阴交健脾益血、补益肝肾；丰隆为胃经络穴，联络脾胃，健脾化痰散结；足三里扶正补虚，调补脾胃；肝经原穴太冲疏肝理气、活血化瘀，取气行则血行之义；膈俞为血海，能凉血补血活血；肝俞调节肝之疏泄，调畅气血。

操作：平补平泻，中等强度刺激，留针半小时。隔日 1 次，10 次为一疗程。

2. 其他针法

(1)火针法。

处方：阿是穴(皮损局部)。

操作：皮损局部消毒后，用细火针(直径约 0.5mm)在酒精灯上烧红至发白后，迅速垂直点刺皮损顶部。根据不同的皮损状况，点刺 1～5 次，轻者点刺 1 次即可，重者可在顶部及周围多处点刺。深度以针尖通过皮肤病变组织为度，尽量在 2mm 内。7 天治疗 1 次，3 次为一疗程。

(2)皮肤针法。

处方：大椎，肺俞，风门，曲池，合谷。

操作：中度刺激，以局部微微渗血为度，隔日治疗 1 次，7 次为一疗程。

(3)耳针疗法。

处方：取肝、脾、肺、肾、面颊、内分泌。

操作：常规消毒后，根据需要选用 0.5 寸短柄毫针或用图钉型揿针，进针深度以穿破软骨但不透过对侧皮肤为度，留针 20～30 分钟。目前临床多用王不留行籽作压迫刺激，每次贴单侧耳穴，两耳交替应用，每周 2 次，10 次为一疗程。

(二)推拿法

1. 推拿法Ⅰ

拿法：手五指分开，分别放在前发际处督脉、膀胱经、胆经上，从前发际处到枕部用拿法进行按摩，重复 3 次。

2. 推拿法Ⅱ

扫散法：在一侧头部胆经循行区，用一侧手的指腹由前上方向后下方操作 10 余次，再在另一侧进行治疗。

3. 推拿法Ⅲ

点按法：点按印堂、攒竹、颊车、风池、合谷、曲池、血海、肺俞。每个穴位点按 2 分钟。

(三)埋线法

主穴选用曲池、足三里、肺俞、膈俞。肺经风热者加尺泽、大肠俞；阴虚火旺加三阴交、太溪、肾俞；湿热蕴结加天枢、阴陵泉、脾俞；血瘀痰结加天枢、血海、三阴交、丰隆。15 天治疗 1 次，2 次为一疗程。

(四)拔罐法

背部大椎穴、肺俞、肝俞、膈俞、脾俞拔罐，留罐 10 分钟，每周 1 次。

(五)刮痧法

1. 刮拭经络

背部膀胱经、督脉、上肢大肠经。泻法线状刮拭，以患者耐受为度。

2. 刮拭腧穴

大椎、肺俞、风门、膈俞、肝俞、曲池、合谷、三阴交。泻法点状刮拭，至痧痕显现。

五、预防调护

(1)忌食辛辣、肥甘厚腻之品,少饮酒、浓茶、咖啡及碳酸饮料。饮食宜清淡,多吃蔬菜、水果。

(2)适度清洁皮肤,温水洗脸,避免过冷、过热、不洁物等的刺激。

(3)大汗后不宜吹空调或用冷水冲凉。

(4)注意防晒,不宜使用油腻滋润的护肤品,不宜频繁化妆,尤其是彩妆。

目标检测

一、选择题

(一)单项选择题

1. 肺经风热型粉刺常见的皮损特征是( )

A. 丘疹　B. 结节　C. 囊肿　D. 瘢痕

2. 属于痰瘀凝结型粉刺治疗的主穴是( )

A. 曲池,合谷,肺俞,风门

B. 支沟,足三里,上巨虚,内庭

C. 气海,关元,章门,太冲

D. 血海,足三里,丰隆,三阴交

3. 火针治疗粉刺的操作部位是在( )

A. 颜面部穴位　B. 阿是穴　C. 粉刺上　D. 粉刺周围

4. 粉刺需要与下列哪种疾病进行鉴别( )

A. 湿疹　B. 酒渣鼻　C. 过敏性皮肤病　D. 风疹

(二)多项选择题

1. 粉刺的常见类型有( )

A. 肺经风热型　B. 血瘀痰结型　C. 湿热蕴结型　D. 阴虚火旺型

2. 粉刺的皮损特征有( )

A. 丘疹　B. 脓疱　C. 结节　D. 囊肿

二、简答题

1. 简述粉刺的辨证分型。

2. 简述肺经风热型粉刺的表现及治疗。

三、案例分析题

患者,女,22 岁,颜面部红色丘疹 2 年余。额部及两颊部可见红色小丘疹,面部油脂分泌旺盛,喜食肥甘厚腻之品,时有腹胀,眠可,大便干结,小便黄。舌红苔薄黄,脉滑数。请进行辨证分析,并给出治疗方案。

第五节 酒渣鼻

学习目标

【学习目的】 通过学习本节内容，能将中医针灸、推拿操作技法熟练应用于酒渣鼻的临床保健治疗中。

【知识要求】 了解酒渣鼻的基本概念，熟悉酒渣鼻的病因病机、临床特点和预防调护；掌握酒渣鼻常用的针灸推拿治疗方法。

【能力要求】 具备运用针灸、推拿技法治疗酒渣鼻的能力。具有初步分析酒渣鼻病因病机及临床诊断的能力。

酒渣鼻是一种常见的慢性损容性皮肤病，好发于颜面中部，以皮肤潮红、毛细血管扩张及丘疹、脓疱为主要表现的慢性皮肤病。中医又称之为酒糟鼻、赤鼾、酒齄等，西医亦称之为酒渣鼻。

一、病因病机

1. 肺经风热

多因肺经阳气偏盛，复感受风热之邪，肺开窍于鼻，火热上扰鼻窍而使鼻红。

2. 脾胃积热

多因嗜食肥甘厚腻、辛辣燥热之品或饮酒过度，脾胃生湿生热，循经熏蒸头面导致鼻窍红赤。

3. 痰瘀凝结

体内热盛日久，灼津为痰，热毒久积灼伤血脉，血为之凝滞，热壅血瘀，痰瘀阻窍，而出现鼻部的红赤、脓疱、结节。

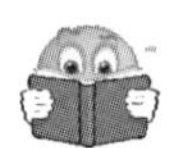

知识链接

西医学认为：酒渣鼻临床上分为红斑与毛细血管扩张期、丘疹期、鼻赘期三期。其确切病因尚不明确，但相关理论众多，近年来研究的热点集中在幽门螺杆菌及蠕形螨与酒渣鼻的发病关系上。

二、临床特点

(1)年龄：多见于中年以后的男女。

(2)部位：好发于鼻尖及鼻两侧、两眉间、两颊部、下颌部、鼻唇沟等部位，呈对称分布。

(3)皮损特征：初期皮损为弥漫性红斑，毛细血管扩张，为暂时性，遇热食或情绪激动可加重，继而持久不消。病情继续发展，可在红斑上出现散在的小丘疹、脓疱，称为丘疹期。日久不愈至晚期，则鼻部丘疹增大融合，局部增生肥厚，形成鼻赘，鼻部颜色逐渐转为黯紫色或紫褐色，称为鼻赘期。

(4)多见于面部油脂分泌较多的人,常有便秘习惯。

(5)组织病理检查主要见毛细血管扩张,皮脂腺增生。或可见结缔组织和皮脂腺增殖肥大。

三、鉴别诊断

1. 寻常性痤疮

多发生于青春期的人群,皮损可表现为粉刺、丘疹、脓疱、结节、囊肿及瘢痕。常见于颜面部、颈部、胸背部,无对称性分布,无毛细血管扩张。

2. 脂溢性皮炎

脂溢性皮炎也易于发生于鼻部及鼻翼两侧,亦有面部油脂分泌旺盛。但脂溢性皮炎的皮损上常附有鳞屑,且伴随不同程度的瘙痒。

四、辨证施治

(一)针灸法

1. 毫针刺法

(1)肺经风热。

症状:鼻尖或鼻翼部皮肤发红,色淡红或鲜红,初起按之褪色、反复发作,红斑可随情绪波动或辛辣饮食而加重。后转为持久性,按之不褪色,不随外界因素而变化。面部灼热,伴有大便干结、口干、口渴,舌红苔薄黄,脉浮数。

治则:清热宣肺,疏散风热。

处方:素髎、迎香、尺泽、列缺、支沟、大椎、肺俞、风门。伴口干、口渴者,加鱼际、液门;伴便秘者,加天枢。

方义:素髎、迎香为局部取穴,清热活血通络;尺泽为肺经穴,清宣肺气、清热泻火;有清热活血通络之功;列缺是肺经络穴,开肺窍、通经络;支沟为三焦经穴,调节上、中、下三焦,通腑泻热;大椎为督脉穴,是六阳经之交会,能够清泻肺热;肺俞、风门清肺热、散风热。

操作:泻法,中等强度刺激,肺俞留针 15 分钟,余穴留针 30 分钟。隔日 1 次,10 次为一疗程。

(2)肺胃积热。

症状:鼻尖或鼻翼部弥漫性红斑,按之不褪色,红斑上可有小丘疹或脓疱,灼热肿胀明显。伴有食欲旺盛,口疮,口臭,大便干结,小便黄赤,舌红绛苔黄厚,脉滑数有力。

治则:清热凉血解毒。

处方:素髎、迎香、巨髎、地仓、合谷、曲池、天枢、上巨虚、内庭。伴口疮、口臭者,加承浆、颊车。

方义:素髎、迎香、巨髎、地仓为局部取穴,且后三者为胃经穴位,能够清热通络;合谷、曲池为大肠经穴,清热活血通络;天枢位于胃经,是大肠经的募穴,通调胃肠,清腑泻热;上巨虚为大肠经的下合穴,可清泻胃肠之火;内庭是胃经的荥穴,荥主身热,有着较强的清胃热之功。

操作:泻法,中等强度刺激,留针 30 分钟,隔日治疗 1 次,10 次为一疗程。

(3)痰瘀凝结。

症状：鼻部组织增生肥厚，毛孔扩大，色紫暗。可伴有面色晦暗，皮肤油腻，大便不爽，舌紫暗苔厚腻，脉濡。

治则：清热化痰，活血化瘀。

处方：迎香、颧髎、中脘、章门、血海、丰隆、三阴交、膈俞、脾俞。

方义：迎香、颧髎活面部血络；中脘、章门分别为胃经、脾经的募穴，调理脾胃、健脾化痰；血海活血化瘀通络；丰隆是胃经腧穴，化痰要穴；三阴交调节肝脾肾三经，健脾活血通络；膈俞为血会，养血补血活血；脾俞健脾补中。

操作：平补平泻，膈俞、脾俞留针 15 分钟，余穴留针 30 分钟，隔日 1 次，10 次为一疗程。

2. 其他针法

(1)耳针法。

处方：外鼻、肺、内分泌、肾上腺。

操作：常规消毒后，根据需要选用 0.5 寸短柄毫针或用图钉型揿针，进针深度以穿破软骨但不透过对侧皮肤为度，留针 20～30 分钟。目前临床多用王不留行籽作压迫刺激，每次贴单侧耳穴，两耳交替应用，每周 2 次，10 次为一疗程。

(2)水针法。

处方：迎香穴。

操作：取 0.25%～0.5%普鲁卡因注射液，在双侧迎香穴分别注入 0.5～1mL，每周 2 次，10 次为一疗程。

(3)皮肤针法。

处方：阿是穴、迎香、大椎、肺俞、膈俞。

操作：中度扣刺，以微微渗血为度，隔日 1 次。

(二)推拿法

1. 推拿法Ⅰ

推抹鼻部：双手拇指从睛明沿鼻梁两侧向下推抹至迎香；再从鼻尖至印堂穴交替上抹。至鼻部发热。

2. 推拿法Ⅱ

按揉面颊部：双手掌根按揉面颊部至发热。

3. 推拿法Ⅲ

指压穴位：印堂、太阳、颧髎、迎香、地仓、承浆、上关、下关、颊车。

(三)拔罐法

血海、大椎、肺俞、膈俞、脾俞拔罐，留罐 10 分钟，每周 1 次。

(四)刮痧法

(1)刮拭经络：背部膀胱经、上肢大肠经、下肢脾经、胃经。平补平泻，线状刮拭，至痧痕显现。

(2)刮拭腧穴：曲池、合谷、大椎、血海、三阴交、肺俞、膈俞、脾俞。平补平泻法，点状刮拭，至痧痕显现。

五、预防调护

(1)饮食宜清淡,避免过多进食辛辣煎炸刺激食物,少饮浓茶、浓咖啡,多食新鲜的蔬菜、水果,忌食烟酒。营养均衡,保持肠道通畅。

(2)注意劳逸结合,确保充分休息。不熬夜,不恣情纵欲。

(3)面部要保持清洁。每日使用洁面产品清洁面部 2～3 次,温水清洗。

(4)出汗后,不可立即用冷水清洗面部或冲凉,亦不可直接对空调或风扇吹面部。

目标检测

一、选择题

(一)单项选择题

1. 水针治疗酒渣鼻选取的穴位是(　)

A. 迎香　　B. 颧髎　　C. 地仓　　D. 巨髎

2. 属于脾胃积热型酒渣鼻治疗的主穴是(　)

A. 曲池,合谷,肺俞,风门

B. 支沟,天枢,上巨虚,内庭

C. 肺俞,章门,中脘,脾俞

D. 血海,足三里,丰隆,三阴交

3. 鼻尖或鼻翼部皮肤发红,色淡红或鲜红,按之褪色、反复发作,红斑随情绪波动或辛辣饮食而加重。以上是哪个证型的表现(　)

A. 肺经风热　　B. 脾胃积热　　C. 血瘀凝结　　D. 痰湿内盛

4. 酒渣鼻需要与下列哪种疾病进行鉴别(　)

A. 湿疹　　B. 寻常性痤疮　　C. 过敏性皮肤病　　D. 风疹

5. 下列哪项不是酒渣鼻的主要临床表现(　)

A. 皮肤潮红　　B. 毛细血管扩张　　C. 鳞屑　　D. 丘疹与脓疱

(二)多项选择题

1. 酒渣鼻常见的辨证分型有(　)

A. 肺胃热盛型　　B. 痰瘀凝结型　　C. 肺经风热型　　D. 热毒炽盛型

2. 痰瘀凝结型酒渣鼻治疗的主穴有(　)

A. 脾俞　　B. 京门　　C. 章门　　D. 丰隆

二、简答题

1. 简述酒渣鼻的辨证分型。

2. 简述酒渣鼻的临床特点。

三、案例分析题

患者,男,32 岁,鼻部红肿 2 年余。鼻尖部红斑明显,压之不褪色,其上有小丘疹,稍有肿胀,面部皮肤油腻。向来嗜食肥甘厚腻之物,饮酒频繁,时有熬夜,食辛辣之品后鼻部红肿明显加重。时有便秘,口腔异味明显。舌红苔黄,脉滑数。请进行辨证分析,并给出治疗方案。

第六节　面游风

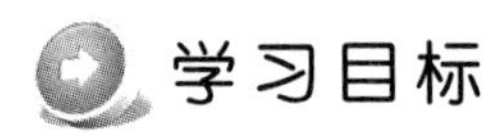

【学习目的】 通过学习本节内容，能将中医针灸、推拿操作技法熟练应用于面游风的临床保健治疗中。

【知识要求】 了解面游风的基本概念，熟悉面游风的病因病机、临床特点和预防调护；掌握面游风常用的针灸推拿治疗方法。

【能力要求】 具备运用针灸、推拿技法治疗面游风的能力。具有初步分析面游风病因病机及临床诊断的能力。

面游风是多发生于面部，以皮肤油腻或干燥，结黄痂或起白屑，痒甚为特征的皮肤病。本病类似于西医的脂溢性皮炎。

一、病因病机

1. 血虚风燥

素体血虚，复感外邪，风热燥邪阻于肌肤，肌肤失养而致。

2. 脾虚湿盛

素体脾虚，或过食油腻、寒凉之品伤及脾胃，运化失司，气血不运，化生湿浊，肌肤失养所致。

3. 肺胃热盛

素体热盛或肺胃久有积热，热郁日久，阴血暗伤，肌肤失于濡养。

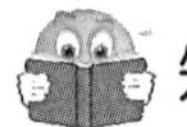

流行病学调查研究显示，脂溢性皮炎在成年人中的患病率高达1%～3%，尤其男性多见。脂溢性皮炎的发病机制可能与遗传、神经、免疫、激素及环境等因素有关。脂溢性皮炎的发病基础是皮脂成分异常和皮脂分泌过多。西医在治疗上多采用抗炎杀菌、去脂止痒等对症治疗。

二、临床特点

(1)年龄：多发于青壮年，男性多于女性。

(2)部位：好发于皮脂分泌旺盛的部位，如头面、鼻唇沟、耳后、腋窝、上胸部、肩胛部、脐窝及腹股沟等部位。

(3)皮损特征：皮疹表现为淡红色或黄红色如钱币状斑片，表面附有油腻性鳞屑或痂皮。严重者可有渗出、糜烂。干性皮脂溢出，多见干燥脱屑斑片。

(4)自觉有不同症状的瘙痒。

(5)多有皮脂分泌异常或饮食偏嗜。

(6)病程缓慢,有遗传倾向。

三、鉴别诊断

1. 颜面银屑病

表现为颜面部的红斑皮疹,表面亦覆有鳞屑,但以银白色为主,较厚,可见多层鳞屑。常见有薄膜现象和点状出血现象。

2. 颜面湿疹

常有湿疹病史,易于反复发作。皮疹表面无鳞屑覆盖,多伴有水疱、糜烂或渗出,瘙痒明显,皮肤粗糙肥厚,日久可呈苔藓样变。

四、辨证施治

(一)针灸法

1. 毫针刺法

(1)血虚风燥。

症状:皮肤干燥,油脂分泌旺盛处可见红斑,上覆有干性鳞屑,头部可见灰白色糠秕样鳞屑,毛发干枯易脱,伴瘙痒。舌红,苔薄白,脉弦。

治则:养血润肤,祛风止痒。

处方:百会、风池、迎香、曲池、血海、风市、足三里、膈俞。

方义:百会穴归属督脉,是手足三阳经、足厥阴肝经与督脉的交会,益气升阳、凝神定志,以益气生血、缓解瘙痒;风池穴祛风解表、醒脑定神,有助于止痒。迎香穴清头面部风热;曲池穴主热病及头面火毒斑疹,清热凉血、消风止痒;血海为脾经穴,养血活血,取“治风先治血,血行风自灭”之意;风市祛风止痒;足三里调补脾胃,脾胃为气血生化之源,益气生血;膈俞为血会,补血养血活血;

操作:平补平泻,膈俞穴留针15分钟,其余穴留针30分钟。隔日1次,10次为一疗程。

(2)脾虚湿困。

症状:发病较缓,皮损淡红或黄,有灰白色鳞屑,伴有便溏、食欲不振。舌质淡红,苔白腻,脉滑。

治则:健脾除湿,清热止痒。

处方:中脘、章门、足三里、阴陵泉、三阴交、风市、脾俞、胃俞。身困体重者加气海;大便稀溏者加天枢。

方义:中脘、章门分别为胃经、脾经的募穴,与胃俞、脾俞相配伍,俞募相合,补益中焦脾胃,促其运化;足三里也取其健脾胃之效;阴陵泉、三阴交健脾除湿;风市止痒。

操作:平补平泻,背俞穴留针15分钟,其余穴留针30分钟。隔日1次,10次为一疗程。

(3)肺胃热盛。

症状:急性发病。皮损色红,并有渗出、糜烂、结痂,痒剧。伴心烦口渴,大便秘结。舌质红,苔黄,脉滑数。

治则:清泻肺胃积热。

处方:百会、四神聪、尺泽、曲池、合谷、支沟、天枢、风市、上巨虚、内庭。

方义：百会、四神聪为局部取穴，宁心安神、活血通络、缓解瘙痒；尺泽清泻肺热；合谷、曲池、风市清热通络，祛风止痒；支沟、天枢通腑泻热；上巨虚清泻胃肠实热；内庭为荥穴，清胃火作用较强。

操作：平补平泻，留针30分钟。隔日1次，10次为一疗程。

2. 耳针法

处方：神门、交感、脾、胃、肺、膈、大肠、三焦、肾上腺、皮质下、内分泌。

操作：用耳针或耳穴压王不留行籽，一周2～3次治疗。压豆法双耳交替使用，同时嘱患者每日自行按压3～4次，每次选择6～7穴治疗。

3. 皮肤针法

处方：头部督脉、足太阳、少阳经线。

操作：用梅花针由中线向外叩刺，每次取1～2条经，中度叩刺，使叩刺部位出血点均匀。隔日1次。

(二)推拿法

1. 推拿法Ⅰ

扫散法：用大拇指或其他四指的指腹自太阳穴经头维穴、而后高骨，向后推至风池穴，左右各4～6遍。

2. 推拿法Ⅱ

掌抹法：用大鱼际外侧端抵住前额，之后分向两旁，经阳白、太阳、耳上至风池穴。

(三)拔罐法。

处方：神阙，风市，风门。

操作：留罐10分钟，每周1次。

(四)刮痧法

(1)刮拭经络：背部膀胱经、上肢大肠经、下肢脾经，线状刮拭。

(2)刮拭腧穴：风池、血海、足三里、脾俞、膈俞。点状刮拭，至皮肤潮红。

五、预防调护

(1)减少甜食、辛辣刺激及肥甘厚腻类食物的摄入，多进食新鲜水果、蔬菜，保持大便通畅。

(2)洗头不宜使用碱性过强的清洁品。

(3)保持皮肤、头皮清洁，避免搔抓等机械性刺激。

目标检测

一、选择题

(一)单项选择题

1. 面游风发病的关键脏腑是(　)

A. 肝　　B. 肾　　C. 脾　　D. 心

2. 属于血虚风燥型面游风治疗的主穴是(　)

A. 曲池，风池，血海，膈俞

B. 支沟，天枢，上巨虚，内庭

C. 肺俞，章门，中脘，脾俞

D. 血海，足三里，丰隆，三阴交

3. 急性发病。皮损色红，并有渗出、糜烂、结痂，痒剧。伴心烦口渴，大便秘结。舌质红，苔黄，脉滑数。以上是面游风哪个证型的表现？(　)

A. 肺经风热　　B. 肺胃热盛　　C. 脾虚湿盛　　D. 血虚风燥

4. 面游风需要与下列哪种疾病进行鉴别？(　)

A. 风疹　　B. 寻常性痤疮　　C. 过敏性皮肤病　　D. 颜面银屑病

5. 下列哪项不是面游风的主要临床特点？(　)

A. 斑片状　　B. 女性多发　　C. 鳞屑　　D. 瘙痒

(二)多项选择题

1. 面游风常见的病因病机有(　)

A. 肺胃热盛　　B. 痰瘀凝结　　C. 脾虚湿盛　　D 血虚风燥

2. 肺胃热盛面游风治疗的主穴有(　)

A. 脾俞　　B. 内庭　　C. 上巨虚　　D. 尺泽

二、简答题

1. 简述面游风的耳针及皮肤针治疗。

2. 简述面游风的临床特点。

三、案例分析题

患者，女，50 岁。颜面部瘙痒 2 年余，见片状红斑，色淡无渗液，抓之有少许白色鳞屑，伴神倦体疲，食欲不振、大便溏泄，舌淡胖、苔白腻，脉滑。请辨证分析，并给出治疗方案。

第七节　面　红

学习目标

【学习目的】　通过学习本节内容，能将中医针灸、推拿操作技法熟练应用于面红的临床保健治疗中。

【知识要求】　了解面红的基本概念，熟悉面红的病因病机、临床特点和预防调护；掌握面红常用的针灸推拿治疗方法。

【能力要求】　具备运用针灸、推拿技法治疗面红的能力。具有初步分析面红病因病机及临床诊断的能力。

面红是指由于温度或情绪的变化引发面部阵发性变红，尤其是两颊部。相当于西医的“颜面潮红症”。

一、病因病机

1. 情志过激，肝阳上亢

情绪激动或暴怒时，气血上涌清窍，充斥于颜面而致面红。

2. 肝肾阴虚

肝肾之阴不足，阴不制阳，导致虚火上炎头面而出现面红。

知识链接

西医认为本病是交感神经功能异常而引起的。初期是阵发性面红，后期由于长期反复的面红，使得面部毛细血管扩张并失去弹性而形成红血丝。西医根据不同的原因将面红分情感性面红、绝经期面红、食入性面红。

二、临床特点

(1)好发部位：整个面部或颧部。

(2)皮损特征：阵发性面部潮红，可伴潮热、出汗、心悸、心烦等。

(3)病程：反复发作，一般持续2～5年。

三、鉴别诊断

1. 面部毛细血管扩张症

多由于外界气候、温度等因素引发，除了面红，无其他自觉症状。

2. 颜面再发性皮炎

颜面再发性皮炎是一种发生于面部的轻度红斑鳞屑性皮肤病，中年女性好发。皮肤损害除丘疹外，还可出现表面带有一层细小糠秕状鳞屑的红斑，皮疹可蔓延到颈部和颈前三角区，可反复发作。

四、辨证施治

(一)针灸法

1. 毫针刺法

(1)肝阳上亢。

症状：面部潮红，胸胁胀满，头晕头胀，烦躁易怒，情绪平静后潮红渐消。伴口干、口苦，失眠，大便秘结，小便黄赤。舌红苔薄黄，脉弦数。

治则：滋阴降火，平肝潜阳。

处方：神门、风池、合谷、血海、三阴交、太溪、行间、太冲、心俞、肝俞。伴口苦者加阳陵泉；便秘者加天枢、支沟。

方义：神门、心俞为俞原配伍，养心阴安心神；风池、行间祛风平肝；合谷、太冲合为四关穴，“为阴阳表里交通险塞之地”，能够平衡阴阳、疏肝解郁、安神定志；血海养血活血，养阴通络；三阴交、太溪滋阴以潜阳；肝俞穴理肝气、滋肝阴、养肝血。

操作：平补平泻，背俞穴留针10分钟，余穴留针30分钟。隔日治疗1次，10次为一疗程。

（2）肝肾阴虚。

症状：面部潮红，以两颧部为甚，五心烦热，情绪易于急躁或紧张，常伴盗汗，咽干，腰膝酸软，舌体瘦小，舌红少苔，脉细数。

治则：补益肝肾，宁心安神。

处方：百会、神门、三阴交、太溪、太冲、肝俞、肾俞、心俞。盗汗者加合谷、复溜；咽干者加照海、廉泉；腰膝酸软者加肾俞、大肠俞、委中。

方义：百会穴为“三阳五会”，位于巅顶之上，为诸神之会，配合心经原穴神门及心俞，共起宁心安神定志之功，缓解情绪的急躁和不安；三阴交养肝肾之阴；太溪穴是肾经原穴，与肾俞俞原配伍，滋阴益肾、降虚火；太冲穴是肝经原穴，与肝俞配伍，俞原相合，养肝阴，理肝气。诸穴共用，起到滋养肝肾之阴、宁心安神定志之功。

操作：补法，背俞穴留针10分钟，余穴留针30分钟。隔日治疗1次，10次为一疗程。

2. 其他针法

（1）耳针法。

处方：神门、肺、心、肝、肾、皮质下、交感、面颊。

操作：用耳针或耳穴压王不留行籽，一周治疗2～3次。耳针，每次双耳取穴，留针15～20分钟；压豆法双耳交替使用，同时嘱患者每日自行按压3～4次。

（2）皮肤针法。

处方：头部督脉、足太阳、少阳经线。

操作：用梅花针由中线向外叩刺，每次取1～2条经，中度叩刺，微微渗血即可。一周治疗2次。

（二）推拿法

1. 推拿法Ⅰ

擦涌泉：每晚睡觉前，端坐于椅子上，一手握住脚趾，另一手用力摩擦足心涌泉穴，直到脚心发热为止，双脚交替进行。此法能够引虚火下行，改善面红。

2. 推拿法Ⅱ

推足部：用拇指指腹从太冲穴推至行间穴，双脚交替进行，每侧推约50次，以清泻肝火。

（三）拔罐法

处方：膈俞、肝俞、肾俞。

操作：留罐10分钟，每周1次。

（四）刮痧法

（1）刮拭经络：背部膀胱经、下肢肝经。线状刮拭。

（2）刮拭腧穴：风池、血海、太冲、行间、肝俞。点状刮拭，至皮肤潮红。

五、预防调护

（1）减少辛辣刺激食物、酒精及富含咖啡因食物的摄入，多进食新鲜水果、蔬菜，保持大便通畅。

（2）避免日光的暴晒，日常生活中做好皮肤的防晒保湿工作，去角质不宜太频繁，慎做面部按摩。

(3)避免情绪的过度紧张、激动和过度兴奋,保持情绪稳定。

目标检测

一、选择题

(一)单项选择题

1. 面红发病的关键脏腑是( )

A. 肝肾　B. 肝脾　C. 肺脾　D. 心肾

2. 属于肝阳上亢型面红治疗的主穴是( )

A. 曲池,风池,血海,肝俞　B. 百会,神门,太冲,行间

C. 风池,太溪,太冲,肝俞　D. 血海,足三里,阴陵泉,三阴交

3. 面部潮红,胸胁胀满,头晕头胀,烦躁易怒,情绪平静后潮红渐消。伴口干、口苦,失眠,大便秘结,小便黄赤。舌红苔薄黄,脉弦数。以上是哪个证型的表现?( )

A. 肺经风热　B. 肝阳上亢　C. 肝郁脾虚　D. 肝肾阴虚

4. 面红需要与下列哪种疾病进行鉴别?( )

A. 风疹　B. 寻常性痤疮　C. 毛细血管扩张症　D. 颜面银屑病

5. 下列哪项不是面红的主要临床特点?( )

A. 阵发性　B. 女性多发　C. 反复发作　D. 伴潮热

(二)多项选择题

1. 面红常见的病因病机有( )

A. 肺胃热盛　B. 痰瘀凝结　C. 肝阳上亢　D. 肝肾阴虚

2. 面红耳针治疗的主穴有( )

A. 肝　B. 面颊　C. 神门　D. 心

二、简答题

1. 简述面红的鉴别诊断。

2. 简述面红的推拿治疗。

三、案例分析题

患者,女,53岁,1年前出现面部阵发性潮红,两颧骨处尤为明显,伴面部潮热、五心烦热、失眠多梦、月经不调,近半年出现耳鸣健忘。平素性格急躁,大便干结。舌红少苔,脉弦细数。请给出辨证分析及治疗方案。

第八节　扁　瘊

学习目标

【学习目的】 通过学习本节内容,能将中医针灸、推拿操作技法熟练应用于扁瘊的临床保健治疗中。

【知识要求】 了解扁瘊的基本概念，熟悉扁瘊的病因病机及临床特点和预防调护；掌握扁瘊常用的针灸推拿操作技法。

【能力要求】 具备运用针灸、推拿技法治疗扁瘊的能力。具有初步分析扁瘊病因病机及临床诊断的能力。

扁瘊是好发于手背和颜面的粟米至豆粒大小、扁平隆起的皮肤良性赘生物。相当于西医的“扁平疣”，因其好发于青年，又称为青年扁平疣。

一、病因病机

1. 风热邪毒侵袭

平素腠理不密，卫外不固，风邪热毒乘虚侵入，搏于肌肤，凝聚成结。

2. 七情不舒

素来情志抑郁，郁久化火，肝失荣养，筋气外发于肌肤，复遭外邪侵袭，气滞血瘀而生赘疣。

知识链接

西医认为扁平疣是由人类乳头瘤病毒(HPV)3、10、28、41型感染引起的常见皮肤病。组织病理显示：棘层及颗粒层角质形成细胞增生、空泡化，导致局部角质形成细胞数量增加和体积增大，在皮肤表面形成一种赘生物。发病机制主要认为与细胞免疫功能失调有关。治疗上多使用抗病毒、免疫调节等药物进行诊疗。

二、临床特点

(1)好发人群：儿童及青少年多见，亦可见于成人。

(2)皮损特点：呈粟米至豆粒大小的扁平丘疹，表面光滑、质硬，颜色为正常肤色或浅褐色，形状圆形或不规则形，边界清晰。常对称发生。

(3)好发部位：好发于颜面、手背及前臂。

(4)一般无自觉症状，偶有轻痒。

(5)病程缓慢，有时可自愈。

三、鉴别诊断

1. 寻常疣

寻常疣疣体较大，皮损初起小如黍米，大如黄豆，呈半球状或多角形突起，色灰褐或污黄，蓬松枯槁，状如花蕊，粗糙而坚硬，数目少则一两个，多则数十个，亦可群集一处多个，呈自体感染传播。一般无自觉症状，偶有压痛。

2. 疣状痣

多见于儿童，全身可见，常单侧发生，排列成线状，质硬，色黑或呈暗褐色，损害表面不易出血，无自觉症状。

四、辨证施治

(一)针灸法

1.毫针刺法

(1)风热毒结。

症状:皮疹以淡红色为主,轻度瘙痒,常伴有上焦风热之证,多有外感病史。舌淡红苔薄白,脉浮数。

治则:清热疏风解毒。

处方:迎香、四白、尺泽、鱼际、合谷、曲池、大椎、肺俞、膈俞。

方义:扁平疣好发于颜面、手背,为阳明经之分部,故取迎香、四白调阳明经经气,清热泻火解毒;尺泽、鱼际属肺经特定穴,清泻肺经热毒;大肠经与肺经相表里,合谷、曲池清热疏风,活血解毒;大椎泻一身之热毒;肺俞调节肺脏功能,补肺气、清肺热;膈俞补血活血,气血旺则肌肤荣,疣疹自消。

操作:泻法为主,背部腧穴留针15分钟,其余腧穴留针30分钟。隔日1次,10次为一疗程。

(2)肝郁化火。

症状:皮疹暗红,无瘙痒感,伴情绪不稳定、烦躁易怒,时有胁肋或头部胀痛,口干口苦,便秘,舌红苔薄黄,脉弦。

治则:疏肝解郁,泻火解毒。

处方:期门、日月、中脘、阳陵泉、三阴交、太冲、太溪、膈俞、肝俞。头部胀痛加瞳子髎、风池,便秘加天枢、支沟。

方义:期门、日月分别为肝经、胆经募穴,能够疏肝解郁、清利肝胆,期门又与肝俞配伍,俞募相合,补益肝体、增强肝用。中脘为腑会、胃募,顾护脾胃,防止肝木克脾土;阳陵泉清利肝胆实火;三阴交调节肝脾肾三经,养阴柔肝、疏调肝气;肝经原穴太冲能够清肝泻火、疏肝解郁,与期门原募相配加强肝经之功能;太溪为肾经原穴,水生木,且肝肾同源,能够滋养肝肾阴;膈俞调血养血活血。诸穴共奏清肝火、理肝气、养肝阴、消赘疣之功。

操作:平补平泻,背部腧穴留针15分钟,其余腧穴留针30分钟。隔日1次,10次为一疗程。

(3)气滞血瘀。

症状:皮疹紫暗,偶有瘙痒,常伴性格急躁易怒或易抑郁,女性可见月经不调、痛经等,舌紫暗,或有瘀斑瘀点,脉涩。

治则:行气活血化瘀。

处方:迎香、四白、合谷、血海、三阴交、太冲、膈俞、肝俞。伴痛经者加地机。

方义:迎香、四白为局部取穴,活血通络;合谷、太冲合为四关穴,能够行气解郁、活血化瘀;血海、三阴交、膈俞补血活血、凉血解毒;气行则血行,肝俞疏肝理气。诸穴合用,疏肝理气、活血化瘀。

操作:平补平泻,背部腧穴留针15分钟,其余腧穴留针30分钟。隔日1次,10次为一疗程。

2. 其他针法

(1)火针法。

处方:阿是穴(皮损局部)。

操作:常规消毒后,将细火针烧至发白。持针呈45°快速点刺疣体基底部。小疣体点刺一下即可;疣体大则需在周围再围刺,不可过深,注意勿伤到好的皮肤。10天治疗一次,3次为一疗程。

(2)耳针法。

处方:肺、神门、面颊、皮质下、内分泌。

操作:用耳针或耳穴压王不留行籽,一周2~3次治疗。压豆法双耳交替使用,同时嘱患者每日自行按压3~4次。

(3)水针法。

处方:曲池,血海。

操作:以上两穴分别注入丹参注射液2mL。隔日1次,7次为一疗程。

(二)推拿法

推胁肋:两手掌横置于两腋下,手指张开,指间距与肋骨的间隙等宽,先用右掌向左分推至胸骨,再用左掌向右分推至胸骨,由上而下,交替分推至脐水平线。注意手指应紧贴肋间,用力均匀,以胁肋有温热感为宜。每日重复20次。

(三)拔罐法

处方:曲池、血海、大椎、肺俞、膈俞、肝俞。

操作:留罐10分钟,每周1次。

(四)刮痧法

(1)刮拭经络:背部膀胱经、上肢肺经、下肢肝经、胆经。线状刮拭。

(2)刮拭腧穴:曲池、血海、大椎、肺俞、膈俞、肝俞。点状刮拭,至皮肤潮红。

五、预防调护

(1)减少甜食、辛辣刺激及肥甘厚腻类食物的摄入,多进食新鲜水果、蔬菜,保持大便通畅。

(2)不要随意搔抓皮疹,以避免传染正常皮肤。

(3)尽量保持心情舒畅、情绪稳定,有利于皮疹的康复。

目标检测

一、选择题

(一)单项选择题

1. 水针治疗扁瘊选取的穴位是(　)

A. 曲池　　B. 肝俞　　C. 脾俞　　D. 合谷

2. 属于气滞血瘀型扁瘊治疗的主穴是(　)

A. 曲池,合谷,肺俞,肝俞　　B. 支沟,天枢,上巨虚,太冲

C. 肺俞，期门，中脘，脾俞　　　　D. 血海，三阴交，膈俞，肝俞

3. 皮疹紫暗，偶有瘙痒，女性多见，常伴月经不调、痛经等，舌紫暗，或有瘀斑瘀点，脉涩。以上是哪个证型的表现？（　）

A. 肺经风热　　B. 脾胃积热　　C. 气滞血瘀　　D. 风热毒结

4. 扁瘊需要与下列哪种疾病进行鉴别？（　）

A. 湿疹　　B. 寻常疣　　C. 雀斑　　D. 风疹

5. 下列哪项不是扁瘊的主要临床表现？（　）

A. 好发于颜面　　B. 高出皮肤　　C. 呈扁平丘疹样　　D. 表面凹凸不平

（二）多项选择题

1. 扁瘊常见的辨证分型有（　）

A. 肺胃热盛型　　B. 气滞血瘀型　　C. 风热毒结型　　D. 肝郁化火型

2. 扁瘊的治疗的方法有（　）

A. 针刺　　B. 拔罐　　C. 刮痧　　D. 火针

二、简答题

1. 简述火针如何治疗扁瘊。

2. 简述扁瘊的临床特点。

三、案例分析题

患者，女，32 岁。面部出现扁瘊半年余，表面光滑，扁平，如黄豆及绿豆大小，淡褐色，不痛，时痒，散在分布。自诉月经不调，时有迟期，行经不畅，口粘，舌淡暗，苔白，脉弦细。（写出证型、治则、针推保健技法）

第九节　发蛀脱发

学习目标

【学习目的】 通过学习本节内容，能将中医针灸、推拿操作技法熟练应用于美容临床保健治疗中。

【知识要求】 了解发蛀脱发的基本概念，熟悉发蛀脱发的病因病机及临床特点和预防调护；掌握发蛀脱发常用的针灸推拿操作技法。

【能力要求】 具备运用针灸、推拿技法治疗发蛀脱发的能力。具有初步的分析发蛀脱发病因病机及临床诊断的能力。

发蛀脱发是青壮年男性多见的一种以头发油腻焦枯、逐渐脱落为特征的一种较难治愈的损美性毛发疾病，又叫“蛀发癣”。相当于西医的脂溢性脱发。

一、病因病机

1. 血热风燥

多因平素血热，受到风邪侵袭，转而化为燥邪，耗血伤阴，阴血不能养发，毛根干涸，引起

脱发。

2. 脾胃湿热

多因饮食不节制，如过多使用肥甘厚腻、酒类，致使湿热向上熏蒸头发，引起头油增多，脱发不止。

3. 其他因素

遗传因素、内分泌因素、过食甜腻、精神紧张等。

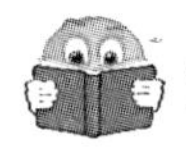

知识链接

西医学认为：脂脱多从青春后期开始，初起可见前额及两侧毛发稀疏脱落，是对称性向头顶推进，毛发纤细。由于毛囊逐渐萎缩，故头发越长越细，如茸毛状以致最后完全不长。大约在40多岁时，头顶部的头发可能完全脱净，枕部和头后两侧保留有正常头发。不少患者伴有皮脂溢出症，或是头皮出现大量灰白色细小糠状鳞屑，头发干燥，缺乏光泽，或是头皮油腻发光，如搽油状。本病是缓慢、逐渐进行的，而且是一个不可逆的过程。

二、临床特点

(1)好发年龄：青壮年男性，偶见女性。

(2)好发部位：头发。

(3)皮损特征：湿性者—头皮潮湿，状如油擦，甚者数根头发粘连在一起，鳞屑油腻呈橘黄色，固着紧密，很难祛除。

干性者—头发干燥变细，无光泽，略有焦黄，稀疏脱落，抓挠后白屑叠飞，落之又生，自觉头部烘热，头皮燥痒，在头顶或前额两侧呈均匀或对称型脱发，患处皮肤光滑且亮。

(4)自觉症状：或有瘙痒。

(5)进行性加重，迁延日久，呈慢性发展。

三、鉴别诊断

1. 早秃

多发于青中年男性，从鬓角开始逐渐向前额脱发，不油腻，不瘙痒。

2. 油风

多见于青年男女，发于头部，严重者可遍及全身，皮损特点为成片脱落，脱发区皮肤光滑，边界清楚，区域大小不一，可连接成片。常无伴随症状。

四、辨证施治

(一)针灸法

1. 毫针刺法

(1)血热风燥。

症状：头发干燥变细，无光泽，略有焦黄，稀疏脱落，抓挠后白屑叠飞，落之又生，自觉头部烘热，头皮燥痒，多呈均匀或对称型脱发。口唇干燥，舌红，苔薄黄。

治则:凉血祛风,养血润燥。

处方:主穴—百会、四神聪、头维、生发穴。

配穴—翳风、太阳、风池、上星、安眠。

方义:选取主穴疏通头部经络,促进头发新生,辨证选取配穴可凉血润燥。

操作:平补平泻。

(2)脾胃湿热

症状:头皮潮湿,状如油擦,甚者数根头发粘连在一起,鳞屑油腻呈橘黄色,固着紧密,很难涂除。晨起口苦,异味,舌红,苔黄腻,脉滑数。

治则:健脾祛湿。

处方:主穴—百会、四神聪、头维、生发穴。

配穴—中脘、足三里、丰隆、阴陵泉。

方义:选取主穴疏通头部经络,促进头发新生,辨证选取配穴可健脾胃,祛湿热。

操作:主穴平补平泻,配穴用泻法。

五、预防调护

控制甜食、油腻食品的摄入,避免烟酒刺激,洗头不宜过勤,一周两次即可,生活规律,保持心情舒畅。

目标检测

一、选择题

(一)单项选择题

1. 有关发蛀脱发的临床特点,下列哪项是错误的?( )

A. 好发年龄是青壮年女性　　B. 好发部位是头发

C. 有瘙痒的症状　　D. 头发油腻

2. 发蛀脱发辨证属血热风燥型配穴选用( )

A. 百会　　B. 四神聪　　C. 头维　　D. 风池

3. 发蛀脱发辨证属脾胃湿热型配穴选用( )

A. 百会　　B. 生发穴　　C. 阴陵泉　　D. 头维

(二)多项选择题

1. 发蛀脱发的病因有( )

A. 血热风燥　　B. 脾胃湿热

C. 精神紧张　　D. 内分泌失调

2. 发蛀脱发的临床特点有( )

A. 好发年龄是青壮年男性　　B. 湿性者头皮潮湿,状如油擦

C. 干性者头发干燥变细无光泽　　D. 有瘙痒的症状

二、简答题

1. 简述发蛀脱发的临床特点。

2. 简述发蛀脱发的病因病机。

三、案例分析题

患者，男，34 岁，脱发 3 年，加重 1 年前来就诊，见头发干燥变细，无光泽，略有焦黄，稀疏脱落，自觉头部烘热，头皮燥痒，抓挠后白屑叠飞。晨起口苦、口臭，口干喜饮，舌质红，苔薄黄，脉弦数。（请写出中医、西医病名，中医证名，辨证分析，治则，处方）

第十节　油　风

学习目标

【学习目的】 通过学习本节内容，能将中医针灸、推拿操作技法熟练应用于美容临床保健治疗中。

【知识要求】 了解油风的基本概念，熟悉油风的病因病机及临床特点和预防调护；掌握油风常用的针灸推拿操作技法。

【能力要求】 具备运用针灸、推拿技法治疗油风的能力。具有初步分析油风病因病机及临床诊断的能力。

油风是一种头部毛发突然发生斑块状脱落的无明显自觉症状的慢性皮肤病，又名鬼舐头、鬼剃头，相当于西医的斑秃。

一、病因病机

1. 血热风燥

多因过食辛辣刺激、醇甘厚味，或情志抑郁化火，损阴耗血，血热生风，风热上窜巅顶，毛发失于阴血濡养而突然脱落。

2. 气滞血瘀

多因跌仆损伤，瘀血阻络，血不畅达，清窍失养，发脱不生。

3. 气血两虚

久病致气血两虚，精不化血，血不养发. 发无生长之源。

4. 肝肾不足

阴血耗伤，腠理失润，毛根空虚而发落成片。

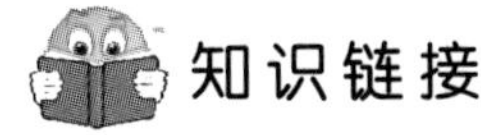

知识链接

西医学认为：本病是一种自身免疫性的非瘢痕性脱发，常发生于身体有毛发的部位，局部皮肤正常，无自觉症状。病因不明。在毛囊周围有淋巴细胞浸润，且本病有时合并其他自身免疫性疾病（如白癜风、特应性皮炎），故目前认为本病的发生可能存在自身免疫的发病机制。遗传素质也是一个重要因素，可能与 HLA Ⅱ 型相关，25％的病例有家族史。此外，还可能和神经创伤、精神异常、感染病灶和内分泌失调有关。

二、临床特点

(1)好发人群:可发生于任何年龄,但多见于青年,男女均可发病。

(2)皮损特点:头发突然成片迅速脱落,脱发区皮肤光滑,边缘的头发松动,很易拔出,拔出时可见发干近端萎缩,呈上粗下细的“感叹号”(!)样。脱发区呈圆形、椭圆形或不规则形。数目不等,大小不一,可相互连接成片,或头发全部脱光,而呈全秃。严重者,眉毛、胡须、腋毛、阴毛甚至毳毛等全身毛发脱落而呈普秃。

(3)一般无自觉症状,多在无意中发现。常在过度劳累、睡眠不足、精神紧张或受刺激后发生。

(4)病程较长,可持续数月或数年,多数能自愈,但也有反复发作或边长边脱者,开始长新发时,往往纤细柔软,呈灰白色,类似毫毛,以后逐渐变粗变黑,最后恢复正常。

三、鉴别诊断

1. 面游风

头发呈稀疏,散在性脱落,脱发多从额角开始,延及前头及颅顶部,头皮覆有糠秕状或油腻性鳞屑,常有不同程度的瘙痒。

2. 白秃疮

好发于儿童,为不完全脱发,毛发多数折断,残留毛根,附有白色鳞屑和结痂,断发中易查到真菌。

3. 肥疮

多见于儿童,头部有典型的碟形癣痂,其间有毛发穿过,头皮有萎缩性的疤痕,真菌检查阳性。

四、辨证施治

(一)针灸法

1. 毫针刺法

(1)血热风燥。

症状:突然脱发成片,偶有头皮瘙痒,或伴头部烘热;心烦易怒,急躁不安;苔薄,脉弦。

治则:凉血熄风,养阴护发。

处方:主穴—百会、四神聪、头维、头发脱落处局部穴。

配穴—翳风、风池、血海、膈俞、百虫窝等。

方义:选取主穴疏通经络,促进头发新生,选取配穴凉血祛风。

操作:平补平泻。

(2)气滞血瘀。

症状:病程较长,头发脱落前先有头痛或胸胁疼痛等症;伴夜多恶梦,烦热难眠;舌有瘀斑,脉沉细。

治则:通窍活血。

处方:主穴—百会、四神聪、头维、头发脱落处局部穴。

配穴—膈俞、血海、三阴交、足三里、太冲。

方义:选取主穴疏通经络,促进头发新生,选取配穴行气活血。

操作:主穴平补平泻,配穴用泻法。

(3)气血两虚。

症状:多在病后或产后,头发呈斑块状脱落,并呈渐进性加重,范围由小而大,毛发稀疏枯槁,触摸易脱;伴唇白,心悸,气短懒言,倦怠乏力;舌淡,脉细弱。

治则:益气补血。

处方:主穴—百会、头维、生发穴(风池与风府连线中点)。

配穴—翳明、上星、太阳、风池、鱼腰透丝竹空。

方义:选取主穴疏通经络,配穴补气活血,醒神。

操作:用补法,每次取3～5穴,每日或隔日1次。

(4)肝肾不足。

症状:病程日久,平素头发焦黄或花白,发病时呈大片均匀脱落,甚或全身毛发脱落;伴头昏,耳鸣,目眩,腰膝酸软;舌淡,苔剥,脉细。

治则:滋补肝肾。

处方:主穴—百会、头维、生发穴(风池与风府连线中点)。

配穴—肝俞、肾俞、三阴交、命门等。

方义:选取主穴疏通经络。配穴滋补肝肾,培元固本。

操作:用补法,每次取3～5穴,每日或隔日1次。

2. 其他针法

梅花针法:如病期延长,可在脱发区和沿头皮足太阳膀胱经循行部位用梅花针移动叩击,每天1次。

五、预防调护

(1)注意劳逸结合,保持心情舒畅;避免烦躁、悲观、忧愁、动怒等情志因素。

(2)加强营养,注意摄入富含维生素的饮食,纠正偏食的不良习惯。

(3)注意头发已生,加强头发护理,不用碱性强的肥皂洗发,少用电吹风吹烫头发。

目标检测

一、选择题

(一)单项选择题

1. 油风辨证属血热风燥型配穴选用(　)

A. 肝俞　　B. 三阴交　　C. 膈俞　　D. 中脘

2. 油风辨证属肝肾不足型配穴选用(　)

A. 肾俞　　B. 膈俞　　C. 丰隆　　D. 足三里

3. 油风辨证属气滞血瘀型配穴选用(　)

A. 百会　　B. 四神聪　　C. 头维　　D. 膈俞

4. 油风辨证属气血两虚型配穴选用(　)

A. 百会　　B. 四神聪　　C. 头维　　D. 上星

(二)多项选择题

1. 油风的辨证分型包括(　)

A. 血热风燥　　B. 气滞血瘀　　C. 气血两虚　　D. 肝肾不足

2. 油风的皮损特点包括(　)

A. 头发突然成片迅速脱落

B. 脱发区皮肤光滑

C. 边缘的头发松动很易拔出,拔出时可见发干近端萎缩,呈上粗下细的"感叹号"(!)样

D. 脱发区呈圆形、椭圆形或不规则形

二、简答题

1. 简述油风的病因病机。

2. 简述油风的鉴别诊断。

三、案例分析题

患者,45岁,因脱发前来就诊。自诉病程6至7年,去年因工作劳累而加重,使用生发洗涤剂效果不明显,发病时头发大片均匀脱落,双眉毛发稀疏。伴头晕、耳鸣,自觉腰酸明显。舌质淡,苔薄,脉细。(请写出中医、西医病名,中医证名,辨证分析,治则,处方)

第十一节　肥胖症

学习目标

【学习目的】 通过学习本节内容,能将中医针灸、推拿操作技法熟练应用于美容临床保健治疗中。

【知识要求】 了解肥胖症的基本概念,熟悉肥胖症的病因病机及临床特点、分型和预防调护;掌握标准体重的计算方法及肥胖常用的针灸推拿操作技法。

【能力要求】 具备运针灸、推拿技法治疗肥胖症的能力。具有初步分析肥胖症病因病机及临床诊断的能力。

肥胖症是形体发胖超乎常人,并伴困倦乏力等为主要表现的形体病症。本病主要由于体内脂肪蓄积过多或者分布不均匀或由于机体能量的摄入量长期超过消耗量,进而导致体重增加的一种疾病。中医又称为"肥人""脂人""膏人""肉人"等。西医主要归属于代谢及营养疾病。

一、病因病机

1. 饮食不节,食量过大,善食肥甘厚腻

过量肥甘之食,生化为膏脂堆积于体内则为肥人或胖人。过食肥甘厚味,亦可损伤脾胃,

脾胃运化失司，导致湿热内蕴，或留于肌肤，使人体壅肥胖。

2. 好静恶动，痰湿阻滞

中医认为"久坐伤气"静而不动，气血流行不畅，脾胃气机呆滞，运化功能失调，水谷精微输布障碍，化为膏脂和痰浊，滞于组织、肌肤、脏腑、经络，而致肥胖。

3. 情志失常，扰乱脾胃

七情怒则伤肝，肝失疏泄，或思伤脾等情绪变化，都可影响脾对水液的布散功能而引起肥胖。另外，情绪温和，举止稳静，不易紧张、激动，脾胃功能正常，水谷精微充分吸收转化，也可出现肥胖，俗称"心宽体胖"。

4. 体质及遗传因素

体质中医早已注意到体质即遗传因素对肥胖的影响，肥胖者的子女常为肥胖，且为全身性自幼发胖。

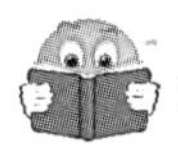

知识链接

西医学认为：本病的病因和发病机制是复杂的，众多因素都可以引起肥胖，如遗传因素、饮食生活习惯、内分泌因素等。据相关资料统计：当父母双方同为肥胖，子女的肥胖率约为60%；懒动贪睡引起的肥胖占总肥胖人群的68.8%；产后妇女占了女性肥胖67.3%。不论是什么原因，总体来说肥胖病都是由于进食热量多于人体消耗量而以脂肪形式储存体内引起。

二、临床特点

(1)标准体重：成人标准体重＝身高－105 (kg)

或：(身高-100)×0.9(kg)

儿童标准体重＝年龄×2＋8(kg)

实测体重超过标准体重10%～19%为超重；超过20%为肥胖。20%～30%为轻度肥胖，＞30%～50%者为中度肥胖，＞50%者为重度肥胖。

(2)体重质量指数：体重(kg)/身高^2(m^2)

一般认为如果超过24，不论性别均属肥胖症(世界卫生组织标准，以男性大于27、女性大于25为肥胖症)。

(3)肥胖体型分类。

1)全身型：全身肥胖。

2)向心型：躯干和四肢粗肥。

3)腹型：腹部膨大，积存脂肪，测量腹围。

4)臀型：臀部及大腿部脂肪多，测量臀、腿围。

(4)可伴有伴困倦乏力，肢体困重，消谷善饥，胸胁胀痛或头晕沉，舌甜或粘腻等症状。

(5)单纯性肥胖症多有家族史；继发性肥胖多由内分泌紊乱、代谢病病因引起。

三、鉴别诊断

1. 肾上腺皮质功能亢进性肥胖

脂肪分布呈向心性肥胖，四肢较细小，脸圆如满月，腹大呈球形，上背部多脂肪沉着，皮肤菲薄，易生青紫等出血倾向。

2. 垂体性肥胖

除肥胖外，还有嗜睡，食欲亢进，月经失调，闭经，基础代谢率降低，皮色淡干薄而细腻，毛发脱落，性欲减退等症状。

四、辨证施治

（一）针灸法

1. 毫针刺法

（1）实胖型。

症状：肥胖，形体发胖超过常人或身体某一部分脂肪蓄积过多。可伴有浮肿，乏力，肢体困重；消谷善肌，口渴喜饮，大便秘结；胸胁胀满，失眠多梦，舌暗或瘀斑；或脘腹痞胀，头重如裹，昏昏欲睡，肢体困重，动则更著等症状。

治则：健脾消脂。

处方：三阴交、梁丘、丰隆、足三里、关元、天枢、滑肉门、内关、曲池。伴浮肿，乏力，肢体困重者，加水分、气海、列缺、中脘；伴消谷善肌，口渴喜饮，大便秘结者，加支沟、四满、内庭、腹结；产后肥胖，气血失和者，加支沟、关元、带脉、血海、太溪。

方义：三阴交为足三阴经交会穴，可调理脾胃，疏肝行气作用。足三里为胃经下合穴，可双向调节脾胃功能。梁丘为郄穴，与丰隆一起可调理脾胃之水道。关元、天枢、滑肉门为腹部穴位，针刺这些穴位可以燃脂减肥，也可以补气健脾，为治疗腹型肥胖要穴。内关，阴维也，可调气及调治上部水液。曲池为大肠穴，调理大肠功能，可有节食消脂的作用。

操作：三阴交、梁丘、丰隆、天枢、滑肉门、内关、曲池用泻法，关元、足三里穴用平补平泻法。每天针刺 1 次，10 次为一疗程。

（2）虚胖型。

症状：肥胖，畏寒肢冷，疲乏无力，腰膝酸软，面目浮肿，腹胀便溏，舌淡苔薄或薄腻，脉沉细无力。或头昏眼花，头胀头痛，五心烦热，低热，舌红苔少或无苔，脉细数微弦。

治则：温肾健脾，滋阴清热。

处方：公孙、三阴交、足三里、关气、气海、中脘、脾俞、胃俞。伴腰膝酸软者，加肾俞、命门；伴头胀头痛加内关、百会；伴五心烦热，低热者，加复溜、合谷、曲池。

方义：三阴交为交会穴，可有补脾益肾的功效。公孙别走阳明胃经，与胃三里一起可调理脾胃功能，补脾益气。关气、气海为补气之穴，可温补脾肾阳气。中脘补脾，同时有消脂作用。脾俞、胃俞可补益脾胃，调节脾胃功能，从而消脂减肥。

操作：公孙、三阴交、足三里用泻法，关气、气海、中脘、脾俞、胃俞用平补平泻法或用补法。每天针刺 1 次，10 次为一疗程。

2. 其他针法

耳针法。

处方：取穴内分泌、脑、肺、胃、口、饥点、渴点、三焦等。

操作：用王不留行籽或莱菔子贴埋，或行针刺，每日 1 次，10 次为一疗程。

（二）推拿法

按摩患者取卧位，术者按肺经、胃经、脾经、膀胱经走向进行按摩推拿、点穴。其中腹部按摩减肥法是一种简单有效的方法。常用穴位有关元穴、天枢穴、中脘穴。每天 1 次,10 次为一疗程。

1. 推拿法Ⅰ:二指叠按法

二指叠按法:即食指、中指,或无名指重叠置于按摩部位,按的轻重以手下有脉搏跳动和患者不痛为宜,原则是"轻不离皮,重不摩骨",似有似无。每天 1 次,10 次为一疗程。

2. 推拿法Ⅱ:荡腹法

荡腹法:两手手指并拢,自然伸直,右手掌置于左手指背上,左右掌指平贴腹部,用力向前推按,继而左手掌用力向后压,一推一回,由上而下慢慢移动,似水中的波浪般。每天 1 次,10 次为一疗程。

(三)埋线法

取穴:上肢部——臂臑、曲池、手五里、手三里。

胸腹部——中脘、天枢、滑肉门、气海、关元、带脉。

腰背部——脾俞、胃俞、肾俞、肝俞。

下肢部——殷门、风市、血海、梁丘、足三里、丰隆、三阴交

操作:每部位取 1～2 穴,取穴位消毒局麻后,用羊肠线 1.5～2cm,快速刺入穴内 1 寸左右,寻找到针感后,推入羊肠线,推出针管,外敷创可贴。5～10 天埋线 1 次,5 次为一疗程。

(四)拔罐法

取穴:腹部——任脉、胃经、脾经、肾经。

上肢部——大肠经、小肠经、三焦经、肺经、心经、心包经。

下肢部——脾经、胃经、肝经、肾经、胆经、膀胱经。

操作:走罐,以皮肤发红、皮下紫色瘀斑为度。5 日 1 次,5 次为一疗程。

(五)刮痧法

取穴:膻中、中脘、脐周、天枢、关元、肾俞、三阴交、丰隆、足三里、肥胖局部穴位。

操作:在需刮痧部位涂抹适量刮痧油,:先刮背部肾俞,然后刮胸部膻中,再刮腹部中脘上下、脐周、天枢、关元,刮下肢内侧三阴交,最后刮足三里至丰隆。以皮肤发红、皮下紫色痧斑痧痕为度。5 天 1 次,5 次为一疗程。

五、预防调护

(1)饮食有节。这至关重要,绝不暴饮暴食,绝勿"饮食自倍",不可过饱。轻度肥胖不一定严格控制饮食。但食量较大者,应控制饮食,可根据体重变化及身体反应进行调节。如每周减 1～2kg 则较为合理。

(2)注意适当运动。防治肥胖,必须要有适当运动或劳动,忌久坐久卧,如《医学入门》:"终日屹败局端坐,最是生死"。运动可跑步、体操、跳绳等。平时注意多选择步行、散步,少乘车。

(3)晨起自我推拿及锻炼。每天起床,用双手推抹大腿各 50 次,顺时针揉摩腹 100 次,仰卧起坐 10～20 次,抬腿 20～30 次,锻炼可从少到多,由小到大的顺序,慢慢增加运动量。

目标检测

一、选择题

(一)单项选择题

1. 成人标准体重的计算公式为(　)

A. 身高－75　　B. 身高－90　　C. 身高－85　　D. 身高－105

2. 儿童标准体重的计算公式为(　)

A. 年龄＋8　　B. 年龄×2＋8　　C. 年龄×1.4＋8　　D. 年龄×3＋8

3. 体重超过标准体重(　)为肥胖。

A. 10%　　B. 15%　　C. 20%　　D. 30%

4. 患者肥胖症，表现为躯干和四肢粗肥，属于什么证型？(　)

A. 全身型　　B. 向心型　　C. 腹型　　D. 臀型

5. 患者肥胖症，表现为啤酒肚，属于什么证型？(　)

A. 全身型　　B. 向心型　　C. 腹型　　D. 臀型

(二)多项选择题

1. 肥胖症中医又称为(　)

A. 肥人　　B. 脂人　　C. 膏人　　D. 肉人

2. 下面关于肥胖症论述正确的是(　)

A. 超过标准体重 10%～19%为超重

B. 超过标准体重 20%为肥胖

C. 超过标准体重 20%～30%为轻度肥胖

D. 超过标准体重＞30%～50%者为中度肥胖

E. 超过标准体重＞50%者为重度肥胖

二、简答题

1. 何谓肥胖症？

2. 肥胖症荡腹法如何操作？

三、案例分析题

患者，女，38 岁，身高 165cm，体重 85kg，2009 年×月×日入院，患者自诉体重明显增加 30 年。患者从 8 岁开始体重年增速度快于同龄人，18 岁时 75kg，近半年体重增加 10kg。患者 8 年前出现月经不规律，婚后未孕；7 年前出现睡眠打鼾，近 8 个月白天困倦、乏力、口唇发紫、活动后胸闷伴憋气，舌红苔少，脉细数。

1. 分析患者属于哪种疾病？属于什么证型？

2. 本病的治疗原则？

3. 本病的辨证取穴及操作？

第十二节 消瘦症

学习目标

【学习目的】 通过学习本节内容，能将中医针灸、推拿操作技法熟练应用于消瘦症的临床保健治疗中。

【知识要求】 了解消瘦症的基本概念，熟悉其的病因病机及临床特点、分型和预防调护；掌握消瘦症的常用的针灸推拿操作技法。

【能力要求】 具备运用针灸、推拿技法治疗消瘦症的能力。具有初步分析消瘦症的病因病机及临床诊断的能力。

消瘦症是指体重低于正常人，外观肌肉瘦削，甚则骨瘦如柴，及出现一系列虚损性改变的病症。中医又称消瘦为“羸瘦”“大肉消脱”“脱肉”“瘠症”等。本症较为常见于慢性消耗性疾病患者及营养不良的小孩及老人。

一般传统认为，体重低于标准体重的10%为消瘦，低于标准体重20%者为羸瘦，但现实生活中，人体的胖瘦存在很大的差异。若人形体虽瘦，较标准体重减少不足20%，但人精神饱满，面色红润，身体无痛苦时，此不属于病理性消瘦。只有当体重较标准体重减少20%以上，且全身出现一系列虚损性变化时，才可以诊断为“消瘦”。

一、病因病机

在临床中引起消瘦的原因很多，主要包括饮食不节，劳役过度，情场刺激等原因。

1. 饮食不节

患者饮食不规律，嗜食肥甘厚味，轻则损伤脾胃，脾胃运化障碍，重则脾胃虚损，元气受损，使人体五脏六腑、四肢百骸失去水谷蠕养，从而渐渐导致身体羸瘦。或在青少年中，偏食、择食，导致摄入的水谷精微不足，亦可引起人体发育迟缓，出现消瘦。

2. 劳役过度

房劳不节或房劳过度，耗伤人体的元气、元精，使人体五脏六腑功能低下，人体得不到滋养导致人的形体溃败，从而酿至羸瘦。

3. 情志失常

气机的运行均需肝的疏泄与条达，若人情志不畅，尤其七情之中的怒，伤及肝脏，使肝失疏泄，从而伤及脾胃，影响脾对水谷的吸收及布散功能，时间日久，即可形成消瘦症状。

4. 其他因素

患者继发于某些疾病，如结核，甲状腺功能亢进，慢性肠炎，肠寄生虫等慢性消耗性疾病，均可引起人体消瘦。

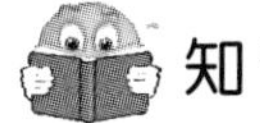

知识链接

西医学认为：消瘦包括两大类，单纯性消瘦和继发性消瘦。

单纯性消瘦又分为体质性消瘦及外源性消瘦。体质性消瘦主要为非渐进性消瘦，具有一定的遗传性。外源性消瘦通常受饮食、生活习惯和心理等各方面因素的影响，如食物摄入量不足、偏食、厌食、漏餐、生活不规律和缺乏锻炼等饮食生活习惯以及工作压力大，精神紧张和过度疲劳等心理因素。

继发性消瘦指由各类疾病所引起的消瘦，包括胃肠道疾病如胃炎、胃下垂、胃及十二指肠溃疡，代谢性疾病如甲亢、糖尿病，慢性消耗性疾病如肺结核、肝病胆囊切除术术后等均可导致消瘦。

二、临床特点

(1)体重显著减轻：肌肉瘦削，体重显著减轻，低于标准体重的20%以上。

(2)伴随症状：如皮肤皱褶，肩耸颧突，抵抗力下降，营养不良，贫血，体温下降，脉搏缓慢，浮肿，脱毛，乳房萎缩，月经停闭，不能生育，甚则出现死亡的情况。

(3)成人特征：显著消瘦，严重时呈恶病质，表情淡漠、对外界反应能力差，劳动能力丧失。同时可能伴有各种原发病的临床表现。

(4)儿童特征：小儿患者可表现为生长发育速度减慢，如继续进食不足，则生长发育可完全停顿，皮下脂肪减少甚至完全消失。肌肉萎缩、极度消瘦、毛发干枯、皮肤松弛起皱呈干瘪状，似小老头貌。心率减慢、血压偏低，全身免疫功能低下，易出现并发症等。

三、鉴别诊断

厌食：厌食指食欲减退或消失，可以是消化系统疾病，也可以是全身性疾病引起神经中枢功能失调而引起。厌食日久，可能会引起消瘦症的出现。

四、辨证施治

(一)针灸法

1. 毫针刺法

(1)脾胃气虚。

症状：形体消瘦，食欲不振，食后腹胀，大便溏薄，倦怠乏力，少气懒言，面色萎黄，舌淡苔白，脉虚弱。

治则：健脾益气。

处方：足三里、中脘、脾俞、胃俞。伴大便溏薄者，加天枢、中脘温针灸；倦怠乏力，少气懒言者，加膻中、关气、气海。

方义：足三里为胃经下合穴，可补益脾胃。中脘为胃之募穴，与胃之背俞穴共同补脾益气。脾俞为脾之背俞穴，为补脾之要穴。

操作：足三里、中脘、脾俞、胃俞用补法，同时可以于中脘、脾俞穴用温针灸法。每天针刺1次，10次为一疗程。

(2)肺阴不足。

症状：形体消瘦，干咳痰少，痰中带血，或咯血，口燥咽干，潮热盗汗，午后颧红，五心烦热，舌红少津，脉细数。

治则：养阴清肺。

处方：中脘、脾俞、肺俞、后溪。干咳，咯痰者，加太渊、丰隆；伴咯血者，加鱼际、膈俞；伴五心烦热，盗汗者，加复溜、三阴交、阴郄。

方义：中脘、脾俞两穴前后配穴可有补脾益气，补土生金的功效。肺俞，补益肺气，祛痰理气。后溪滋阴清热。

操作：中脘、脾俞、肺俞用补法，后溪用平补平泻法。每天针刺 1 次，10 次为一疗程。

(3)胃热炽盛。

症状：形体消瘦，口渴喜冷饮，多食易饥，心烦口臭，小便短赤，大便干结，舌苔黄燥，脉弦数有力。

治则：清胃泻火。

处方：中脘、脾俞、曲池、内庭。心烦口臭者，加内关、神门；伴大便干结者，加天枢、足三里。

方义：中脘、脾俞两穴健脾益气的功效。曲池清热通便。内庭清胃火，滋阴的作用。

操作：中脘、脾俞用补法，曲池、内庭用泻法。每天针刺 1 次，10 次为一疗程。

(4)虫积消瘦。

症状：形体消瘦，面色萎黄，胃脘嘈杂，脐腹疼痛，时作时止，食欲不振，或嗜食异物，大便溏薄，舌淡苔白，脉弱无力。

治则：祛虫除积。

处方：中脘、足三里、四缝、百虫窝。脐腹疼痛，胃脘嘈杂者，加天枢、下巨虚、血海；伴大便溏薄者，加梁丘、上巨虚、肾俞。

方义：中脘补脾益气，安虫除积。足三里安虫，止痛的功效。四缝、百虫窝安虫祛虫。

操作：中脘、足三里用平补平泻法，四缝用泻法，百虫窝用泻法。每天针刺 1 次，10 次为一疗程。

2. 其他针法

耳针法。

取穴：取穴脾、胃、肾、三焦、口、交感、小肠等。

操作：用王不留行籽或莱菔子贴埋，或行针刺，每日 1 次，10 次为一疗程。

(二)推拿法

1. 推拿法Ⅰ：摩腹法

摩腹法：即用掌摩动整个腹部，通常先在脐部摩动数次，然后边摩动边向外扩大。然后做反方向按摩，从外向内，边摩动边向内收缩，至脐部为止。摩腹的同时，通常配合采用按、揉、推、拿、振等手法，可以增强摩腹的效果。每天 1 次，10 次为一疗程。

2. 推拿法Ⅱ：点穴法

取穴：百会、上脘、中脘、下脘、气海、关元、脾俞、胃俞、肾俞、足三里。

操作：每穴点按 1～2 分钟，每天 1 次，10 次为一疗程。点按顺序由上到下，双手同时操作，力度由轻到重。

(三)埋线法

取穴：每一组穴位——中脘透上脘、梁门、胃俞(双)透脾俞(双)。

第二组穴位——建里透中脘、足三里(双)、脾俞、胃俞、气海俞、肾俞。

操作:两组穴位交替进行埋线,取穴位消毒局麻后,用羊肠线1.5～2cm,快速刺入穴内1寸左右,寻找到针感后,推入羊肠线,推出针管,外敷创可贴。5～10天埋线1次,5次为一疗程。

(四)拔罐法

取穴:脾俞(双)、胃俞(双)、中脘、气海、关元、足三里(双)。

操作:留罐5～10分钟,每日1次,10次为一疗程。

(五)刮痧法

取穴:脾俞、胃俞、中脘、天枢、章门、气海、足三里、鱼际、四缝等。

操作:在需刮痧部位涂抹适量刮痧油,先刮背部脾俞至胃俞,再刮腹胁部中脘、章门、天枢、气海,然后放痧鱼际、四缝,最后刮足三里。以皮肤发红、皮下紫色痧斑痧痕为度。5天1次,5次为一疗程。

五、预防调护

(1)注重科学锻炼,合理饮食,保持良好的生活规律。

(2)增加营养,注意补充蛋白质、糖类、淀粉、脂肪及蔬菜等,并纠正偏食。

(3)临床多种疾病均可导致消瘦,尤其是慢性病、消化系统疾病,因此应积极治疗原发性疾病。

目标检测

一、选择题

(一)单项选择题

1. 消瘦症是低于标准体重的(　)

A. 10%　　B. 15%　　C. 20%　　D. 35%

2. 消瘦症的脾胃气虚证型不会用到哪个穴位?(　)

A. 足三里　　B. 中脘　　C. 少商　　D. 脾俞

3. 患者形体消瘦,干咳痰少,痰中带血,或咯血,口燥咽干,潮热盗汗,午后颧红,五心烦热等症状是属于什么证型?(　)

A. 消瘦症肺阴不足型　　B. 消瘦症脾胃气虚型

C. 消瘦症胃热炽盛型　　D. 消瘦症虫积消瘦型

4. 患者形体消瘦,面色萎黄,胃脘嘈杂,脐腹疼痛,时作时止,食欲不振,或嗜食异物,大便溏薄,舌淡苔白,脉弱无力,是属于什么证型?(　)

A. 消瘦症肺阴不足型　　B. 消瘦症脾胃气虚型

C. 消瘦症胃热炽盛型　　D. 消瘦症虫积消瘦型

5. 患者形体消瘦,口渴喜冷饮,多食易饥,心烦口臭,小便短赤,大便干结,舌苔黄燥,脉弦数有力,是属于什么证型?(　)

A. 消瘦症肺阴不足型　　B. 消瘦症脾胃气虚型
C. 消瘦症胃热炽盛型　　D. 消瘦症虫积消瘦型
(二)多项选择题
1. 消瘦症中医又称为(　)
A. 羸瘦　　B. 大肉消脱　　C. 脱肉　　D. 疳症
2. 消瘦症的病因病机是(　)
A. 饮食不节　　B. 劳役过度　　C. 遗传因素　　D. 情志因素

二、简答题

1. 何谓消瘦症?
2. 消瘦症摩腹法如何操作?

三、案例分析题

患者,男 22 岁,消瘦,胃口差。5 年前某医院检查患乙型肝炎,肝功正常。18 岁时,突感胃胀,不思饮食,服用吗丁啉后,好转,而后患者没在意。而后 4 年,患者胃部症状加重,吃药治疗,没效果,反反复复,具体药物不详。现症见:消瘦,胃口差,胃微微发胀,饭后更甚,全身倦怠乏力,舌淡苔白,脉虚弱。

1. 分析患者属于哪种疾病?何证型?
2. 本病的治疗原则是?
3. 本病的辨证取穴及操作是?

第十三节　慢性疲劳综合征

学习目标

【学习目的】通过学习本节内容,能将中医针灸、推拿操作技法熟练应用于慢性疲劳综合症的临床保健治疗中。

【知识要求】了解慢性疲劳综合征的基本概念,熟悉其病因病机及临床特点、分型和预防调护;掌握慢性疲劳综合征的常用的针灸推拿操作技法。

【能力要求】具备运用针灸、推拿技法治疗慢性疲劳综合征的能力。具有初步分析慢性疲劳综合征的病因病机及临床诊断的能力。

慢性疲劳综合征是身体出现慢性疲劳征状,是指长期间(连续 6 个月以上)原因不明的强度疲劳感觉或身体不适的一种病症。中医对慢性疲劳综合征认识主要归属于"懈怠""不寐""神劳"等病症范畴。西方医学于 1988 年正式命名本病,其别名还有"慢性疲劳免疫功能失调""雅皮士流感""慢性花费综合征"等。

慢性疲劳综合征患者身体不适常以疲劳、低热、咽喉疼痛、肌肉疼痛、关节痛、淋巴结肿大、头痛头晕、注意力不集中、记忆力减退、睡眠障碍及抑郁等一系列症状。且这类患者一般实验室检查无异常,绝大部分的患者都与工作紧张与压力过大,以及长期生活作息不正常等有关;

若长期任由身心疲累，没有好好调养，可能会引发一些危险因子，到时候可能就从轻微的“疲劳”演变成严重的“过劳”。

一、病因病机

中医认为，慢性疲劳综合征与脏腑功能失调有关，其基本病机以本虚，标实为主，而又以本虚多见。其病变部位可病及五脏，尤以肝、脾、肾三脏最为密切。《素问》曰：“肝虚、肾虚、脾虚，皆令人体重心烦”。除此之外，精神刺激、心理压力过大、过度劳累、饮食生活不规律都可导致本病出现。

1. 先天不足，肾精亏虚

肾脏藏先天之精，为脏腑阴阳之本，也是人体活动之根本。如肾气充足，功能正常，则肢体活动自如，强于劳作。肾气亏虚时，则可使肢体功能失于健运，从而发生慢性疲劳综合征。正如《灵枢·海论》“髓海不足，则脑转耳鸣，胫酸眩冒，目无所见，懈怠安卧”。

2. 饮食不节，脾胃不运

脾主运化输布水谷精微，为气血生化之源，五脏六腑活动都有赖于脾的运化作用产生的水谷精微。饮食不调，如饥饱无常、饮食不节、五味偏嗜等都可导致食物精微摄入不足，气血生化无源，筋脉失养而导致形体虚弱，体倦乏力等疲劳症状。

3. 七情内伤

情志过激可使人体气机紊乱，阴阳失调，也会导致五脏六腑气血及阴阳失调，使机体生理功能发生变化，脏腑功能受到损伤，从而产生肢体困倦、形体乏力、记忆力下降或注意力不集中等慢性疲劳综合征等症状。

4. 劳逸过度

《素问》曰：“久视伤血，久卧伤气，久坐伤肉，久立伤骨，久行伤筋，是谓五劳所伤”。长期过度安逸可使气血流通不畅，进而气滞血瘀，四肢百骸濡养不畅，从而出现肢体软弱无力。伏案工作者损伤血肉，久立久行损伤筋骨，长期卧床耗气，房劳过度伤精都可引起慢性疲劳等症状。

知识链接

慢性疲劳综合征是一种现代病，它是随着现代生活节奏的加快，患病率也逐年增加。

慢性疲劳综合征发病率国内外报道不一，美国疾病预防控制中心调查发现患病率为0.23%～0.42%，英国调查显示为2.6%。现初步估计全球慢性疲劳综合征患病率约为0.4%～1%，就英国来说大概有24万，而美国约为80万。中等以上收入人员及低收入者为好发人群，某些特殊人群如电脑设计人员、医务工作者、长期生活及饮食不节的人易患慢性疲劳综合征。

慢性疲劳综合征对人体的免疫系统、神经系统、感官系统及人的情绪和能力都产生了一定危害。免疫系统是否健全是健康的重要标志之一，处于长期疲劳状态下，必然会使人体的免疫系统功能与调节失常，乃至引起免疫功能低下。

二、临床特点

(1)年龄：40～49岁阶层好发，而30岁以下及60岁以上者的患病率较低。且女性发病率高于男性。

(2)非特异性临床表现:如疲劳、低热、咽喉疼痛、肌肉疼痛、关节痛、淋巴结肿大、头痛头晕、注意力不集中、记忆力减退、睡眠障碍及抑郁等为主的一系列症状。

(3)体检和常规实验室检查一般无异常。

(4)患者常伴有一定的精神症状,故还应进行特定神经心理评估,以明确其所伴随精神症状及是否合并有精神性疾病。

三、鉴别诊断

慢性贫血:慢性贫血亦可出现头昏、耳鸣、头痛、失眠、多梦、记忆减退、注意力不集中等一系列慢性疲劳综合征的症状。贫血血常规、骨髓检查即可鉴别。

四、辨证施治

(一)针灸法

1. 毫针刺法

(1)肝肾亏虚。

症状:疲劳,五心烦热,发热或潮热,耳鸣,齿松发脱,夜晚尿频,性欲减退,腰痛,易汗出,健忘,下肢水肿,神志恍惚不安,精神抑郁,咽喉疼痛,舌青紫,舌淡,脉沉细。

治则:补益肝肾,滋阴潜阳。

处方:肝俞、肾俞、太溪、气海、百会。五心烦热,潮热加复溜、合谷;耳鸣加听会;腰痛加腰阳关;精神抑郁加太冲、行间。

方义:肝俞、肾俞为肝肾之背俞穴,可补肝益肾作用。太溪为肾经原穴,滋阴益肾。气海补益气血。百会升提阳气,安神作用。

操作:肝俞、肾俞、气海用补法,太溪、百会用平补平泻法。每天针刺 1 次,10 次为一疗程。

(2)肝郁脾虚。

症状:疲劳,善太息,精神抑郁,烦躁易怒,咽喉疼痛,善思多虑,面色萎黄,咽部红肿,胁肋乳房少腹胀痛,舌青紫,苔黄腻,脉弦细。

治则:疏肝解郁,健脾养血。

处方:太冲、脾俞、足三里、三阴交。烦躁易怒、善太息加内关、合谷;咽部红肿加少商,曲池;胁肋胀痛加期门、肝俞。

方义:太冲行气解郁。脾俞、足三里补益脾胃,健脾益气。三阴交调补气血。

操作:太冲用泻法,脾俞、足三里用补法,三阴交用平补平泻法。每天针刺 1 次,10 次为一疗程。

(3)心脾两虚。

症状:疲劳,神志恍惚不安,善思多虑,食欲不振,纳差,面色苍白,头晕,腹胀,肌肉或关节疼痛,胸闷心悸,便溏,健忘,舌淡,脉弱。

治则:补益心脾,养心安神。

处方:心俞、脾俞、足三里、三阴交、百会。失眠多梦加安眠穴;心悸、焦虑加内关;头晕、注意力不集中加四神聪、绝骨。

方义：心俞、脾俞为心脾背俞穴，可补益心脾。足三里补脾益气。三阴交为三阴经合穴，调补脾胃；百会安神定志。

操作：心俞、脾俞、足三里用补法，三阴交用平补平泻法，百会用补法。每天针刺 1 次，10 次为一疗程。

2. 其他针法

耳针法。

处方：取穴皮质下、交感、内分泌、心、神门、枕、耳尖等。

操作：用王不留行籽或莱菔子贴埋，或行针刺，每日 1 次，10 次为一疗程。

(二)推拿法

1. 推拿法Ⅰ：疏经点穴法

取穴：合谷、太冲、足三里、内关等。

患者卧位，四肢自然伸直置于体侧，下面用软枕垫好，推拿医师站或坐在患者侧面。点按揉四肢相关穴位；依次在四肢经脉及其经筋的部位上滚搓揉，由上向下连续操作三至五遍。在经筋结聚的关节四周滚揉，操作时配合关节的被动运动。

2. 推拿法Ⅱ：脊背整复法

患者俯卧（或侧卧位），用指按法沿督脉背部穴位、夹脊穴、膀胱第一侧线由上向下（或由下向上）依次按压，力量逐渐加强，以患者能够忍受为度。而后再对阳性反应点、筋结点或痉挛之肌肉施以推揉弹拨理筋手法。

(三)埋线法

取穴：每一组穴位——足三里、三阴交、关元、气海。

第二组穴位——中脘、膻中、百会、脾俞、肾俞。

操作：两组穴位交替进行埋线，取穴位消毒局麻后，用羊肠线 1.5～2cm，快速刺入穴内 1 寸左右，寻找到针感后，推入羊肠线，推出针管，外敷创可贴。5～10 天埋线 1 次，5 次为一疗程。

(四)拔罐法

1. 拔罐法Ⅰ

取穴：肺俞（双）、脾俞（双）、肾俞（双）、中脘、关元。

操作：留罐 5～10 分钟，每日 1 次，10 次为一疗程。

2. 拔罐法Ⅱ

取穴：大椎、肺俞（双）、心俞（双）、膈俞（双）、脾俞（双）、肾俞（双）、膀胱一线及二线。

操作：走罐，5 日 1 次，10 次为一疗程。

(五)刮痧法

取穴：心俞、脾俞、中脘、足三里、三阴交、肝俞、肾俞等。

操作：在需刮痧部位涂抹适量刮痧油，先刮背部脾俞至肾俞，再刮腹部中脘，最后刮足三里、三阴交。以皮肤发红、皮下紫色痧斑痧痕为度。

五、预防调护

(1)劳逸结合，保证充足的睡眠，保持良好的心态。

(2)合理饮食,积极锻炼身体。

(3)积极心态,并针对现有的临床症状进行积极的治疗。

目标检测

一、选择题

(一)单项选择题

1. 慢性疲劳症状最少要持续多久时间才可以诊断为慢性疲劳综合征?( )

A. 5个月　B. 6个月　C. 8个月　D. 1年

2. 慢性疲劳综合征尤其以哪几个脏腑关系最为密切?( )

A. 心、肝、脾、肺　B. 心、肝、脾　C. 脾、肺、肾　D. 肝、脾、肾

3. 慢性疲劳综合征好发于多少岁年龄阶段?( )

A. 20～35岁　B. 35～45岁　C. 40～49岁　D. 20～49岁

4. 西医哪年正式命名慢性疲劳综合征?( )

A. 1988年　B. 1958年　C. 1983年　D. 1981年

5. 五劳所伤,下面哪个是错误的?( )

A. 久视伤血　B. 久坐伤骨　C. 久行伤筋　D. 久卧伤气

(二)多项选择题

1. 慢性疲劳综合征中医名称可归属于( )

A. 懈怠　B. 不寐　C. 神劳　D. 痫证

2. 慢性疲劳综合征西医又称为( )

A. 慢性疲劳免疫功能失调　B. 更年期综合征

C. 慢性花费综合征　D. 雅皮士流感

二、简答题

1. 何谓慢性疲劳综合征?

2. 慢性疲劳综合征疏经点穴法如何操作?

三、案例分析题

2006年,27岁的李某某在上海找到了一份满意的工作,是一家国际性公关公司的首席代表。坐在高档的写字楼,拿着丰厚的薪水,小李踌躇满志。谁知到了2012年,因为过于长时间地投入工作,小李的身体垮了,经常出现失眠,头晕,善思多虑,食欲不振,腹泻,怕光,纳差,气促,浑身无力,健忘等症,查见面色苍白,舌淡,脉弱。

1. 分析患者属于哪种疾病?属于什么证型?

2. 本病的治疗原则?

3. 本病的辨证取穴及操作?

目标检测参考答案

上篇(基础篇)
美容针灸推拿基础知识

第一章　美容针灸推拿技术概述

一、选择题

(一)单项选择题

1. A　2. A　3. A

(二)多项选择题

1. ABC　2. ABCD

二、简答题

1. 答案略。

2. 答案略。

第二章　经络腧穴的基本理论

一、选择题

(一)单项选择题

1. C　2. E　3. C　4. C　5. C　6. D　7. C　8. B　9. D　10. C

(二)多项选择题

1. C　2. C　3. B　4. E　5. A　6. C　7. E　8. A　9. C　10. E

二、简答题

答案略。

三、论述题

答案略。

中篇(技能篇)
美容针灸推拿基本技术

第一章　美容针灸基本技术

一、选择题

(一)单项选择题

1.C　2.B　3.C　4.D　5.A　6.D　7.B　8.A　9.D　10.D　11.B　12.B　13.D　14.B　15.A

(二)多项选择题

1.AC　2.ABCDE　3.ABE　4.ACE　5.CE　6.ACE　7.BDE　8.ABCE　9.BCD　10.ABC

二、简答题

答案略。

三、论述题

答案略。

第二章　美容推拿基本技术

一、选择题

(一)单项选择题

1.B　2.A　3.B　4.D　5.C

(二)多项选择题

1.BC　2.ABCD　3.ACD

二、简答题

1.答:美容常用推拿手法有推法、拿法、按法、摩法、揉法、点法、抹法、颤法、拍打法、叩法等三十种。

2.答:美容推拿技术的主要功效包括:调节脏腑、平衡阴阳、调和气血、强身健体、促进皮肤新陈代谢,从而达到延衰抗皱、改善肤色、美化容颜,具体包括活血去淤、温经通络、解痉开窍、消积导滞、调理肠胃、疏肝理气、益气和中、调理气血等。

下篇(保健与治疗技法篇)
常见损美性疾病诊治与美容保健技法

第一章 美容针灸推拿保健技法

第一节 颜面部美容保健技法

一、悦颜

一、选择题

(一)单项选择题

1. A 2. C 3. B 4. A 5. D

(二)多项选择题

1. ABCDE 2. BC

二、简答题

1. 答:悦颜是指使颜面红润光泽,皮肤细腻白皙,富有弹性。适宜于面无光泽,皮肤粗糙晦暗,萎黄无华之人。

2. 答:祖国医学认为机体衰老,肾精不足,或脾胃虚弱,气血津液乏源,或情志内伤,劳逸失调,日久血瘀痰饮阻络,使经络失畅,气、血、津、液不能正常输送于皮肤,颜面皮肤得不到气血的滋养,无以发挥其润肤泽面功效,而现皮肤粗糙,晦暗,萎黄无华等损美性情况。现代医学认为:年纪增长,皮肤保水能力下降,皮脂分泌不足,表皮更替速率降低是颜面无泽的关键;营养不良,睡眠不足,疲劳,减肥及偏食等均能造成皮肤营养不良,加重皮肤干燥、老化、萎黄、晦暗、无泽等现象。另外由于某些疾病,如原发性肾上腺皮质机能减退、肾炎、肝炎、甲状腺、旁腺机能减退等也会造成皮肤粗糙,晦暗,萎黄无华等症状。

三、案例分析题

答:证型:脾肾两虚。

治则:健脾益肾,悦颜泽面。

针推保健技法:毫针刺法及红颜按摩法内调配合面部刮痧或按摩外护。

(1)毫针刺法:以肾经及脾经穴位为主,取穴:太溪、三阴交、气海、中脘、肾俞、脾俞、足三里。针用补法,留针 30 分钟。

(2)面部刮痧:用鱼形刮痧板刮拭,分部位,从内往外,从下往上刮拭,步骤方向可参考(本节面部分部按摩法)。以刮拭后皮肤潮红为度。

(3)红颜按摩法:①摩腹:以缓摩、顺摩的补法摩腹 10~15 分钟为宜。②取背俞穴,以脾俞、肝俞、肾俞为重点,用按揉法,每次 1 分钟左右。③捏脊:自长强至大椎穴行 3~5 遍捏脊,在脾俞、肝俞、肾俞穴上按揉 50 次。

二、祛皱

一、选择题

(一)单项选择题

1.D 2.A 3.B 4.A

(二)多项选择题

1.ABCD 2.ABCD

二、简答题

1.答:

(1)机体衰老:皮肤是机体的一部分,当机体衰老时,皮肤也会跟着老化,从而出现皱纹。

(2)气血失和:中医学运用整体思想认为有诸于内必行诸于外。饮食不当或饮食失调时,人体内的营养物质匮乏,使面部肌肉失去营养,产生皱纹。情志不调导致人体气血运行不畅,面部肌肤失去血液的滋养,导致产生皱纹。

2.答:

(1)年龄:一般在25岁开始出现,随着年龄的增长,皱纹渐渐加深,最后会形成很深的皱褶。

(2)好发部位:前额,上下眼睑,眼角,颊,下颏,口角,颈部,肚皮等部位。

(3)临床表现:面部皮肤下垂,松弛,皱纹处有很深的皱褶。

(4)无任何自觉症状。

三、案例分析题

答:辨证属气血不足型。

治则:补益气血,疏通经络。

处方:主穴:丝竹空、攒竹、太阳、巨髎、迎香、颊车、翳风。

配穴:中脘、合谷、曲池、足三里。

方义:选取丝竹空、迎香、颊车等眼、鼻、口周的局部穴可舒经活络,防皱去皱,再根据兼证选取脏腑配穴,标本同治。

操作:根据皱纹生长之处选择2~3个主穴,2个配穴;主穴用泻法,配穴用补法。功能通经活络,补益气血,防皱去皱。

三、祛眼袋

一、选择题

(一)单项选择题

1.D 2.A 3.C 4.D

(二)多项选择题

1.ABCD 2.ABC

二、简答题

1.答:

(1)血瘀痰饮阻络:各种原因引起的瘀血或痰饮内蓄,可影响血液和津液的正常输布,使眼部皮肤松弛、下垂。

(2)肾虚衰老:随着年龄增长,肾精渐亏,人体组织器官渐老化,脏腑、经络、气血津液失调,而致肌肤失养,出现眼部皮肤松弛、下垂。

(3)脾气虚弱:脾运不健,痰湿内生影响血液和津液的正常输布,并且导致脂肪消化不良,囤积于眼部薄弱处,形成眼袋。

2.答:

(1)眼袋与卧蚕:卧蚕是我们中国人用来形容美眼的名称,相当贴切生动。卧蚕指紧邻睫毛下缘一条约四到七毫米带状隆起物,看来好像一条蚕宝宝横卧在下睫毛的边缘,笑起来才明显,让眼神变得可爱。

(2)眼袋与黑眼圈:眼袋是下眼睑臃肿,黑眼圈是眼眶部位的眼皮颜色较暗所呈现的外观。

三、案例分析题

答:此乃肾气虚损,精气不足,脉络失畅。

治则:补肾壮阳。

处方:主穴:承泣、睛明、四白、攒竹、鱼腰、丝竹空、阳白、印堂、太阳等。

配穴:肾俞、命门、志室、腰阳关。

方义:选取眼周穴位可促进皮肤气血津液代谢,并紧致皮肤。配合肾经穴位可温补肾阳,防止衰老。

操作:主穴平补平泻,配穴用补法,每周1次,10次为一疗程。

四、祛睑黡

一、选择题

(一)单项选择题

1.D　2.A　3.D　4.B　5.C

(二)多项选择题

1.ABCDE　2.ABC

二、简答题

1.答:消毒时避免酒精渗入眼球,进针浅刺,不行针,取针适当按压针孔,以免出血。

2.答:黑眼圈可能与遗传、内分泌及代谢障碍、肾上腺皮质功能紊乱、心血管病变、微循环障碍、慢性消耗性疾病等有关。而暂时性黑眼圈,主要为熬夜、睡眠严重不足、过劳所致。使眼睑周围血管充血和静脉回流不畅,引起眼圈青黑。

三、案例分析题

答:证型:气滞血瘀。

治则:疏肝理气,活血化瘀。

针推保健技法:毫针刺法、灸法、按摩法内调配合面部刮痧或按摩、皮肤针、滚针等局部治疗方法。

(1)毫针刺法:以肝经及局部穴位为主,取穴:肝俞、膈俞、太冲、血海、曲池、三阴交、合谷及眼周穴位。体针用泻法,眼周平补平泻,不行针,留针30分钟。

(2)灸法:局部阿是穴配膈俞、肝俞。

(3)面部刮痧、按摩法、皮肤针、滚针局部治疗法:参考本节内容。

五、提睑

一、选择题

(一)单项选择题

1.B 2.B 3.B 4.C 5.D

(二)多项选择题

1.AD 2.AC

二、简答题

1.答:命门火衰,脾阳不足:命门火衰,无力温煦脾阳,致脾阳不足,脾主肌肉,脾阳不足则肌肉无力,故睑肌无力而下垂。

风痰上壅,胞络受阻:风易夹痰侵袭头部,或因眼部受伤,导致气滞血瘀,胞络受阻,亦可导致眼睑下垂。

脾虚失运,中气不足:脾气主升,脾气虚弱,清阳不升,而致眼睑下垂。

2.答:(1)患者应防止眼部受伤。

(2)神经麻痹性应找出并应进行治疗,前期可口服维生素B族药物。

(3)注意眼部卫生,积极治疗眼部疾病。

三、案例分析题

答:该患者发病原因属于风痰上壅,胞络受阻:风易夹痰侵袭头部及身体,导致气滞血瘀,眼部、头部及身体胞络受阻,导致眼睑下垂,头晕头痛,口眼㖞斜,半身不遂。

治则:祛风化痰,通络止痉。

处方:丝竹空、睛明、阳白、鱼腰、合谷、风池、外关,头疼头晕加百会、丰隆。

方义:丝竹空、睛明、阳白、鱼腰、疏通经络,合谷、风池疏散外风,百会、丰隆为祛痰要穴。

操作:鱼腰透阳白,丝竹空透睛明,毫针泻法。

六、瘦脸

一、选择题

(一)单项选择题

1.D 2.C

(二)多项选择题

ABCDE

二、简答题

答:拔针时要防止针眼出血,面部淤青。

第二节 形体保健美容技法

一、美发

一、选择题

(一)单项选择题

1.C 2.B 3.C 4.A 5.C

(二)多项选择题

1. BC　2. ABCD

二、简答题

1. 答：

(1)血热风燥突然脱发成片，偶有头皮瘙痒，或伴头部烘热；心烦易怒，急躁不安；苔薄，脉弦。辨证分析：过食辛辣炙博，情志抑郁，化火耗伤阴血，血热生风，风热上窜巅顶，气血失和，发失所养，故突然脱发成片，头皮瘙痒，头部烘热；肝郁化火则心烦易怒，急躁不安；苔薄、脉弦为血热风燥之象。治法：凉血熄风，养阴护发。方药：四物汤合六味地黄汤加减。若风热偏胜，脱发迅猛者，宜养血散风、清热护发，治以神应养真丹。

(2)气滞血瘀病程较长，头发脱落前先有头痛或胸胁疼痛等症；伴夜多恶梦，烦热难眠；舌有瘀斑，脉沉细。辨证分析：忧思郁结气滞、跌仆或久病或瘀，阻滞于头窍胸胁，故病程较长，头发脱落前先有头痛或胸胁疼痛等症；气滞血瘀，发失所养，故头发脱落；瘀滞郁热，内扰心神，故伴夜多恶梦，烦热难眠；舌有瘀斑、脉沉细为气滞血瘀之象。治法：通窍活血。方药：通窍活血汤加减。

(3)气血两虚多在病后或产后，头发呈斑块状脱落，并呈渐进性加重，范围由小而大，毛发稀疏枯槁，触摸易脱；伴唇白，心悸，气短懒言，倦怠乏力；舌淡，脉细弱。辨证分析：病后产后，气血虚弱，发失所养，故头发呈斑块状脱落，并呈渐进性加重，范围由小而大，毛发稀疏枯槁，触摸易脱；血虚，心失所养则心悸；气虚则气短懒言，倦怠乏力；唇白、舌淡、脉细弱为气血两虚之象。治法：益气补血。方药：八珍汤加减。

(4)肝肾不足病程日久，平素头发焦黄或花白，发病时呈大片均匀脱落，甚或全身毛发脱落；伴头昏，耳鸣，目眩，腰膝酸软；舌淡，苔剥，脉细。辨证分析：禀赋不足，或劳损久病，致肝肾不足，精血亏虚，发失滋荣，故平素头发焦黄或花白，发病时呈大片均匀脱落，甚或全身毛发脱落；肝肾不足，清窍、筋络失养，故头昏，耳鸣，目眩，腰膝酸软；舌淡、苔剥、脉细为肝肾不足之象。治法：滋补肝肾。方药：七宝美髯丹加减。

2. 答：青少年时期就出现明显的白发，部位以两鬓部多见。初起表现为散在性白发，以后逐渐或突然增多，大多分散存在，亦有部分是成束变白。无自觉症状。有部分患者有明显的家族史。

二、美体

一、选择题

(一)单项选择题

1. A　2. D　3. A　4. A　5. A

(二)多项选择题

CD

二、简答题

答案略。

三、美胸

一、选择题

(一)单项选择题

A

(二)多项选择题

ABCD

第二章　常见损美性疾病诊治

第一节　黧黑斑

一、选择题

(一)单项选择题

1.D　　2.C　　3.B　　4.D　　5.D

(二)多项选择题

1.ABC　2.ABCE

二、简答题

1.答:有温针灸、艾炷灸、艾条灸三种方法,其操作分别是:温针灸:针直刺后在针柄上穿一条长度1cm艾炷,温针灸5～10分钟。艾炷灸:在黄褐斑区中央放置小艾炷3～5壮,无痕灸,待患者觉得局部发热即祛除。艾条灸:点燃艾条,在局部行雀啄灸或回旋灸,以局部皮肤红晕为度,勿烫伤皮肤。

2.答:异点:雀斑斑点较小,分布散在、互不融合,发病年龄小,斑点至青春期为高峰;黧黑斑是以斑片为主,可散发,也可融合成片,发病多见于中青年妇女多见,部分患者可因情绪好转或妊娠后自行缓慢消退。

相同点:多对称分布,日晒后症状加重,有遗传史,无自觉症状。

三、案例分析题

答:诊断:中医诊断:黧黑斑;西医诊断:黄褐斑。

辨证:脾虚湿阻。

治则:健脾益气,利湿祛斑。

针刺处方:足三里、三阴交、公孙、肝俞、脾俞、肾俞。

操作:俯卧位,常规消毒后,毫针快速进针后施补法,可加灸。

第二节　雀　斑(附:老人斑)

一、选择题

(一)单项选择题

1.B　　2.D　　3.B　　4.A　　5.C

(二)多项选择题

1.AD　　2.ABE

二、简答题

1.答:仰卧位,雀斑部常规消毒,术者用手食、中两指轻轻撑开施术部皮肤,刺手持针,将针在酒精灯上烧至针尖发红时,对准斑点部位迅速点刺,不可深刺,至斑点变灰白后结痂。火针治疗后,要求前3天治疗部位不能碰水,在退痂期间不能用手搔抓,避免感染,少吃辛辣等刺激食物。

2.答:中医学认为雀斑是由于阴阳不调,从而火(虚火或实火)郁结于人体之经络,造成血行不畅，加之风邪在外长期与不畅之血络相作用，而在面部形成的征象。因此常见的病机有肾水不足和火热郁结型。在治疗上以活经络、行气血、养阴清热，祛斑养颜为治则。

三、案例分析题

答：诊断：中医诊断：雀斑　西医诊断：雀斑

辨证：肾水不足。

治则：补益肝肾，滋阴消斑。

针刺处方：太溪、三阴交、合谷、四白、印堂、迎香、巨髎。

操作：仰卧位，常规消毒后，毫针快速进针后施补法。

第三节　白驳风

一、选择题

（一）单项选择题

1. D　2. C　3. B　4. B　5. A

（二）多项选择题

1. ABCDE　2. ABE

二、简答题

1. 答：取穴白斑处、腰骶部或相应的脊柱节段。

操作：施术部位常规消毒，中等叩刺，叩至皮肤明显充血或略有出血为止，每日 1 次，15 次为一疗程。可配合艾灸或红外线照射。

2. 答：症状发展缓慢，白斑局限或泛发各处。白斑可发生于外伤部位，或随情志变化而变化，皮损多呈地图形、斑块状，界线清楚，白斑中心多有岛状褐色斑点或斑片，局部可有轻度刺痛，兼有胸胁胀满，月经不调，舌质暗，苔薄，或有瘀点或瘀斑，脉涩或弦。

治则：活血化瘀，行气活络

处方：合谷、太冲、足三里、膈俞、膻中、阿是穴，胸胁胀满者加阳陵泉、内关，月经不调者加中极、三阴交等。

三、案例分析题

答：诊断：中医诊断：白驳风　西医诊断：白癜风

辨证：气血不足。

治则：消风通络，调和气血。

针刺处方：太渊、偏历、肺俞、膈俞、足三里、三阴交、血海、阿是穴。

操作：仰卧位，常规消毒后，毫针快速进针后施补法，阿是穴选用细毫针围刺，针尖朝向白斑中心，留针 30 分钟，每日或隔日 1 次。可配合艾灸或红光照射。

第四节　粉　刺

一、选择题

（一）单项选择题

1. A　2. D　3. C　4. B

（二）多项选择题

1. ABCD　2. ABCD

二、简答题

1.答:辨证分型:(1)肺经风热型——丘疹色红,或有痒痛,面部皮肤油腻。兼见口干口渴,便秘溺黄,舌红苔薄黄,脉浮数。

(2)阴虚火旺型——面部油腻,有许多红色小结节或小脓疱,颧红,口干心烦,手足心热,失眠多梦,大便干结,小便短赤,舌红苔薄黄,脉细数。

(3)湿热蕴结型——皮疹色红或有结节、囊肿,皮肤油腻明显,小便短赤,大便秘结,纳呆腹胀,口干口臭,舌红苔黄腻,脉滑数。

(4)血瘀痰结型——皮损日久不愈,以大而深在的结节、囊肿为主,色暗红,挤压可见脓血或黄白色胶样物,愈后常留有色素、瘢痕。

2.答:肺经风热型粉刺的表现:丘疹色红,或有痒痛,面部皮肤油腻。兼见口干口渴,便秘溺黄,舌红苔薄黄,脉浮数。

治则:宣肺清热。

治疗:迎香、颧髎、鱼际、列缺、曲池、合谷、大椎、肺俞。泻法,隔日一次,每次留针30分钟。

三、案例分析题

答:辨证:湿热蕴结型。该患者素来喜食肥甘厚腻之物,脾胃受累,运化失调,易于生痰生湿,而致腹胀。湿热熏蒸头面而致面部油脂分泌旺盛、粉刺丛生。大便干结、小便黄及舌脉等表现均为湿热内盛之象。

治疗:颊车、地仓、支沟、中脘、天枢、足三里、阴陵泉、太白、脾俞、胃俞。平补平泻,隔日1次,每次留针30分钟。

第五节　酒渣鼻

一、选择题

(一)单项选择题

1.A　2.B　3.A　4.D　5.C

(二) 多项选择题

1.ABC　　2.ACD

二、简答题

1.答:酒渣鼻的辨证分型:

(1)肺经风热:鼻尖或鼻翼部皮肤发红,色淡红或鲜红,初起按之褪色、反复发作,红斑可随情绪波动或辛辣饮食而加重。后转为持久性,按之不褪色,不随外界因素而变化。面部灼热,伴有大便干结、口干、口渴,舌红苔薄黄,脉浮数。

(2)肺胃积热:鼻尖或鼻翼部弥漫性红斑,按之不褪色,红斑上可有小丘疹或脓疱,灼热肿胀明显。伴有食欲旺盛,口疮,口臭,大便干结,小便黄赤,舌红绛苔黄厚,脉滑数有力。

(3)痰瘀凝结:鼻部组织增生肥厚,毛孔扩大,色紫暗。可伴有面色晦暗,皮肤油腻,大便不爽,舌紫暗苔厚腻,脉濡。

2.答:酒渣鼻的临床特点:

(1)年龄:多见于中年以后的男女。

(2)部位:好发于鼻尖及鼻两侧、两眉间、两颊部、下颌部、鼻唇沟等部位,呈对称分布。

(3)皮损特征:初期皮损为弥漫性红斑,毛细血管扩张,为暂时性,遇热食或情绪激动可加重，继而持久不消。病情继续发展，可在红斑上出现散在的小丘疹、脓疱，称为丘疹期。日久不愈至晚期，则鼻部丘疹增大融合，局部增生肥厚，形成鼻赘，鼻部颜色逐渐转为黯紫色或紫褐色，称为鼻赘期。

(4)多见于面部油脂分泌较多的人，常有便秘习惯。

(5)组织病理检查主要见毛细血管扩张，皮脂腺增生。或可见结缔组织和皮脂腺增殖肥大。

三、案例分析题

答：辨证分型：脾胃热盛型。患者向来嗜食肥甘厚腻之品，且饮酒多，脾胃易于生湿热，循经上蒸头面，而致面部皮肤油腻、鼻部红赤。日久影响局部血液循环，而致红斑不退色及鼻部肿胀。口腔异味为长期脾胃积热、肠腑不通所致。舌红苔黄，脉滑数均为脾胃热盛之象。

治疗：素髎、迎香、巨髎、地仓、合谷、曲池、天枢、上巨虚、内庭、承浆、颊车。泻法为主，留针30分钟，隔日治疗1次。

第六节　面游风

一、选择题

(一)单项选择题

1.C　2.A　3.B　4.D　5.B

(二) 多项选择题

1.ACD　　2.BCD

二、简答题

1.答：(1)耳针法的治疗：

处方：神门、交感、脾、胃、肺、膈、大肠、三焦、肾上腺、皮质下、内分泌。

操作：用耳针或耳穴压王不留行籽，一周2～3次治疗。压豆法双耳交替使用，同时嘱患者每日自行按压3～4次，每次选择6～7穴治疗。

(2)皮肤针法的治疗：

处方：头部督脉、足太阳、少阳经线。

操作：用梅花针由中线向外叩刺，每次取1～2条经，中度叩刺，使叩刺部位出血点均匀。隔日1次。

2.答：临床特点：(1)年龄：多发于青壮年，男性多于女性。

(2)部位：好发于皮脂分泌旺盛的部位，如头面、鼻唇沟、耳后、腋窝、上胸部、肩胛部、脐窝及腹股沟等部位。

(3)皮损特征：皮疹表现为淡红色或黄红色如钱币状斑片，表面附有油腻性鳞屑或痂皮。严重者可有渗出、糜烂。干性皮脂溢出，多见干燥脱屑斑片。

(4)自觉有不同症状的瘙痒。

(5)多有皮脂分泌异常或饮食偏嗜。

(6)病程缓慢，有遗传倾向。

三、案例分析题

答：辨证分析：属于脾虚湿盛型面游风。患者50岁，先后天之本俱虚，皮损色淡无渗液提示病症为虚。神倦体疲，食欲不振，大便溏泄，舌淡胖、苔白腻，脉滑均为一派脾虚湿盛之象。

治疗方案：中脘、气海、天枢、章门、足三里、三阴交、风市、脾俞、胃俞。平补平泻，背俞穴留针 15 分钟，其余穴留针 30 分钟。隔日 1 次，10 次为一疗程。

第七节 面 红

一、选择题

（一）单项选择题

1. A 2. C 3. B 4. C 5. B

（二）多项选择题

1. CD 2. ABCD

二、简答题

1. 答：面红的鉴别诊断：(1)面部毛细血管扩张症：多由于外界气候、温度等因素引发，除了面红，无其他自觉症状。

(2)颜面再发性皮炎：是一种发生于面部的轻度红斑鳞屑性皮肤病，中年女性好发。

皮肤损害除丘疹外，还可出现表面带有一层细小糠秕状鳞屑的红斑，皮疹可蔓延到颈部和颈前三角区，可反复发作。

2. 答：面红的推拿治疗：(1)擦涌泉：每晚睡觉前，端坐于椅子上，一手握住脚趾，另一手用力摩擦足心涌泉穴，知道脚心发热为止，双脚交替进行。此法能够引虚火下行，改善面红。

(2)推足部：用拇指指腹从太冲穴推至行间穴，双脚交替进行，每侧推约 50 次，以清泻肝火。

三、案例分析题

答：辨证：肝肾阴虚型面红。患者女性 53 岁，天癸近结，肝肾亏虚，因而出现月经不调、耳鸣健忘等阴精亏损之表现；平素情绪急躁，表明患者肝阴不足、阴虚火旺；虚火上炎轻窍而致面红、潮热。五心烦热、失眠多梦、舌脉等表现均为肝肾阴虚之征。

治疗：百会，神门，三阴交，太溪，太冲，肝俞，肾俞，心俞。补法，背俞穴留针 10 分钟，余穴留针 30 分钟。隔日治疗 1 次。同时配合耳穴贴压，取穴神门、心、肝、肾、皮质下、交感、面颊，双耳交替使用，一周治疗 2 次。

第八节 扁 瘊

一、选择题

（一）单项选择题

1. A 2. D 3. C 4. B 5. D

（二）多项选择题

1. BCD 2. ABCD

二、简答题

1. 答：火针法：选用阿是穴（皮损局部）。

操作：常规消毒后，将细火针烧至发白。持针呈 45°快速点刺疣体基底部。小疣体点刺一下即可；疣体大则需在周围再围刺，不可过深，注意勿伤到好的皮肤。10 天治疗 1 次，3 次为一疗程。

2. 答：扁瘊的临床特点：

(1)好发人群:儿童及青少年多见,亦可见于成人。

(2)皮损特点:呈粟米至豆粒大小的扁平丘疹,表面光滑、质硬,颜色为正常肤色或浅褐色,形状圆形或不规则形,边界清晰。常对称发生。

(3)好发部位:好发于颜面、手背及前臂。

(4)一般无自觉症状,偶有轻痒。

(5)病程缓慢,有时可自愈。

三、案例分析题

答:辨证分型:气滞血瘀型。本病是因内有肝郁加之风热之邪侵袭肌表所致。

治疗:常规消毒后,将细火针烧至发白。持针呈 45°快速点刺疣体基底部。小疣体点刺一下即可;疣体大则需在周围再围刺,不可过深,注意勿伤到好的皮肤。10 天治疗一次,3 次为一疗程。火针治疗后,有形之邪随针而泻,气血通畅则肌肤得以润养。

第九节　发蛀脱发

一、选择题

(一)单项选择题

1. A　2. D　3. C

(二)多项选择题

1. ABCD　2. ABCD

二、简答题

1. 答:

(1)好发年龄:青壮年男性,偶见女性。

(2)好发部位:头发。

(3)皮损特征:湿性者—头皮潮湿,状如油擦,甚者数根头发粘连在一起,鳞屑油腻呈橘黄色,固着紧密,很难祛除。

干性者—头发干燥变细,无光泽,略有焦黄,稀疏脱落,抓挠后白屑叠飞,落之又生,自觉头部烘热,头皮燥痒,在头顶或前额两侧呈均匀或对称型脱发,患处皮肤光滑且亮。

(4)自觉症状:或有瘙痒。

(5)进行性加重,迁延日久,呈慢性发展。

2. 答:

(1)血热风燥:多因平素血热,受到风邪侵袭,转而化为燥邪,耗血伤阴,阴血不能养发,毛根干涸,引起脱发。

(2)脾胃湿热:多因饮食不节制,如过多使用肥甘厚腻、酒类,致使湿热向上熏蒸头发,引起头油增多,脱发不止。

(3)遗传因素、内分泌因素、过食甜腻、精神紧张等。

三、案例分析题

答:中医:发蛀脱发;西医:脂溢性脱发。

证型:血热风燥。

治则:凉血祛风,养血润燥。

处方:主穴—百会、四神聪、头维、生发穴。

配穴—翳风、太阳、风池、上星、安眠。

方义:选取主穴疏通头部经络,促进头发新生,辩证选取配穴可凉血润燥。

操作:平补平泻。

第十节　油　风

一、选择题

(一)单项选择题

1.C　2.A　3.D　4.D

(二)多项选择题

1.ABCD　2.ABCD

二、简答题

1.答:

(1)血热风燥:多因过食辛辣刺激、醇甘厚味,或情志抑郁化火,损阴耗血,血热生风,风热上窜巅顶,毛发失于阴血濡养而突然脱落。

(2)气滞血瘀:多因跌仆损伤,瘀血阻络,血不畅达,清窍失养,发脱不生。

(3)气血两虚:久病致气血两虚,精不化血,血不养发.发无生长之源。

(4)肝肾不足:阴血耗伤,腠理失润,毛根空虚而发落成片。

2.答:

(1)面游风:头发呈稀疏,散在性脱落,脱发多从额角开始,延及前头及颅顶部,头皮覆有糠秕状或油腻性鳞屑,常有不同程度的瘙痒。

(2)白秃疮:好发于儿童,为不完全脱发,毛发多数折断,残留毛根,附有白色鳞屑和结痂,断发中易查到真菌。

(3)肥疮:多见于儿童,头部有典型的碟形癣痂,其间有毛发穿过,头皮有萎缩性的疤痕,真菌检查阳性。

三、案例分析题

答:中医:油风;西医:斑秃。

证型:肝肾不足。

治则:滋补肝肾。

处方:主穴—百会、头维、生发穴(风池与风府连线中点)。

配穴—肝俞、肾俞、三阴交、命门等。

方义:选取主穴疏通经络。配穴滋补肝肾,培元固本。

操作:用补法,每次取3～5穴,每日或隔日1次。

第十一节　肥胖症

一、选择题

(一)单项选择题

1.D　2.B　3.C　4.B　5.C

(二)多项选择题

1.ABCD　2.ABCDE

二、简答题

1. 答：肥胖症是形体发胖超乎常人，并伴困倦乏力等为主要表现的形体病症。本病主要由于体内脂肪蓄积过多或者分布不均匀或由于机体能量的摄入量长期超过消耗量，进而导致体重增加的一种疾病。

2. 答：荡腹法：两手手指并拢，自然伸直，右手掌置于左手指背上，左右掌指平贴腹部，用力向前推按，继而左手掌用力向后压，一推一回，由上而下慢慢移动，似水中的波浪般。

三、案例分析题

1. 答：肥胖症。

2. 答：证型：虚胖型。

治则：温肾健脾，滋阴清热。

处方：公孙、三阴交、足三里、关气、气海、中脘、脾俞、胃俞。

3. 答：操作：公孙、三阴交、足三里用泻法，关气、气海、中脘、脾俞、胃俞用平补平泻法或用补法。每天针刺1次，10次为一疗程。

第十二节　消瘦症

一、选择题

（一）单项选择题

1. C　2. C　3. A　4. D　5. C

（二）多项选择题

1. ABCD　　2. ABD

二、简答题

1. 答：消瘦症是指体重低于正常人，外观肌肉瘦削，甚则骨瘦如柴，及出现一系列虚损性改变的病症。只有当体重较标准体重减少20%以上，且全身出现一系列虚损性变化时，才可以诊断为“消瘦”。

2. 答：用掌摩动整个腹部，通常先在脐部摩动数次，然后边摩动边向外扩大。然后做反方向按摩，从外向内，边摩动边向内收缩，至脐部为止。

三、案例分析题

1. 答：消瘦症。

2. 答：证型：脾胃气虚。

治则：健脾益气。

处方：足三里、中脘、脾俞、胃俞。

3. 答：足三里、中脘、脾俞、胃俞用补法，同时可以于中脘、脾俞穴用温针灸法。每天针刺1次，10次为一疗程。

第十三节　慢性疲劳综合征

一、选择题

（一）单项选择题

1. B　2. D　3. C　4. A　5. B

（二）多项选择题

1. ABC　2. ACD

二、简答题

1. 答：慢性疲劳综合征是身体出现慢性疲劳症状，是指长期间（连续6个月以上）原因不明的强度疲劳感觉或身体不适的一种病症。身体不适常以疲劳、低热、咽喉疼痛、肌肉疼痛、关节痛、淋巴结肿大、头痛头晕、注意力不集中、记忆力减退、睡眠障碍及抑郁等一系列症状。

2. 答：疏经点穴法：取穴合谷、太冲、足三里、内关等。患者卧位，四肢自然伸直置于体侧，下面用软枕垫好，推拿医师站或坐在患者侧面。点按揉四肢相关穴位；依次在四肢经脉及其经筋的部位上滚搓揉，由上向下连续操作三至五遍。在经筋结聚的关节四周滚揉，操作时配合关节的被动运动。

三、案例分析题

1. 答：慢性疲劳综合征。

2. 答：证型：心脾两虚。

治则：补益心脾，养心安神。

处方：心俞、脾俞、足三里、三阴交、百会。

3. 答：操作：心俞、脾俞、足三里用补法，三阴交用平补平泻法，百会用补法。

参考文献

[1] 郭长青,曹榕娟.图解针灸美容[M].北京:人民军医出版社,2009.
[2] 朴联友,孙凤琴,杜琳.针灸治疗面部色素斑[M].北京:人民卫生出版社,2009.
[3] 丁慧.中医美目方法简述[J].中国美容医学,2004,13(3):289-290.